Elisabeth Maria Mayer | Martin Wundsam

Im Jahreslauf mit

Heilpflanzen, Impulsen & Rezepten

Erdenmann

Leopold Stocker Verlag
Graz – Stuttgart

Umschlaggestaltung: DSR | Werbeagentur Rypka GmbH, 8143 Dobl/Graz, www.rypka.at
Titelbild (Vorderseite): iStock.com/Toltek
Titelbilder (Rückseite): Heidi Fröhlich
Die Bildnachweise finden Sie direkt bei den jeweiligen Bildern.

Bibliografische Information der Deutschen Nationalbibliothek
Die Deutsche Nationalbibliothek verzeichnet diese Publikation in der Deutschen Nationalbibliografie; detaillierte bibliografische Daten sind im Internet über http://dnb.d-nb.de abrufbar.

Hinweis:
Dieses Buch wurde auf chlorfrei gebleichtem Papier gedruckt. Die zum Schutz vor Verschmutzung verwendete Einschweißfolie ist aus Polyethylen chlor- und schwefelfrei hergestellt. Diese umweltfreundliche Folie verhält sich grundwasserneutral, ist voll recyclingfähig und verbrennt in Müllverbrennungsanlagen völlig ungiftig.

Auf Wunsch senden wir Ihnen gerne kostenlos unser Verlagsverzeichnis zu:
Leopold Stocker Verlag GmbH
Hofgasse 5/Postfach 438
A-8011 Graz
Tel.: +43 (0)316/82 16 36
Fax: +43 (0)316/83 56 12
E-Mail: stocker-verlag@stocker-verlag.com
www.stocker-verlag.com

ISBN 978-3-7020-2078-1

Layout und Repro: DSR | Werbeagentur Rypka GmbH, 8143 Dobl/Graz, www.rypka.at

Inhalt

INHALT

INHALT

Grundgedanken dieses Buches

Die zyklischen Wandlungen der Natur im Laufe eines Jahres und ihre Bedeutsamkeit für das Leben des modernen Menschen stehen in diesem Buch im Vordergrund. Ein neues Bewusstsein für die Wunder des Lebens, die im Jahreslauf spürbar sind, soll durch die Betrachtung der wachsenden Heilkräuter und der blühenden, fruchtenden Pflanzen und deren kulinarische Erfassung in den Leserinnen und Lesern geweckt werden.

Jeder Jahreszyklus spiegelt uns diese Phasen: Vom Keimen und Knospen im Frühling, über das Wachsen und Werden im Sommer und dem Reifen und Ernten im Herbst zum Verwandeln und Neu-Werden über den Winter.

Der Zyklus der Erde ist von Natur aus eng mit dem menschlichen Zyklus verbunden. Durch unsere „moderne, technisierte und hektische" Lebensweise fallen wir immer mehr aus der natürlichen Anbindung an die Rhythmen der Erde und der Natur heraus, ohne dass wir uns der daraus resultierenden Folgen für die körperliche und seelische Gesundheit bewusst sind, besonders Männer werden durchs Leben „gehetzt" und entwickeln entsprechende Leidensbilder.

Dieses Buch soll dazu beitragen, die Rückbindung an den Rhythmus der Natur zu begleiten, zu unterstützen. Das in diesem Buch vermittelte Kräuter- und Heilwissen kann dabei helfen, jene Kräfte wiederzuerwecken, die zuvor verschüttet waren.

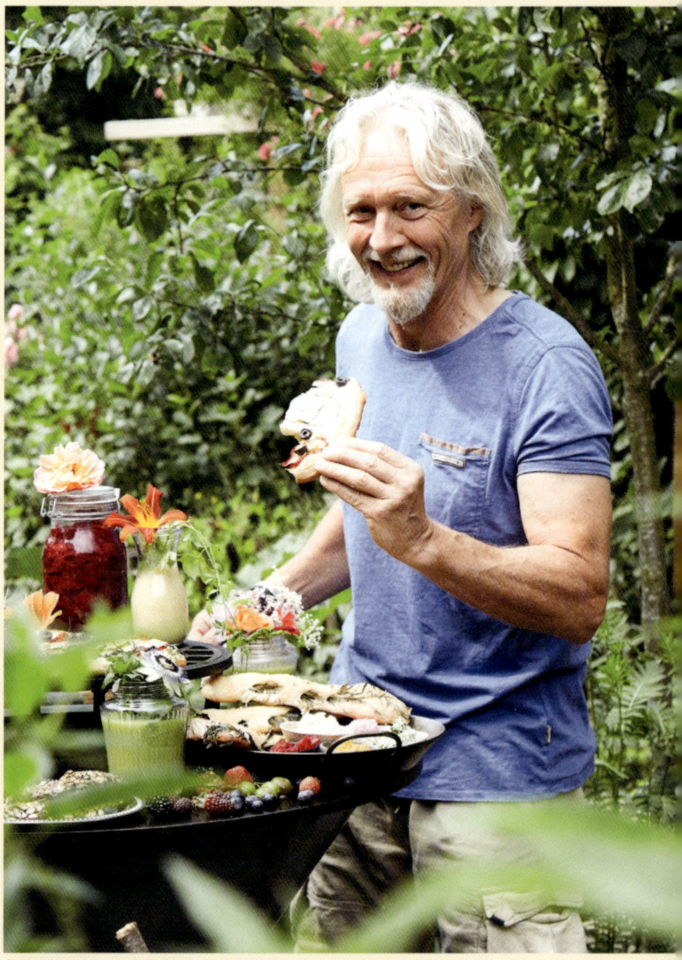

Grundgedanken

Die Basis bilden die acht Jahreskreisfeste, die wir im Buch als Jahreskreis-Wandlungsphasen vermitteln, und ihre rituell-schamanische Bedeutung. Die große Kraft von Ritualen für den persönlichen Lebensweg soll ebenso erfahrbar gemacht werden wie jahrtausendealte, zyklisch wiederkehrende Heilkraft der Pflanzen für uns Menschen.

Das Ritual der kulinarischen Erschließung der Pflanzenkräfte und -inhaltsstoffe wird wieder ins Lebenszentrum gerückt. Die Erdung, die beim Sammeln, Kochen und Genießen passiert, dient als Entschleunigungsprozess und als Nährmöglichkeit im krassen Gegensatz zum Hetzen zwischen Supermarkt, Haubenrestaurant, Fast-Food-Stop und dem ständig kreisenden schlechten Gewissen um Nachhaltigkeit, Ressourcenschonung, Gesundheit, Kalorienzählen und ökologischem Fußabdruck.

Wildkräuterkunde bedeutet Wiederfinden der eigenen Wurzeln in Wiese, Hecke, Wald und Beet – Genuss und Lebensqualität, kombiniert mit Naturgenuss und Aktivität. Damit wir Menschen in Zukunft ein gutes Leben auf der Erde haben können, ist es wichtig, unsere Verbindung zu Mutter Erde zu heilen. Dies bringt auch wieder mehr Wertschätzung gegenüber der Natur vor der Haustür mit sich. Der Schwerpunkt liegt natürlich auf regionalen, saisonal verfügbaren Wildkräutern, Wildfrüchten, -wurzeln und -gemüse.
Die empfohlenen Wildkräuter und Heilpflanzen sind zu der Jahreszeit, in der sie erntereif sind oder in der ihre Heilkraft besonders gefragt ist, im Buch nachzulesen. Es haben auch einige Pflanzen Platz gefunden, die bei uns nicht heimisch, jedoch im Kübel gut kultivierbar sind (Jiaogulan, Tulsi).

Einige wenige Pflanzen sind nachzulesen, die bei uns nicht gedeihen, jedoch in unserem Alltag so omnipräsent sind, dass sie uns uns aufgrund ihrer Pflanzenkraft zum Thema Männergesundheit erwähnenswert erscheinen, wie etwa Kaffee, Kakao und Tabak.

Bei der Rezeptauswahl habe ich im vorliegenden Buch die Schwerpunkte so gesetzt, dass sie auf jeden Fall auch männliche Leser inspirieren und begeistern, etwa Gebackenes und Gegrilltes vom offenen Feuer/Grill, Ansatzschnäpse und Digestives, Suppen, Power-Smoothies, Porridge-Varianten, Overnight Oats oder schnelle Dips und Aufstriche.

Alle Rezepte sind unter dem Aspekt des Gesundheitsimpulses der verwendeten Kräuter und Wildfrüchte entwickelt worden. Dazu gibt es gesundheitsfördernde Kräuteransätze und einfache Kräuterkosmetik für Männer.

Zur Autorin DI Elisabeth Mayer

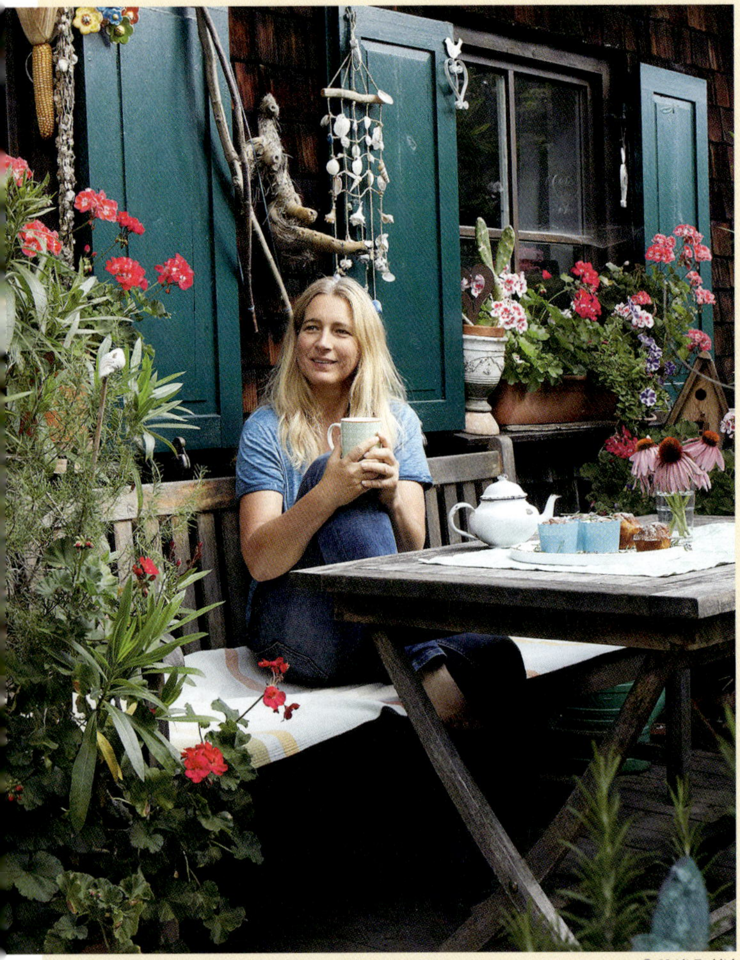

© Heidi Fröhlich

Elisabeth Mayer studierte Landschaftsökologie und ist Gartenplanerin und Autorin für Wildkräuterkulinarik und Blütenküche im deutschsprachigen Raum. Als nun 9-fache Fachbuchautorin (zu den Themen Wildfrüchte, -gemüse, -kräuter, Blütenküche und Gartengestaltung) verleiht sie Wildpflanzen, Wildfrüchten und Blüten wieder einen zentralen Stellenwert in der Alltags- und Eventküche.

Der „Traumgarten Tannberg", ein ganz besonderes Refugium für Kräuter, Wildpflanzen und Tiere im Salzburger Seenland, ist ihr Privatgarten, der für Wildkräuterworkshops, Gartenführungen und „Gartentage: Kräuterlust und Gartengenuss" geöffnet wird. Im idyllischen Tinyhouse finden regelmäßig Kurse statt, bei denen die Pflanzen, Blüten und Früchte im Jahreslauf vorgestellt und verarbeitet werden.

Weitere Infos unter www.kraeuter-fee.at und www.eis-fee.at.

Zum Co-Autor Martin Wundsam

Martin Wundsam ist Heil-Sänger, Autor und Physiotherapeut. Mit „Stimme berührt" hat er eine einzigartige Methodik entwickelt, in welcher seine Stimme nicht nur hörbar, sondern auch körperlich fühlbar erlebt wird.

Ob in der Einzelarbeit, bei Workshops und Konzerten oder in seinen Texten – in seinem Wirken ist es Martin Wundsam immer ein Anliegen, dem Menschen in seiner Ganzheit zu begegnen und so Bewusstseinsprozesse in eine eigenverantwortliche, nachhaltige und regenerative Veränderung zu begleiten.

Die Texte von Martin Wundsam handeln vom Leben an sich – sie wirken auf Herzensebene und laden ein, hinter die Kulissen gängiger Weltanschauungen zu blicken.

Weitere Informationen unter
www.martin-wundsam.at

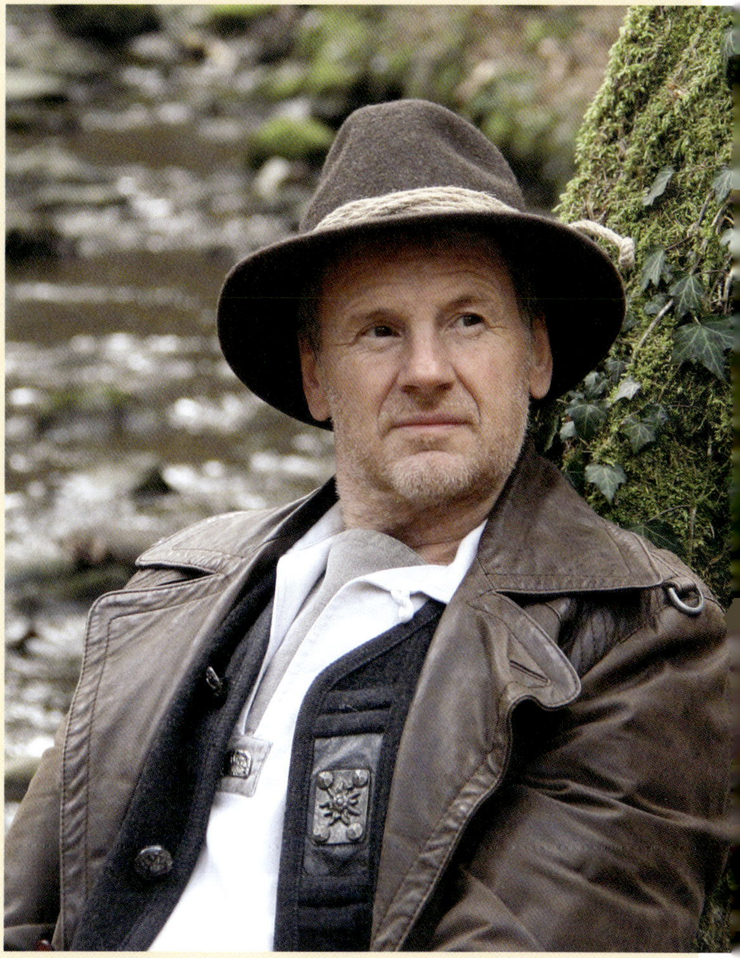

© *Martin Wundsam*

Einführung von Elisabeth Mayer

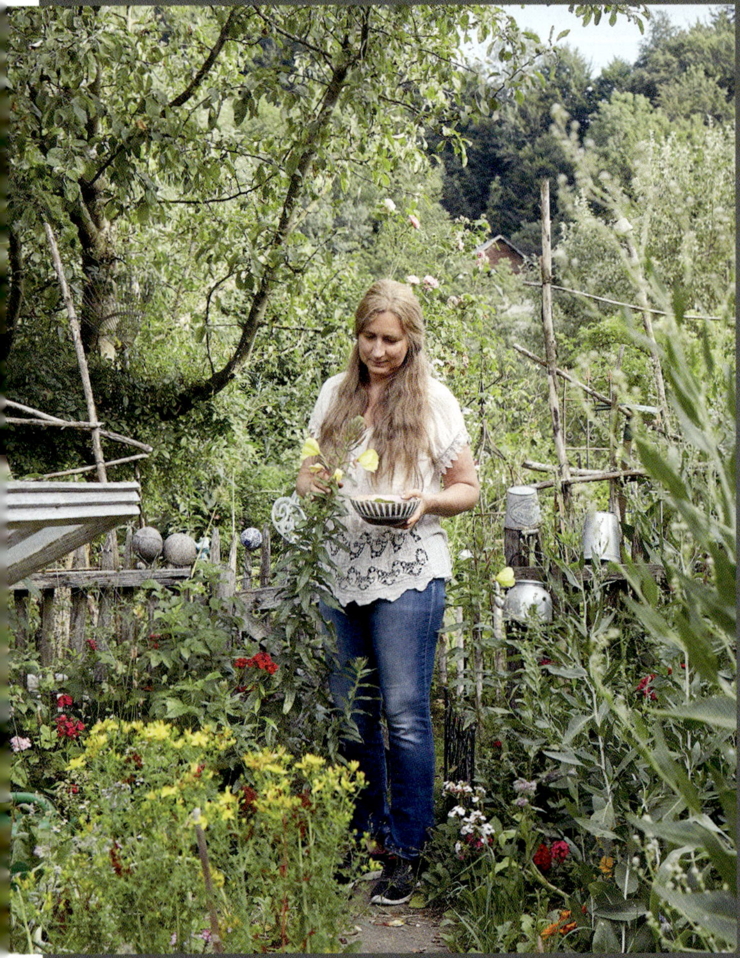

© Heidi Fröhlich

Unsere Vorfahren waren nicht nur kräuterkundig, sondern auch mächtig in deren Anwendung und verwoben mit den Kräften der Natur. Sie hüteten die Geheimnisse der Heilkunde, wendeten sie für die Sippe im Hausgebrauch an und gaben dieses Wissen von Generation zu Generation an ihre Töchter weiter. Speziell dieses Volkswissen wurde in der dunklen Zeit des Mittelalters verbrannt, nur jener Teil, der mit der Klosterheilkunde getragen wurde, blieb erhalten. So verschwand ein Großteil des Wissens um die Anwendung und Verarbeitung von Kräutern im Hausgebrauch.

In den letzten Jahren kreuzen immer mehr suchende und weise Männer meinen Weg, die ihre Traditionen wiedererfassen möchten, die die in unserer Gesellschaft erlernten Grenzen zu überschreiten wagen und weiter (zurück-)sehen. Daher möchte ich mit diesem Buch speziell jene Männer anfeuern, zu entdecken, zu erleben und ihre Sinne tief in Mutter Erde zu vergraben und die Schöpfung neu zu erleben. Es sind dies unsere Wurzeln, die wir instinktiv suchen, unsere Stärke und Kraft, unser Wohlbefinden und unser Lebenssinn dicht am Puls der Erde.

Einführung von Martin Wundsam

Wir leben in einer Zeit der allgemeinen Verwirrung. Und dies in nahezu allen Lebensbereichen. Insbesondere in den letzten 150 Jahren können wir, vor allem in der so genannten westlichen Gesellschaft, eine Abkehr von traditionellen Werten, Gesellschaftsbildern, Vorstellungen über das Leben bis hin zu Religionen beobachten. Das Hinterfragen dieser Traditionen war in sehr vielen Bereichen auch dringend notwendig und erzeugte letztendlich auch die erhoffte Befreiung ganzer Generationen in wesentlichen Lebensbereichen. Es ist auch keine Frage, dass es für die Menschheit in Sachen Befreiung aus Zwangssystemen auch in Zukunft eine ganze Menge zu tun gibt. Die Teufel steckt in diesem tiefgreifenden Prozess wie immer im Detail. Unter dem Schlagwort der „Progression" wurde zu großen Teilen, völlig undifferenziert unsere Verbindung zur alten Welt und damit zu unseren Ahnen und deren Lebensweise, Erfahrungen und Fähigkeiten abgeschnitten. Dies gilt ganz besonders in Bezug auf unser Leben mit und in der Natur. Der parallel dazu laufende Wandel in eine industrialisierte und nun auch digitalisierte Gesellschaft hat diesen Verlust mehr als nur untermauert.
Für den Mann geht es in dieser Zeit des totalen Wandels um alles. Er steht im wahrsten Sinn des Wortes vor der Existenzfrage. Das Rollenbild der letzten Jahrtausende kann nicht mehr aufrechterhalten werden. Ein tragfähiges Zukunftsmodel für das männliche Leben steht uns (noch) nicht zur Verfügung. Was bedeutet es im 21. Jahrhundert, ein verantwortungsbewusster Mann zu sein?

Ein möglicher erster Schritt ist es, die Verbindung zu unserer natürlichen Ungebung wiederherzustellen, die natürlichen Rhythmen wieder wahrzunehmen und in das eigene Leben zu integrieren. Das uralte Wissen um die Wirkung von Kräutern und deren Einsatz kann diesen Weg auf ungeahnte Weise ebnen. Die Wiederherstellung der Verbindung zu unseren Ahnen kann uns ein gesundes männliches Sein vermitteln, welches mit wahrer, gesunder Kraft, Vitalität, Zielgerichtetheit und Führung sowie dessen Einsatz zum Wohle der Menschen in direktem Zusammenhang steht.

Möge dieses Buch zur Wiederherstellung dieser natürlichen Verbindung beitragen!

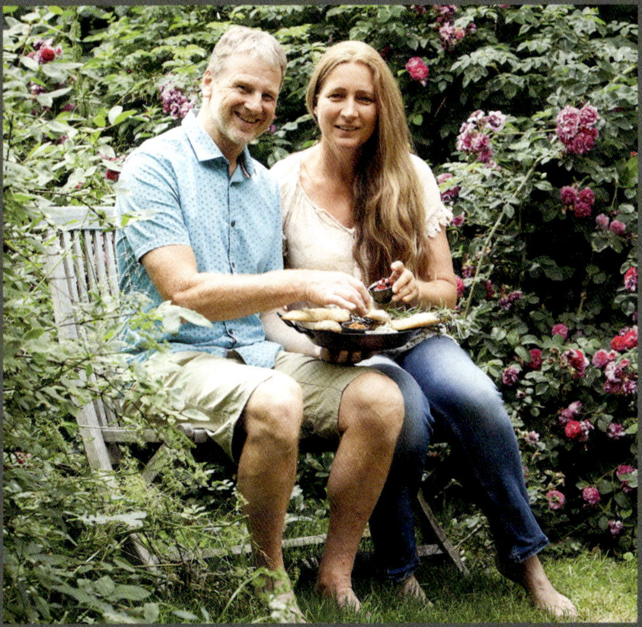

© Heidi Fröhlich

DANK

an
unsere GROSSVÄTER und VÄTER,
JÄGER und SAMMLER
von PFLANZEN, PILZEN, WILD
und FRÜCHTEN, STEINEN,
BILDERN und ERINNERUNGEN

Einführung

Allgemeine Einführung in die 8 Jahreskreis-Wandlungsphasen mit dem Symbol des geborenen Sohnes und seinem Schwert

DAS SCHWERT ALS SYMBOL VON HEILIGKEIT, WÜRDE UND MACHT

Neben seiner offenkundigen Funktion als Waffe besaß das Schwert von der Antike an auch Symbolcharakter. In vielen Kulturen war es ein besonderes Recht, ein Schwert zu tragen. Besonders schöne Exemplare waren oft Teil der Insignien von Herrschern. In unzähligen Sagen, Legenden und Märchen spielen außergewöhnliche Schwerter eine wichtige Rolle. Eine ganz besondere Erzählung ist die des Hl. Martin. Dieser transformiert sein Schwert von einer Kriegswaffe zu jenem Instrument, mit welchem er seinen Mantel teilt, um einem Armen zu helfen. Im Folgenden steht das Schwert für die Tugenden des männlichen Seins sowie deren Entwicklung.

ZUR GESUNDHEIT DES MANNES

Weltweit weisen Studien darauf hin, dass Männer im Durchschnitt eine geringere Lebenserwartung aufweisen, deutlich weniger oft den Arzt aufsuchen, weniger Körperpflege betreiben und sich ganz allgemein weniger mit Gesundheitsthemen, wie Ernährung oder Lebensführung, beschäftigen. Die Gründe dafür sind vielfältig und fußen größtenteils in archaischen Lebensbedingungen und der Rolle, die der Mann über die Jahrtausende in der Gesellschaft zu erfüllen hatte. Der Stamm, die Sippe und später dann die Familie konnte es sich nicht leisten, dass der Mann mit seinem körperlichen Leistungsvermögen ausfiel. Es war schlichtweg eine Überlebensfrage.

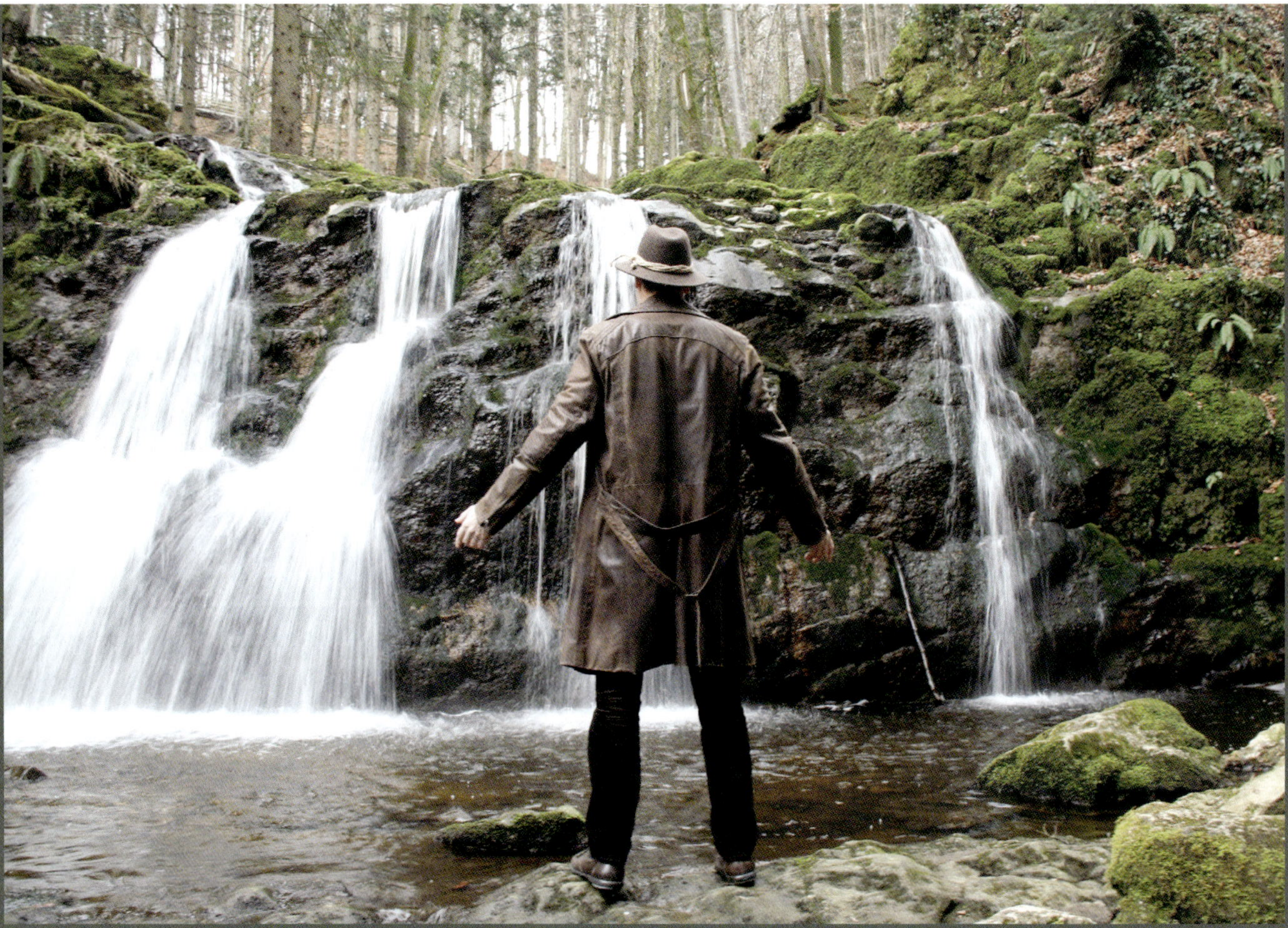

© Martin Wundsam

In der modernen Medizin spiegelt sich diese Denkweise in dem bis heute vorherrschenden, reparaturmedizinischen Ansatz wider, der nach wie vor eine ganzheitliche medizinische Vorgehensweise weitgehend verhindert. Mit der industriellen Revolution begannen sich diese Bedingungen nachhaltig zu verändern. Schweres körperliches Tun wurde immer mehr an Werkzeuge und Maschinen ausgelagert. Selbst kriegerische Auseinandersetzungen wurden immer weniger abhängig von den physischen Fähigkeiten der Kämpfenden. In der heutigen Situation, zumindest in den westlichen Industrie- bzw. Digitalnationen, kann man daher durchaus feststellen, dass das männliche Verhalten in Gesundheitsfragen zwar historisch nachvollziehbar, aber nicht mehr zeitgemäß ist.

Der in diesem Buch vorgestellte Zyklus ist zum einen eine Metapher für die Entwicklung des Mannes, zum anderen beziehen sich die vorgestellten Gesundheitsthemen auf häufige Erkrankungsbilder beim Mann. Wenn also zum Beispiel beim Neugeborenen Verdauungsthemen zugeordnet sind, so entspricht zwar die Thematik durchaus der angesprochenen Lebensphase, ist aber keinesfalls nur so zu lesen. Alle dargestellten Gesundheitsthemen können jederzeit und in jedem Alter auftreten. Die zugeordneten Kräuter, Rezepte, Anregungen und Impulse sollen ein Hinweis sein, eventuell auftretenden Symptomen aktiv und ganzheitlich zu begegnen. Selbstverständlich inkludiert dies auch einen rechtzeitigen Arztbesuch!

Was der Frühling sät, kann der Sommer reifen,
kann der Herbst ernten, kann der Winter genießen.

– Johann Gottfried v. Herder, etwas verändert –

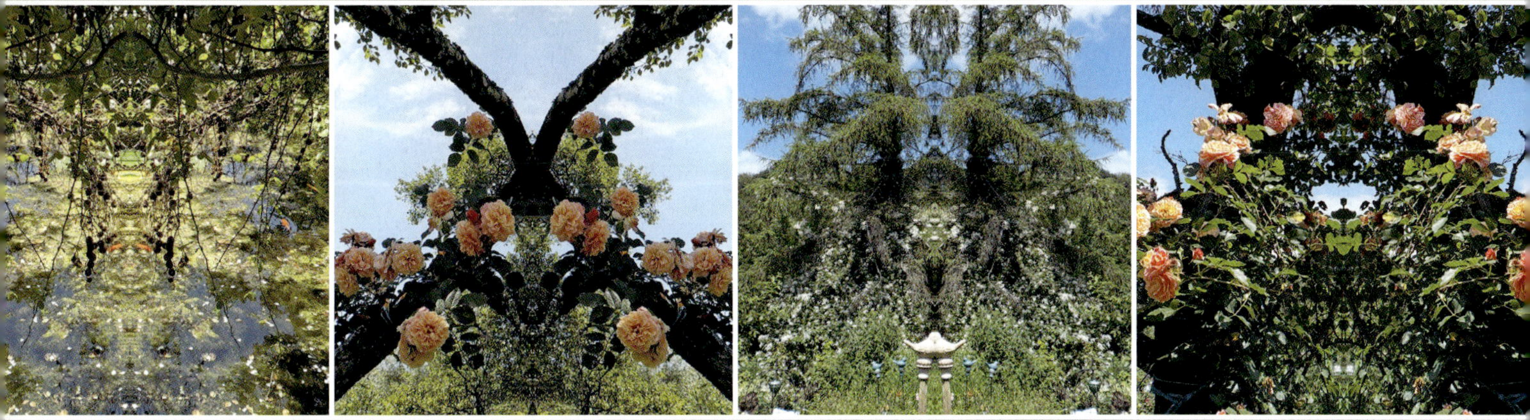

Eine kurze Grundbetrachtung

ZUR BEDEUTUNG VON HEIL- UND NÄHRPFLANZEN FÜR DEN MENSCHEN IM JAHRESLAUF

Bevor ich in den folgenden Kapiteln die heute geltenden, wissenschaftlich nachweisbaren Eigenschaften der beschriebenen Pflanzen vorstelle, möchte ich einige Blicke in die alten Mythen wagen, die mit den wichtigen Pflanzenbegleitern des Menschen in Beziehung stehen. Dazu nehme ich Wegerich, Beifuß, Schwarzen Holunder und Johanniskraut.

Der Wegerich beispielsweise gilt als der grüne Herrscher und Wächter der Wege und Pfade. Der Weg zum nährenden Feld ist in der Kultur unserer Ahnen bis zurück zum Neolithikum nicht nur eine wirtschaftlich notwendige Transportschneise, sondern ein sakraler Kultpfad, auf dem nach dem Frühlingsäquinox (Tages-und-Nacht-Gleiche der Sonne) die Fruchtbarkeitsgöttin aus der Unterwelt zurückkehrt. Ihr himmlischer, licht- und ideen-(samen-)spendender Geliebter wandelt sich wie die Göttin im Jahreslauf vom Jüngling zum reifen Mann. In der alpenländischen Kultur ist es „Frau Holle", die Erdenmutter, mit ihrem Begleiter, dem Grünen Mann, die sich im Laufe des Erdenjahres von der weißen Lichtgöttin im Frühjahr, zur Roten Liebeskraftgöttin im Sommer und zur schwarzen Erntegöttin im Herbst wandelt. In der griechischen Mythologie ist es beispielsweise Persephone, die Tochter Demeters, der Göttin der Fruchtbarkeit, die von Hades, dem Gott der Unterwelt, beim Spiel auf der Blumenwiese in die Innenwelten der Erde gezogen wird und deretwegen dann Demeter das Wachstum einstellt, bis Hades Persephone wieder entlässt.

Den Mythen nach ist es der Pflanzengeist des Wegerichs, der den Pilgern auf dem Weg ins irdische Leben und zurück den grünen Teppich auslegt und gegen die Widrigkeiten des Reisens schützend und heilend behilflich ist. Ein alter Name für Wegerich, der im Mittelalter noch gebräuchlich war, ist *Herba proserpinacia*. Proserpina ist ein Synonym für Persephone, womit der Bogen zur griechischen Mythologie wiederum gespannt ist. Geburten waren in allen Zeiten und Kulturen mit Gefahren für Mutter und Kind verbunden. Wenn ein Kind geboren wird, so ist der Übergang auch für die Mutter eine gefahrenvolle Wegstrecke. Germanische Frauen hielten deshalb bei der Geburt eine Wegerichwurzel in der linken Hand damit die Schwingung dieser Pflanze vor Geburts- und Kindsbettkomplikationen bewahrte.

Beifuß ist das wichtigste Räucherkraut des Alpenraumes, jedoch auf der ganzen Welt als eine unserer stärksten und machtvollsten Schutz-, Heil- und Zauberpflanzen verbreitet und verwendet. Er zählte im Alpenraum zu den wichtigen Wetterpflanzen, die verräuchert wurden, wenn sich die Menschen vor einem herannahenden Gewitter schützen wollten. Im angelsächsischen Neunkräutersegen aus dem 11. Jahrhundert steht er an erster Stelle und es heißt:

Erinnerst du dich, ...

... Beifuß, was du verkündest? Was du anordnest in feierlicher Kundgebung? Una heißt du, das älteste der Kräuter. Du hast Macht gegen drei und gegen dreißig. Du hast Macht gegen Gift und gegen Ansteckung. Du hast Macht gegen das Übel, das über das Land dahinfährt."

Kennt man einmal all seine besonderen Eigenschaften und Wirkungen, scheint es unfassbar, dass dieses Kraut in der heutigen Kräuterheilkunde kaum mehr Bedeutung findet. Den botanischen Namen *Artemisia* bekam der Beifuß, abgeleitet von der griechischen Göttin Artemis, der Beschützerin der wilden Tiere und Göttin der Jagd, verliehen. Zudem ist sie die Schutzgöttin der Gebärenden. Sie ist zuständig für Heilung und Fruchtbarkeit. Die Namensgebung weist bereits darauf hin, dass der Beifuß eine bedeutungsvolle Pflanze für die Frauen, vor allem aber auch für die Gebärenden war. Bei den Römern gleich in Bedeutung war er der Göttin Diana geweiht.

So vielfältig wie seine Heilkräfte, so vielfältig sind die Geschichten, Bräuche und Sagen rund ums Johanniskraut. So räucherte man Johanniskraut oder warf etwas davon ins Herdfeuer, um Blitz und Hagel bei aufziehenden Gewittern fernzuhalten. Es wurde auch verwendet, um schwarzmagisches Blendwerk zu enttarnen und um sich vor bösem Zauber zu schützen.

Man sagt auch, dass das Johanniskraut nur an guten und segensreichen Plätzen wächst … welche Ehre, dass es sich genau in der Mitte meines Gemüsegartens angesiedelt hat!

Der Schwarze Holunder wächst gerne in der Nähe von Häusern und hat seit jeher eine innige Verbindung zum Menschen. Die heilenden Eigenschaften der schwarzen Holunderbeere sind seit Jahrtausenden bekannt. Viele volkstümliche und magische Traditionen in Europa kreisen um den Holunderstrauch. Er wurde wegen seiner vielfältigen Anwendung als „Arzneischrank der Natur" bezeichnet und hatte einen festen Platz in Europas Brauchtum, so glaubte man an den Schwarzen Holunder als Schutzpflanze.

Der Holunder kam während der Christianisierung in Verruf und wurde zum „Baum des Teufels".

Möglicherweise war dies der Grund, dass Hildegard von Bingen schrieb, der Holunder würde zur Anwendung beim Menschen nicht taugen.

Andere Heilkundige des Mittelalters, wie Paracelsus, priesen seine Heilwirkung dennoch. Übrigens sagt man, es bringe Unglück, einen Hollerstrauch zu schneiden oder gar zu fällen, weil in ihm die guten Hausgeister wohnen.

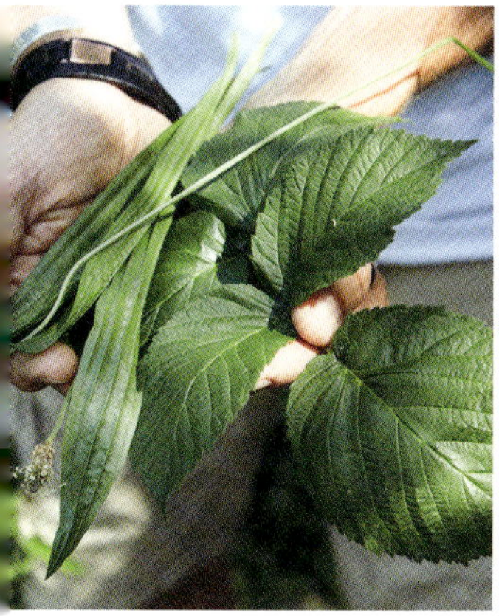

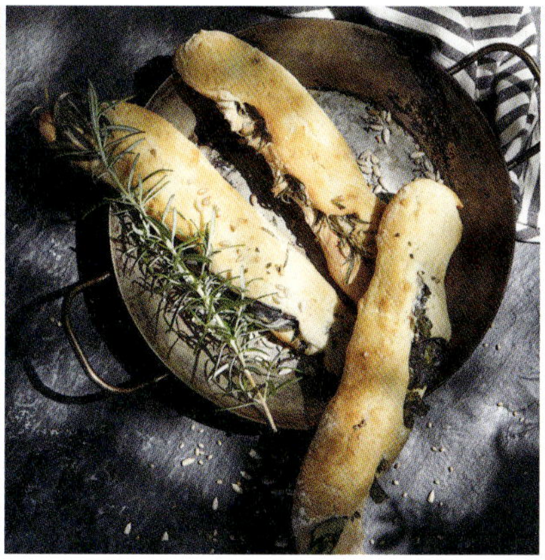

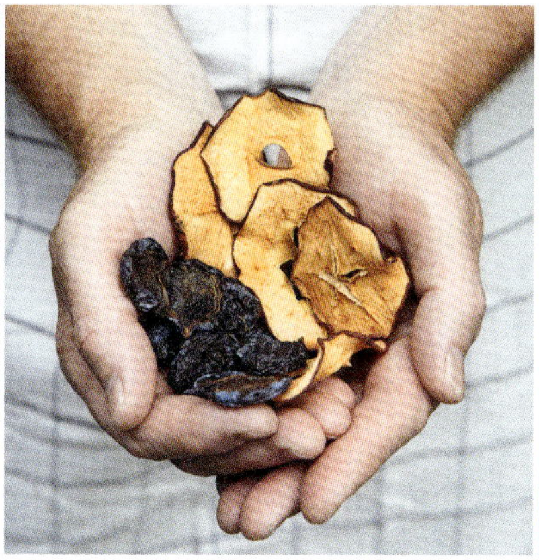

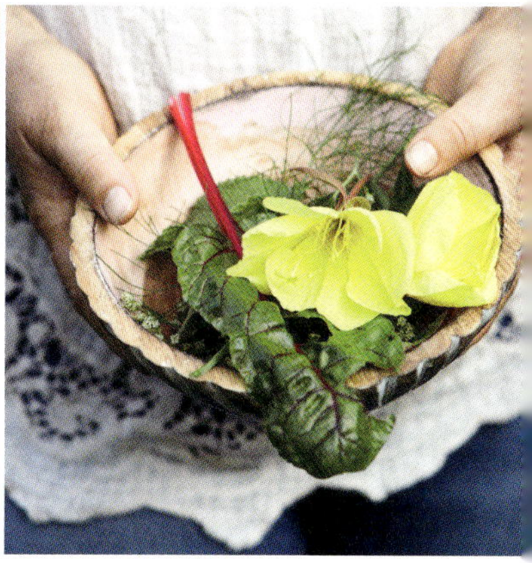

Eine kurze Betrachtung zu den Impulsen

DIE IMPULSE

Die hier vorgestellten Bewegungsimpulse beanspruchen wenig Zeit, sind einfach in der Durchführung und effektiv. In vielen Fällen sind Körperhaltungen oder Bewegungen mit spezifischen Vorstellungen kombiniert.

So werden Körper und Geist gleichermaßen beansprucht und trainiert. Die jeweilige Wirkung entsteht durch regelmäßige Anwendung über einen größeren Zeitraum.

Jedes Training oder Üben ist als Impulssetzung zu verstehen, deren Wirkung sich erst danach entfaltet und langfristig im Körper wirkt.

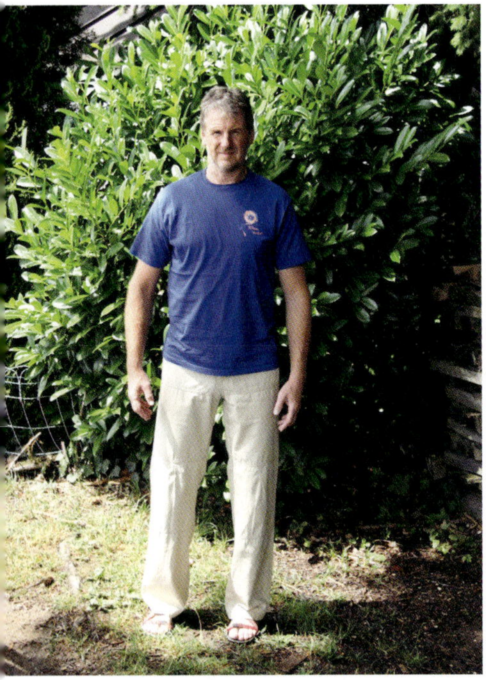

© Martin Wundsam

Grundstellung

ALLGEMEINE VORBEREITUNG

Bedenke, ob Dein Gesundheitszustand es erlaubt, den Impuls zu praktizieren. Wenn nur der geringste Zweifel besteht, ist es unumgänglich, diese Frage mit einer qualifizierten Person (Arzt, Physiotherapeut etc.) zu klären.

Sorge für Umgebungsbedingungen, die es Dir ermöglichen, den Impuls in Ruhe und ohne Ablenkung auszuführen.

Achte auf bequeme Kleidung, möglichst aus Naturfasern, die Dich nicht einengt.

Wenn Umgebung und Witterung es erlauben, führe den Impuls im Freien oder bei geöffnetem Fenster aus.

Die Grundstellung

Einige Impulse beginnen in dieser Position, die ein aktives und gleichzeitig entspanntes Stehen ermöglicht.

Steh aufrecht, positioniere die Füße zwischen hüft- und schulterbreit, die Fußaußenseiten parallel zueinander, die großen Zehen auf gleicher Höhe. Die Knie sind locker und wenige Millimeter gebeugt. Lass das Becken etwas nach hinten fallen, wodurch sich der untere Rücken entspannt.

Die Schultern sinken nach unten, Deine Arme und Hände hängen seitlich neben dem Körper, ohne diesen zu berühren. Dein Kopf ist leicht und wird wie ein Ballon sanft nach oben gezogen. Dein Blick richtet sich ohne Fokus ins Weite.

Die acht Jahreskreis-Wandlungsphasen

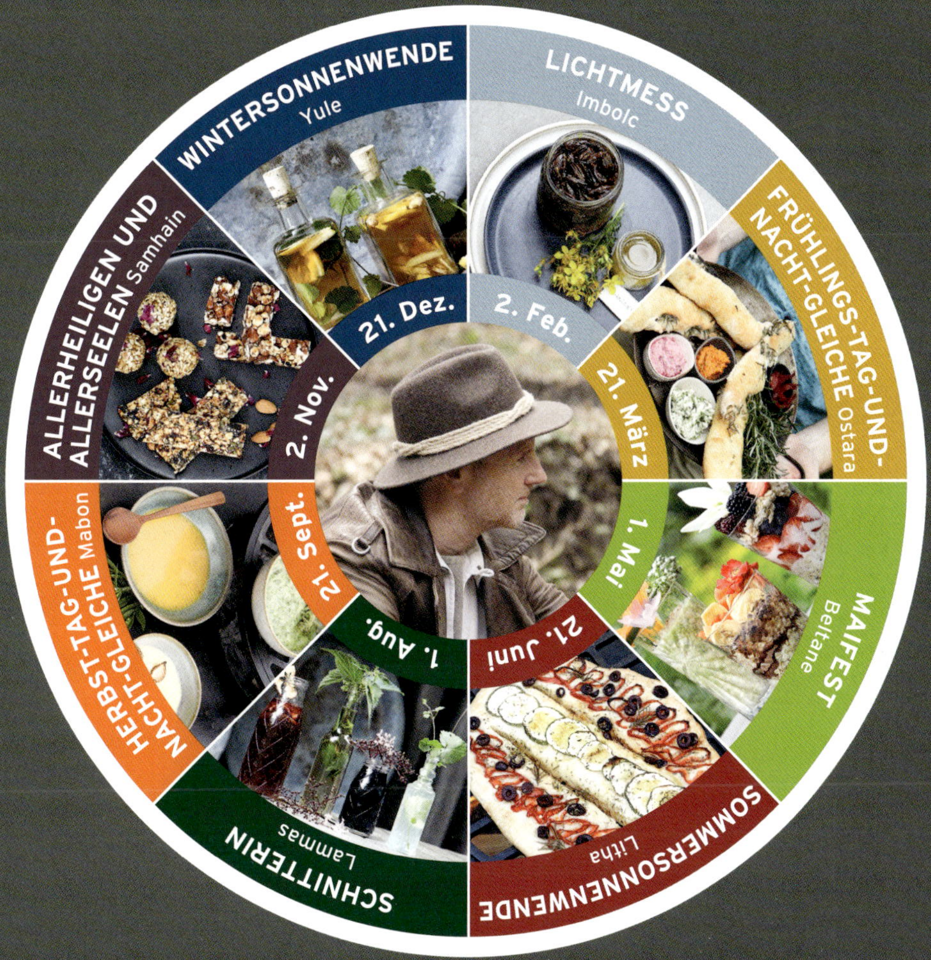

Jahreskreis
WINTERSONNENWENDE
Yule
21. Dez.
LICHTMESS
Imbolc
2. Feb.
FRÜHLINGS-TAG-UND-NACHT-GLEICHE Ostara
21. März
MAIFEST
Beltane
1. Mai
SOMMERSONNENWENDE
Litha
21. Juni
SCHNITTERIN
Lammas
1. Aug.
HERBST-TAG-UND-NACHT-GLEICHE Mabon
21. Sept.
ALLERHEILIGEN UND ALLERSEELEN Samhain
2. Nov.

© Heidi Fröhlich

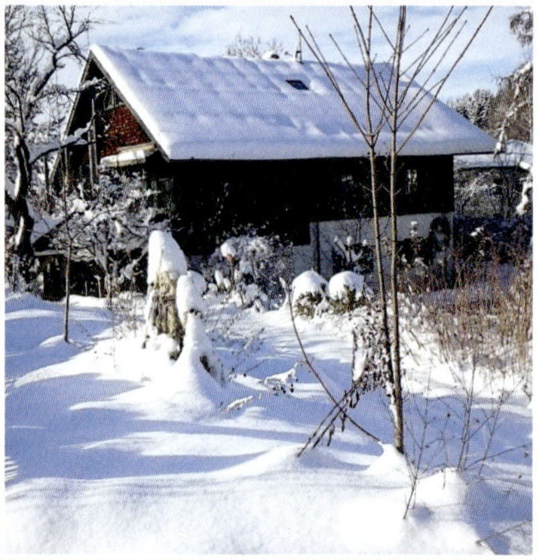

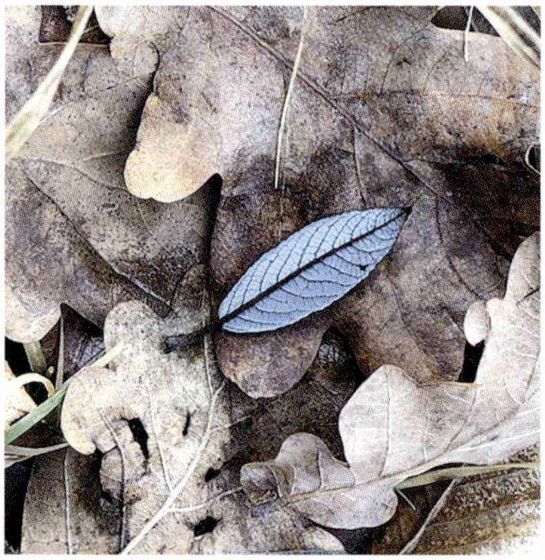

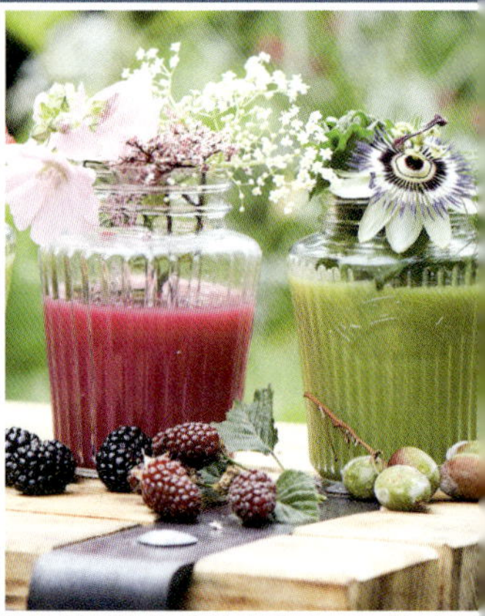

Wintersonnenwende – 21. Dezember

DER SOHN WIRD GEBOREN
DER SOHN SPIELT MIT DEM SCHWERT

BESCHREIBUNG DER QUALITÄT UND DES CHARAKTERS DIESER ZEIT

Am 21. Dezember wird die Sonne im Sternenbild der Jungfrau wiedergeboren. Die Sonne wird wieder stärker. So wie das Licht der Welt wird auch das neue Licht in uns selbst wiedergeboren. Die immergrünen Pflanzen zeigen uns, dass das Leben nie aufhört. Dies spiegelt sich im Brauchtum rund um Advent, Weihnachten und die Raunächte wider.

Die Geburt des Jungen nach 3 Tagen Finsternis ist eine Zeitenwende. Sie läutet eine neue Ära ein. Der alte Zyklus ist abgeschlossen und ein neuer kann beginnen. Der Vertrag mit dem Leben wird erneuert. Noch kann es kalt und ungemütlich sein, die Umstände sind eventuell schwierig. Kaum etwas deutet auf einen König hin. Jedoch ... ein Stern leuchtet besonders hell und die Träger der Königswürde erkennen die Zeichen.

Schwierigkeiten können für den Jungen auf Grund seiner Unreife entstehen. Überforderung (vor allem durch Sinnesreize) und Sicherheitsmangel können das Ankommen und Erden stören.

FARBE DIESER ZEIT

Dunkelblau – das tiefe, dunkle Blau des winterlichen Nachthimmels, in dem die Sterne funkeln und aus dem das Licht wiedergeboren wird. In dieser blauen Farbtiefe ist alles möglich, alles enthalten.
Jahreszeit: WINTER

GESUNDHEITSTHEMEN: VERDAUUNG, LUNGE, FÜSSE

Lunge

Unsere Lunge versorgt den Körper mit seiner primären Energiequelle, dem Sauerstoff. Im Zuge dieses Ein- und Ausatmungsprozesses ist sie in permanentem Kontakt mit der Umwelt und eventuellen toxischen Belastungen in der Umgebungsluft dauerhaft ausgesetzt.

Dementsprechend sensibel ist dieser Vorgang. Eine gut belüftete, sich erfolgreich selbstreinigende Lunge versorgt den ganzen Körper mit Energie.

Einfache Maßnahmen zur Stärkung der Lungengesundheit

Nein zu Zigaretten! Die offensichtlichste Maßnahme, die Lunge gesund zu halten, ist, nicht zu rauchen. Rauchen schädigt die Lunge und ist in 90 Prozent der Fälle die Ursache von Lungenkrebs.

Bewusst atmen – atme tief und ruhig in den Bauchraum. Im Alltag sitzen wir leider zu viel und die Lunge hat dabei wenig Platz, sich bei der Atmung auszudehnen. Um diesem Problem entgegenzuwirken, ist es wichtig, sich häufiger aufzurichten und dabei tief ein- und auszuatmen.

Fit unterwegs – integriere mehr Bewegung in Deinen Alltag. Bewegung an der frischen Luft stärkt Ausdauer, Abwehrkräfte und die Lunge selbst.

Von gesunder Ernährung profitiert auch das Atmungsorgan. Top-Lungen-Lebensmittel sind: Ingwer, Kurkuma, Zwiebel, Fisch und Leinöl (Omega-3-Fettsäuren), Brokkoli.

Achte auf frische Raumluft, indem Du regelmäßig ausgiebig lüftest.

Ausreichend zu trinken, hält die Schleimhäute von innen feucht. So können sich schädliche Eindringlinge nicht so schnell festsetzen.

Einfache Maßnahmen zur Verbesserung der Verdauung

Das Thema der Ernährung ist umfangreich und vielfältig. Hier auf jedes Detail einzugehen, würde den Rahmen bei Weitem sprengen. Entscheidend ist, dass wir uns bewusstmachen, dass unsere Nahrung eine der wesentlichen Grundlagen für ein gesundes Leben bildet.

So gesehen, spielt Ernährung bei nahezu allen in diesem Buch besprochenen Gesundheitsthemen eine Rolle. Es ist daher unumgänglich, sich mit einer dem Menschen zuträglichen vitamin-, mineral- und nährstoffreichen Ernährung zu beschäftigen. Zum Thema Verdauung beachte folgende Fragen:

Wie esse ich?

Lass Dir zum Essen Zeit! Langsames und genussvolles Kauen ist die Grundvoraussetzung für einen guten Verdauungsprozess. Schon im Mund werden Verdauungsenzyme freigesetzt und der restliche Verdauungstrakt wird vorinformiert, was auf ihn zukommt. So können auch dort schon im Vorfeld die passenden Verdauungssäfte aktiviert werden.

Und, ganz wichtig: Nur wenn Du langsam isst, kannst Du den Sättigungsimpuls rechtzeitig und deutlich wahrnehmen!

Wann und wie oft esse ich?

Iss regelmäßig und verzichte auf Zwischenmahlzeiten! Die alte Regel von drei Mahlzeiten pro Tag hat ihre Gültigkeit nicht verloren. Dein Magen-Darm-System braucht Pausen, um in Ruhe arbeiten zu können. Achte darauf, dass Du am Abend nicht zu spät isst. Mit vollem Bauch schläft es sich nicht gut.

Vergönne Deinen Verdauungsorganen einmal in der Woche eine Pause, indem Du 12 bis 24 Stunden lang nichts isst.

Wie viel esse ich?

Verzichte auf den Nachschlag und iss den Teller nicht leer, wenn Du vorher satt bist! Es ist entscheidend, den Sättigungsimpuls wahrzunehmen und auch einzuhalten. Wenn Du diesen aus Gewohnheit gar nicht mehr wahrnehmen kannst, übe Dich in langsamem Essen und hör etwas früher auf, als gewohnt.

Was esse ich?

Lerne wahrzunehmen, was Dir wirklich guttut! Dies ist aufgrund von Gewohnheiten, Suchtmechanismen und auch Ernährungskonzepten nicht immer einfach. Ein guter Anfang ist es, die ersten Stunden nach dem Essen zu beobachten, wie der Körper reagiert. Müdigkeit, Blähungen oder Unwohlsein sind klare Anzeichen, dass Dein Körper mit dem Gegessenen nicht gut zurechtkommt. Das Abendessen sollte klein und leicht ausfallen.

Dies gesagt, gibt es trotzdem ein paar Regeln:

- Verzichte, so gut es geht, auf industriell gefertigte Nahrungsmittel!
- Verzichte, so gut es geht, auf Zucker und zuckerhaltige Nahrungsmittel!
- Genieße Getränke, wie Kaffee, schwarzen Tee und Alkohol, bewusst und in Maßen.

Noch ein Wort zum Trinken: Auch wenn es anders üblich ist, versuche im Zuge der Mahlzeiten nicht zu trinken. Die Qualität Deiner Verdauungssäfte wird es Dir danken! Nichtsdestotrotz ist ausreichende Flüssigkeitszufuhr für eine funktionierende Verdauung wesentlich. Trinke also über den Tag verteilt immer wieder ein Gläschen Wasser. In der Früh ein Glas warmes, leicht gesalzenes Wasser ist ein wahrer Verdauungsbooster!

Und last but not least: Dein gesamter Verdauungstrakt ist mit Muskeln umhüllt. Sanfte, regelmäßige Bewegung hilft vor allem dem Darm, in Schwung zu kommen. Nutze dafür die vielen, kleinen Wege im Alltag. Benütze die Treppe oder nimm das Fahrrad, um einkaufen zu gehen etc.

Eine vollständige, tiefe Atmung massiert den gesamten Bauchraum mit all seinen Organen!

Einfache Maßnahmen zur Verbesserung der Fußgesundheit

Fußdeformitäten, ein schwaches Bindegewebe und wenig leistungsfähige Muskeln im Bereich der Füße sind weitverbreitete Zivilisationserscheinungen. Auch hierfür sind die Gründe vielfältig. Sie reichen von unserer Ernährung und unseren Bewegungsgewohnheiten bis hin zu den Schuhen, die wir tragen.

Die einfachste Maßnahme, um die Gesundheit Deiner Füße zu pflegen, ist es, regelmäßig auf natürlichem Untergrund barfuß zu gehen. Hierbei ist zu beachten, sich nicht zu überfordern. Wenn Deine Füße daran nicht mehr gewöhnt sind, reicht es, mit einigen, wenigen Minuten zu beginnen. Im Winter ist es gut, zu Hause immer wieder Barfußzeiten einzuhalten. Massiere hin und wieder die Füße, ziehe und dehne die Zehen in alle Richtungen. Deine Füße lieben das!!

Nun zu den Schuhen: Wenn Deine Füße noch gesund und halbwegs kräftig sind, empfiehlt es sich, Barfußschuhe mit sehr dünnen, beweglichen Sohlen zu tragen. Dies ist bei einigen Fußfehlstellungen allerdings nicht möglich, da in diesem Fall die Füße oft schon unterstützende Schuhe brauchen. Achte beim Schuhkauf darauf, dass die Zehen und der Vorfuß ausreichend Platz haben, um sich auszubreiten. Leider sind die allermeisten Schuhe vorne zu eng geschnitten. Wenn es der Zustand Deiner Sprunggelenke erlaubt, Du es nicht für die Arbeitssicherheit brauchst oder in unwegsamem Gelände unterwegs bist, empfiehlt es sich, niedrige Schuhe zu tragen, die das Sprunggelenk frei lassen.

DAZUGEHÖRIGE PFLANZEN UND DEREN BEDEUTUNG UND VERWENDBARKEIT

Wacholder

Juniperus communis

Erntet man selbst Wacholder, muss man darauf achten, dass die Früchte reif sind.

> **Vorsicht!**
>
> Der echte Wacholder kann mit dem giftigen Sadebaum (*Juniperus sabina*) verwechselt werden!

Sie werden an einem schattigen Ort luftgetrocknet und danach als ganze Früchte in einem lichtundurchlässigen und fest verschlossenen Gefäß aufbewahrt. Erst kurz vor der Weiterverarbeitung bzw. Anwendung sollen sie zerkleinert werden.

Wacholderbeeren werden als Gewürz sehr sparsam eingesetzt. Der stark aromatische Wacholder wird wegen seines starken Aromas besonders zum Würzen schwer verdaulicher Speisen verwendet. Er fördert die Verdauung und regt den Appetit an. Lindernd wirkt Wacholder bei Magen- und Darmerkrankungen, bei Verdauungsbeschwerden sowie zur Erhöhung der Wasserausscheidung und zur Harnwegsdesinfektion. Er ist blutreinigend und besitzt harntreibende Wirkung. Die wichtigsten Wirkstoffe sind die ätherischen Öle und das Vitamin C. In der Volksmedizin wird der Wacholder auch zur Blutreinigung und als Wehenmittel eingesetzt.

Sebastian Kneipp empfiehlt die Wacholderbeerenkur zur Behandlung von Rheuma und Gicht. Dazu kaut man täglich mit ansteigender Anzahl 1–7 Wacholderbeeren, dann reduziert man die Menge wieder mit absteigender Zahl bis man bei 0 ist.

Wacholder wird zum Räuchern von Lebensmitteln und zum Räuchern von Räumen verwendet.

Brennnessel-Wacholderbeerentee

1 kleinen Löffel Wacholderbeeren quetschen und 1 TL Brennnesselblätter in einer Kanne mit ¼ Liter heißem Wasser überbrühen, zudecken und zum Abkühlen beiseitestellen, dann abseihen und vor dem Genuss wieder auf Trinktemperatur erwärmen. 1–2 Tassen pro Tag trinken.

Der Tee hilft bei Verdauungsbeschwerden, Rheuma und Harnwegsinfektionen.

Wacholderschnaps mit Brennnesselsamen

Dieser Schnaps stärkt und reinigt den Magen. Je 100 g Wacholderbeeren und Brennnesselsamen, 1 Stück Zimtrinde und 1 etwa 5 cm langes Stück Ingwer werden in ein Gefäß mit Schraubverschluss gefüllt, mit 1 Liter Wodka aufgegossen und ca. 3–4 Monate, besser 6, an einem warmen Ort im Haus stehengelassen und ab und zu geschüttelt. Der Schnaps wird nach und nach immer brauner und hat am Ende etwa die Farbe von Cognac. Anfangs ist er noch recht herb, lässt man ihn aber noch weitere 3 Monate reifen, wird er schön rund und vollmundig. Er ist ein echtes Hausmittel für Magen und Verdauung.

Wacholdergeist

Wacholdergeist ist ein bewährtes Mittel zum Einreiben bei rheumatischen Beschwerden durch seine durchblutungsfördernde Wirkung. 500 g Wacholderbeeren werden im Mörser gequetscht und in 2 Litern Branntwein für 2 Wochen angesetzt, dabei täglich durchschütteln. Dann werden die Früchte abgefiltert und der Wacholdergeist in Braunglasflaschen gelagert. Er kann unverdünnt zum Einreiben verwendet werden.

Minze

Mentha sp.

Minzen sind in der Natur und in vielen Gärten zu finden und sofort am charakteristischen, mehr oder weniger starken Geruch nach Menthol erkennbar. Auch haben alle Minzen einen vierkantigen Stängel. Es gibt so viele verschiedene Zuchtsorten, dass man schon mal den Überblick verlieren kann. Die allseits beliebte „Pfefferminze", eine Kreuzung zwischen Grüner Minze *Mentha spicata* und Wasserminze *Mentha aquatica*, wurde in England um 1700 gezüchtet. Heute wächst sie in der ganzen Welt und ihr frischer Duft ist aus unserem Alltag, ähnlich wie Vanille und Kakao, nicht mehr wegzudenken.

Die Arzneiwirkung von Minze beruht hauptsächlich auf ihrem hohen Gehalt an ätherischen Ölen. Der größte Anteil davon ist Menthol, der Rest eine Vielzahl anderer ätherischer Öle, wobei sich die unterschiedlichen Minzsorten im Gehalt der ätherischen Öle stark unterscheiden. So findet man in der Bergamotteminze kein Menthol und Methon, sie ist daher sehr mild. Ackerminze (*Mentha arvensis,* 50–80 % Menthol) und Pfefferminze (*Mentha piperiata,* 40–45 % Menthol) sind die Minzsorten mit dem höchsten Mentholgehalt. Im Hausgebrauch verwende ich gerne die heimische Rossminze (*Mentha longifolia*), die wenig Menthol enthält und daher sehr mild und doch aromatisch wirkt. Die Pfefferminze setze ich als ausgesprochene Heilpflanze ein.

Ätherisches Minzöl gehört zu den bekanntesten Essenzen in der Aromatherapie. Sein Duft stärkt das Gehirn, fördert klares Denken und erfrischt den Geist. Minzöl ist ein schnell wirksames Notfallmittel bei Schwindel, Reiseübelkeit, Herzklopfen, Schock und Schwäche. Schon ein Tropfen ätherisches Minzöl auf einem Taschentuch bewirkt kleine Wunder. Seine antiseptischen und schleimlösenden Eigenschaften helfen bei Schnupfen, Erkältung und Grippe. Man kann es direkt inhalieren oder in Salben einsetzen, die auf die Brust und im Atemwegsbereich aufgetragen werden. In der Kosmetik ist die Minze unentbehrlich, sie reinigt und klärt, entgiftet und entstaut, wirkt erfrischend und antiseptisch.

Pfefferminzöl wird immer nur in ganz kleiner Dosierung eingesetzt, nur punktuell und nicht großflächig aufgetragen, da es ein starkes Kältegefühl erzeugt.

Zur Verdauungsanregung, bei Verdauungsproblemen und auch bei Magen-Darm-Erkrankungen hilft Minze schnell und genussvoll als Tee. Dieser kann auch eiskalt und löffelweise eingenommen werden und ist ein absoluter Geheimtipp zur Heilung von Brechdurchfall.

Besonders im warmen Wasser wirken Minzöle mit Menthol extrem auskühlend. Für ein **energetisches Reinigungsbad** werden 3 Tropfen Minzöl mit etwas Honig und Schlagobers vermischt und ins heiße Wannenwasser gegeben. Dann darin baden, bis das Wasser nur noch lauwarm ist, heraussteigen, warm rubbeln und im gewärmten Bett nachruhen.

Minze gilt als aphrodisierend, schon Aristoteles empfahl diese Wirkung, besonders in Kombination mit Schokolade. Minze gilt als hormonfördernde Heilpflanze. Vermischt man einige Tropfen ätherisches Öl mit Pflanzenöl, erhält man ein ideales Öl bei Verspannungen.

> *Vorsicht!*
>
> **Nicht geeignet für Babys und Kleinkinder unter 3 Jahren, da die Gefahr von Atemstillstand besteht.**

Thymian

Thymus vulgaris, Th. serphyllum, Th. sp.

Thymian ist wie Salbei und Minze eine der ältesten Heilpflanzen Europas. Die alten Griechen, wie auch schon die Ägypter, schätzten das mediterrane Kraut sehr und sie nutzten seine desinfizierenden und heilenden Kräfte. Thymian regt die Verdauung und den Stoffwechsel an, hilft bei körperlichen und mentalen Erschöpfungszuständen, Burn-out und kräftigt die Nerven. Thymian ist als typische „Bronchialpflanze" Zutat zu Hustensaft und -tee.

Verwendet wird das blühende Kraut, dessen Inhaltsstoffe ätherische Öle, besonders Thymol und Carvacrol, und Gerbstoffe, Flavonoide und Saponine sind. Thymian wirkt antiviral, antiseptisch, pilzhemmend und antibiotisch. Er ist ein vielseitiges Küchenkraut, Zuchtsorten, wie Orangen-, Steinpilz-, Rosmarin- oder Zitronenthymian, schmecken intensiv und aromatisch und vielseitig. Thymian gilt als Heilnahrung.

Drei-Kräuter-Anti-Husten-Salz

Zu gleichen Teilen frischer Dost, Thymian und Salbei werden fein geschnitten und schichtweise mit Salz in ein Glas mit weitem Hals und Schraubverschluss eingelegt. Nach einer Reifezeit von 4 Wochen kann mit dem Salz entweder gebadet oder inhaliert werden. Wer keine frischen Pflanzen hat, kann auch die getrockneten Kräuter mit Salz vermörsern. Zusätzlich können auch noch hustenwirksame ätherische Öle zugegeben werden, wie Thymian oder Angelika.

Zwiebel

Allium cepa

Zwiebeln sind gesund – davon waren schon die Ärzte der Antike überzeugt: Bei Herzleiden, Rheuma, Husten, Asthma und zur Wundversorgung wurden sie eingesetzt. Paracelsus bezeichnet sie als „so viel wert wie eine ganze Apotheke". Zwiebeln enthalten eine Vielzahl von Vitaminen, Mineralstoffen, wie Eisen, Phosphor, Jod und Zink, sowie Spurenelemente und sehr viel Vitamin C im Kraut. Eine Besonderheit sind die enthaltenen Schwefelverbindungen (u. a. Allicin), die fungizid und antibakteriell wirken. Ihretwegen tränen uns die Augen beim Zwiebeln schneiden. Allicin stärkt die Darmflora, wirkt positiv auf die Viskosität des Blutes und verbessert die Aufnahme von Vitaminen aus der Nahrung.

Menschen, die regelmäßig Zwiebeln essen, neigen weniger häufig zu Herzinfarkten, Venenthrombosen oder Arterienverkalkung. Zwiebeln reduzieren Blutzucker und -fette, was vor allem für Diabetiker interessant ist. Auch sind sie blutdrucksenkend und abwehrstärkend.

Übrigens: Blähend wirken Zwiebeln nur, wenn sie mit Sauerstoff in Kontakt gekommen sind. Wer das verhindern will, blanchiert die Zwiebeln kurz in Wasser oder mariniert sie sofort nach dem Schneiden in Essig und/oder Öl.

Einfache Hausmittel mit Zwiebeln

Hustensaft: Bio-Zwiebeln samt Schale fein schneiden und auspressen, mit etwas Honig süßen. Lindert Hustenreiz und erleichtert das Abhusten.

Halswickel: Geriebene Zwiebeln in ein dünnes Tuch wickeln und um den Hals wickeln, mit einem Schal abdecken.

Bei Insektenstichen und juckenden Narben: Zwiebel frisch auseinanderschneiden und die Schnittfläche auf die Haut drücken.

Zwiebelsuppe mit Bohnenkraut

ergibt 4 Portionen

500 g gehackte Zwiebeln
30 g Butter
300 ml Gemüsebrühe
100 ml Weißwein
70 g frische Semmelbröseln/Paniermehl
Salz und Pfeffer
1 Sträußchen Bohnenkraut
40 g Butter
2 Laugenstangerl,
in 1 cm dicke Scheiben geschnitten
etwas Käse zum Überbacken

Die Zwiebeln bei schwacher Hitze in Butter glasig anrösten und dann 30 Minuten in etwas Wasser mit dem Bohnenkrautsträußchen weich dünsten, dabei zugedeckt lassen. Brühe und Semmelbrösel beifügen und aufkochen. Dann mit Salz und Pfeffer würzen, dem Wein abschmecken, nochmals aufkochen und evtl. noch etwas verdünnen. In der Zwischenzeit im Backofen die Laugenstangerlscheiben mit etwas Käse überbacken und in der Suppe eingelegt servieren. Etwas frisches, fein gehacktes Bohnenkraut darüberstreuen.

Kren

Armoracia rusticana

Das „Antibiotikum der Bauern", wie Kren in der Volksheilkunde bezeichnet wird, ist bereits seit dem Mittelalter als gesundheitsfördernde Beigabe zu deftigen Speisen bekannt. Selbst Seeleute führten ihn auf ihren Reisen mit, er konnte lange eingelagert werden und schützte durch seinen hohen Vitamin-C-Gehalt vor dem gefürchteten Skorbut.

Die Senföle im Kren kriegt man zu spüren, wenn er gerissen (gerieben) wird, sie reizen die Schleimhäute, treiben die Tränen in die Augen und machen die Atemwege frei.

Aus der Naturheilkunde ist Kren nicht wegzudenken, er wirkt entzündungshemmend, schleimlösend, desinfizierend, reinigend, durchblutungsfördernd und antibakteriell, antioxidativ, krampflösend, appetitanregend, verdauungsfördernd und ist ein Lebertonikum (Fettleber). Er dient vor allem als verdauungsförderndes Mittel und wird bei Erkrankungen von Leber und Galle und bei Gicht und Rheuma als Umschläge angewandt. Kren fördert die Nieren- und Gallentätigkeit, hilft bei Blasenleiden, Nierenbeckenleiden, Harnwegsentzündungen und regt die Verdauung an. Zu viel Kren kann allerdings auch reizend auf Magen, Darm und Schleimhäute wirken!

Genutzt wird normalerweise die Wurzel der Pflanze, jedoch können auch die aromatischen Blätter verwendet werden.

Kräuter-Kren-Würzpaste

Krenwurzel abwaschen, schälen und fein raspeln. 1 Handvoll Gartenkräuter (Giersch, Petersilie oder Liebstöckel) fein hacken. Je 200 g frischer Kren mit 1 TL Salz und einem Spritzer Zitronensaft, den Kräutern und etwas Öl gut vermischen. Die Mischung in saubere Gläser mit Schraubverschluss füllen, mit Öl komplett bedecken und fest verschließen. Die Kräuter-Kren-Paste ist im Kühlschrank mindestens einen Monat lang haltbar.

Harze und Zweige von Nadelbäumen

Picea, Pinus sp.

Lärchen, Tannen, Fichten, Kiefern, Latschen und Zirben – alle diese heimischen Nadelgehölze enthalten heilende Harze, deren balsamischer Duft uns besonders in der Winterzeit bezaubert. Das duftende Harz ist im Alpenraum als wärmende, heilende Zutat in der Pechsalbe verarbeitet und dient auch zum Räuchern. Die Pechsalbe wurde zum Einreiben der Füße verwendet, um vor Erfrierungen zu schützen. Aber auch auf Wunden, Abschürfungen, Prellungen und Quetschungen verbreitet sie ihre heilende Wirkung.

Junge Triebe, die immergrünen Nadeln und junge Zapfen können in kleinen Mengen recht leicht bei einem Waldspaziergang gepflückt werden. Dabei nur Kleinmengen für den Eigenbedarf auf schonende Weise pflücken!

> *Achtung!*
>
> **Die giftige Eibe darf keinesfalls verwendet werden!!!**

Als wertvoller Vitamin-C-Spender wurden im Alpenraum Fichten- und Tannenwipfel als Tee zubereitet, um im Winter das rare Vitamin zu liefern. Wertvolle ätherische Öle, Harze und Tannine sind ebenfalls enthalten, was ihre antiseptische Wirkung erklärt. Bei rheumatischen Beschwerden, Erkältungen und zur Nervenstärkung hilft ein Bad aus Tannen- oder Fichtennadeln. Die Harze und ätherischen Öle der Zweige haben schleimlösende Wirkung und eignen sich als Naturmedizin bei Husten.

Noch einfacher ist es, einen Korb voll frischer Tannenzweige ins Krankenzimmer zu stellen, damit das aromatische Öl den Raum erfüllt und seine heilende Wirkung verbreitet, besonders für Asthma- und Lungenkranke.

Der Wipfelsirup, seit Generationen ein altbewährtes Hausmittel bei Erkältungskrankheiten und ein Klassiker der Volksmedizin, ist eine sirupartige Zubereitung aus Nadelbaumwipfeln und Zucker der bei Atemwegsbeschwerden Einsatz findet.

Wipfel-Kräuter-Sirup

3 Handvoll Wipfel (es eignen sich Fichte, Tanne, Lärche, Kiefer, Latsche, Zirbe, keinesfalls giftige Eibe verwenden!!!)
je 1 Handvoll Thymian, Dost und Salbei
1,5 l Wasser
1 kg Zucker
Schale von 1 Bio-Zitrone, unbehandelt

Die Zitrone in dünne Scheiben schneiden und mit den Wipfeln, den Kräutern und dem Zucker in einen Kochtopf geben, Wasser darübergießen und aufkochen. 30 Minuten köcheln lassen, dann zum Abkühlen beiseitestellen und über Nacht stehen lassen. Dann nochmals erhitzen, die Pflanzenteile absieben und die Flüssigkeit noch ca. 1 Stunde einkochen lassen, schließlich den aromatischen Sirup heiß in saubere Flaschen abfüllen.

Der Wipfel-Kräuter-Sirup kann pur eingenommen werden, um den Hustenreiz zu stillen, er kann aber auch als Heiltrank verabreicht werden. Ich bereite ihn gerne wie eine heiße Zitrone zu.

Wipfel-Löwenzahn-Sirup

je 2 Handvoll Fichtenwipfel (alternativ junge Wipfel von Tanne, Lärche, Kiefer, Latsche, Zirbe) und Löwenzahnblüten samt grünem Kragen
Schale von 1 Bio-Zitrone und 2 Bio-Orangen, unbehandelt
1,5 l Wasser
1 kg Zucker

Die Wipfel und Löwenzahnblüten mit Zucker, Zitronen- und Orangenscheiben in einen Topf füllen, mit dem Wasser übergießen und aufkochen, damit sich der Zucker auflöst. Etwa 15 Minuten weiterkochen, dann zudecken und zum Abkühlen beiseitestellen.

Den Ansatz für 3–4 Tage an einem kühlen Ort ziehen lassen und immer wieder umrühren. Dann neuerlich kurz aufkochen lassen, die Pflanzenteile absieben und gut auspressen und den Sirup weitere 30 Minuten einkochen, dann heiß in kleine, saubere und sterile Flaschen füllen.

Schlehe

Prunus spinosa

Die zwetschgenblauen, bereiften, kugelrunden Früchte des Schlehdorns werden von Mitte Oktober bis Ende Dezember, wenn die Temperatur schon unter den Gefrierpunkt gesunken ist, gesammelt. Wichtig dabei sind feste Gartenhandschuhe als Schutz vor den langen und sehr spitzen Dornen! Roh sind die Früchte fast ungenießbar – sie sind sehr herb und hinterlassen ein pelziges Gefühl im Mund.

In der Volksheilkunde wird die Kraft des Schlehdorns schon seit Jahrhunderten geschätzt. Vor allem nach schweren Krankheiten und in der Erkältungszeit wurden die Früchte in Form von Saft, Mus oder Sirup zur Blutreinigung, Stärkung und Rekonvaleszenz verabreicht. Schlehen enthalten reichlich Vitamin C, Fruchtsäuren und Pflanzenfarbstoffe, die das Immunsystem in Schwung bringen und bei Müdigkeit und allgemeiner Schwäche den gesamten Organismus kräftigen. Die vielen Gerbstoffe wirken reizlindernd und adstringierend auf die Schleimhäute im Magen-Darm-Bereich, so klingen entzündliche Prozesse schneller ab.

Schlehen-Punsch mit Alkohol

50 ml Rotwein
300 ml Schlehen-Orangen-Püree
250 ml frisch gepresster Orangensaft
je 250 ml Holunderfruchtsaft, Direktpressung ohne Zucker, und Schlehensaft
200 g brauner Zucker
Zimtrinde, Gewürznelken, Kardamom
Schale von 1 unbehandelten Orange und 1 Zitrone (in Stückchen)
1 Pck. Vanillezucker

Alle Zutaten in einem großen Topf 5 Minuten leicht köcheln und 15 Minuten ziehen lassen. Dann die Gewürze abseihen und heiß servieren. Schlehen-Punsch ist ein stärkendes und wärmendes Getränk, das sich gut nach Aktivitäten im Schnee oder als winterliches Mitternachtsgetränk eignet.

Schlehen-Orangen-Püree

1 kg Schlehen, frisch vom Strauch
1 Zimtstange
10 Gewürznelken
Saft und Schale von 3 unbehandelten Bio-Orangen

500 g brauner Zucker
300 g Kandiszucker, braun

Die Orangen dünn abschälen und die Schale in schmale Streifen schneiden. Nun die Orangen auspressen. Die Schlehen mit Gewürzen im Orangensaft aufkochen und durch die Flotte Lotte passieren.

Fruchtmark, Orangensaft und Zucker auf niedriger Temperatur in einer großen Pfanne einkochen, bis ein dicker Brei entsteht, noch heiß in Marmeladengläser abfüllen. Dunkel und kühl lagern.

TIPP VON DER *Kräuterfee*

Das Schlehen-Orangen-Püree ist sehr herb und intensiv im Geschmack und eignet sich zum Aromatisieren von Getränken und Konfekt. Pur dient es als Stärkungsmittel nach schwerer Krankheit und in Grippezeiten.

Schlehensaft

500 g Schlehenfrüchte
500 ml Wasser

Die Schlehen in etwas Wasser 15 Minuten kochen. Dann die Früchte abseihen, durch die Flotte Lotte passieren, den entstandenen Saft nochmals aufkochen und heiß in saubere Flaschen füllen.

Zur Stärkung der Immunabwehr oder bei Müdigkeit und Erschöpfung regelmäßig 1 Glas davon trinken.

Schlehensaft enthält viel Vitamin C und kann gut mit dem ebenfalls sehr gesunden Holundersaft gemischt werden. Bei Entzündungen im Mund und Rachen etwas verdünnten Schlehensaft leicht erwärmen und zum Gurgeln verwenden. Er wirkt zusammenziehend und reizlindernd.

TIPP VON DER *Kräuterfee*

Da dieser Saft sehr empfindlich ist und leicht verdirbt, einfach in Kunststoffflaschen füllen und in der Gefriertruhe lagern.

Schlehen-Holler-Punsch, alkoholfrei

1 l Holundersaft
300 ml Schlehensaft
250 g Dunkles Apfel-Orangen-Mus
brauner Zucker, Zimt und Gewürznelken nach Geschmack

Die Säfte zusammen aufkochen und nach Geschmack Zucker und Gewürze zugeben. 10 Minuten ziehen lassen und abfiltern. Möglichst heiß trinken. Der Punsch stärkt und wärmt und wirkt bei Erkältungen schweißtreibend und schleimlösend.

Apfel

Malus domestica sp.

Der Apfel, die heilige Frucht der Frau Holle, ist die klassische Winterfrucht unserer Breiten. Wohlgeschmack und eine ausgewogene Vielfalt an Inhaltsstoffen machen ihn zu einem Lebensmittel von allerhöchstem Gesundheitswert: Organische Fettsäuren, Natrium, Magnesium, Eisen, Phosphor, Schwefel, Gerbstoffe, Chlor, Kieselsäure, natürliches Aluminium, Kohlenhydrate, Vitamine A, B_1, B_2, B_6, C und E, ein hoher Kaliumgehalt, zudem sekundäre Pflanzenstoffe, wie Phenole, Flavonoide und Quercetin, und auch seine basische Wirkung im Körper sind ein wertvoller Bestandteil gesunder Ernährung. Die äußerste Schicht ist besonders gesund, deswegen sollte man ihn roh und ungeschält und in Bioqualität verspeisen. Ein großer Apfel deckt knapp ⅓ des Vitamin-C-Tagesbedarfs. Vor allem alte Sorten sind richtige Vitamin C-Bomben und enthalten im Vergleich zu Neuzüchtungen viel weniger Fruchtzucker. Die Kohlenhydrate im Apfel sind leicht verdauliche Fruchtzucker, die vom Darm gut aufgenommen werden, sie stehen bei körperlicher Anstrengung schnell zur Verfügung. Auch verdauungsregulierende Ballaststoffe, Pektine und Gerbstoffe sind im Apfel enthalten. Pektin ist ein wasserlöslicher Ballaststoff, der in der Frucht und auch im trüben Apfelsaft und -essig enthalten bleibt, er fördert die Verdauung und hemmt Entzündungen, bindet Giftstoffe im Darm und wirkt gefäßschützend, indem er den schädlichen LDL-Cholesterinanteil im Blut senkt und den nützlichen HDL-Cholesteringehalt erhöht und somit Gefäßablagerungen vorbeugt. Regelmäßiger Apfelkonsum wirkt sich günstig auf Herz und Gefäße, Blutzucker- und Cholesterinspiegel aus.

Äpfel sind ein altes Hausmittel bei entzündlichen Gelenkschmerzen und werden bei Verstopfung und bei Durchfall eingesetzt.
Ein Apfeltag pro Monat ist eine ebenso natürliche und bequeme Methode, den Darm regelmäßig zu entgiften und den Stoffwechsel zu aktivieren. Das Pektin im Apfel nimmt Gift- und Schadstoffe aus dem Darm auf und verhindert deren Übertritt ins Blut.

Zusätzlich zur Apfelkur und einigen Rohkosttagen hilft und heilt naturtrüber Apfelsaft bei allen entzündlichen Erkrankungen des Nervensystems und hat zudem eine beruhigende, entspannende Wirkung. Der hohe Pektingehalt der Äpfel fördert auch die Gerinnungskraft des Blutes. Grundsätzlich regeneriert regelmäßiges Apfelessen den gesamten Stoffwechsel und nimmt positiven, tiefgreifenden Einfluss auf alle Organe des Körpers, zwei Äpfel täglich beugen nachweislich Herzinfarkt und Arteriosklerose vor.

Apfelessig enthält u. a. Säuren, Vitamine, Mineralstoffe, Pektine und Enzyme. Sie helfen, den Stoffwechsel anzukurbeln, fördern die Verdauung, stärken die Darmflora und so auch das Immunsystem.

Oxymel

Oxymel ist seit der Antike bekannt. Berühmte Heiler wie Hypokrates oder Hildegard von Bingen, beriefen sich auf die Heilkraft des Sauerhonigs. Die Basiszutaten hierfür sind – wie der Name schon sagt – Honig und Essig. Dabei werden oft Blütenhonig

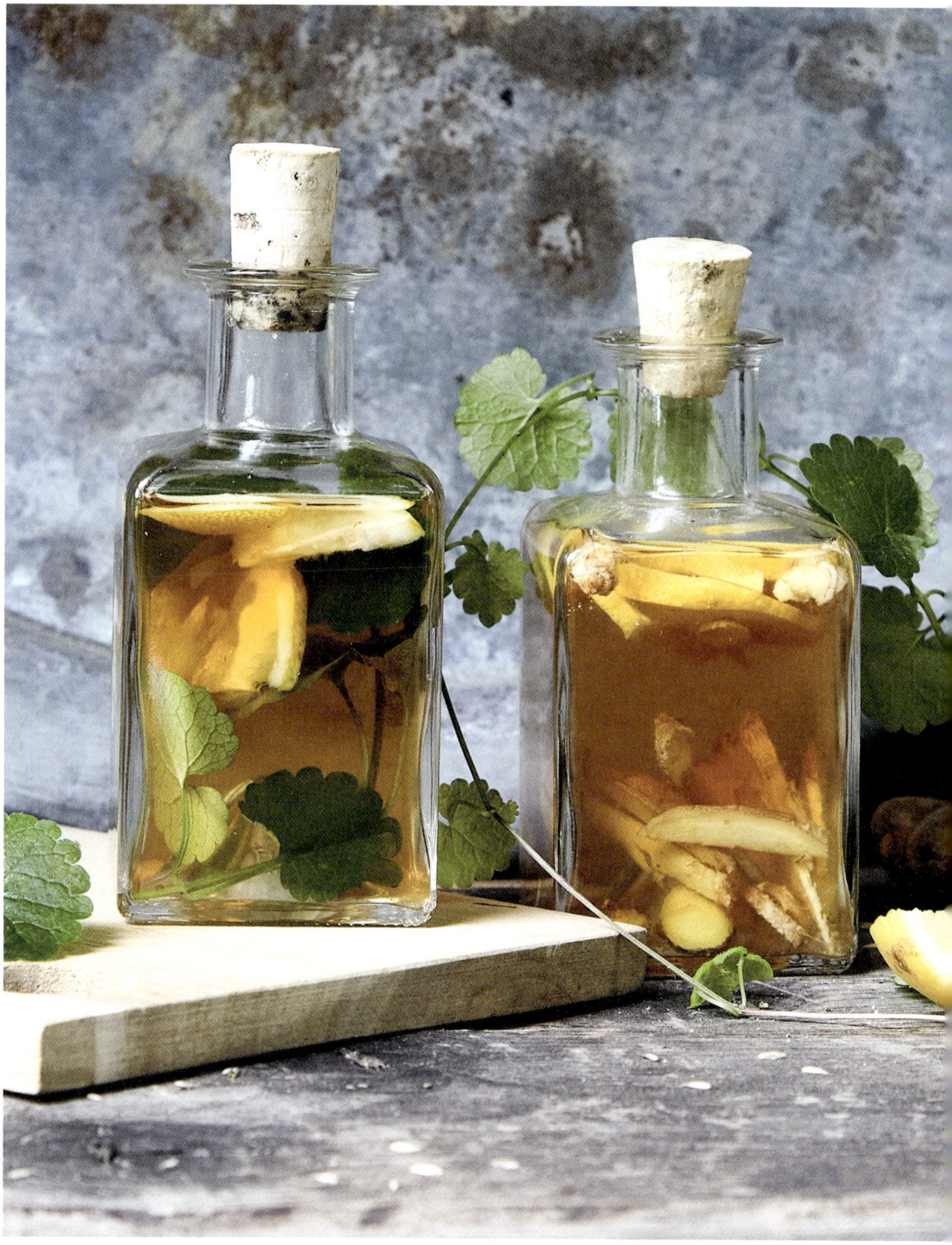

Frühlingskräuter-Oxymel (links) und Zitronen-Ingwer-Oxymel (rechts)

und naturtrüber Apfelessig verwendet. Versetzt man das Honig-Essig-Gemisch mit heimischen (Wild-)Kräutern, erhält man einen kraftvollen und alkoholfreien Kräuterauszug, der sich auch für Kinder und Menschen eignet, die auf Alkohol verzichten. Dadurch eignet es sich für den täglichen Verzehr. Es hat einen sauren pH-Wert (3–4) wird jedoch basisch verstoffwechselt, d. h., Oxymel unterstützt eine basische Ernährung. 1–2 EL Oxymel, verdünnt in etwas Leitungswasser oder Sprudelwasser, aber auch in Tee oder Fruchtsaft, ist erfrischend, tonisierend und wirkt immunsystemstärkend. Aber auch als Salatdressing mit Olivenöl schmeckt Oxymel. Das unten genannte Basisrezept kann durch die Zugabe von Heilkräutern vielseitig abgewandelt werden.

Basisrezept Oxymel

1 TL Apfelessig
1 TL Honig
200 ml lauwarmes Wasser

Alles in ein Glas geben und gut umrühren. Am besten 20 Minuten vor dem Frühstück trinken, da der Darm dann die Wirkstoffe am besten aufnehmen kann. Kühl und dunkel lagern, 6 Monate haltbar.

Frühlingskräuter-Oxymel

100 ml Apfelessig
180 g Blütenhonig
30 g Frühlingswildkräuter: Löwenzahnblätter und -blüten, Gundelrebe, Schafgarbe, Gänseblümchen, Spitzwegerich

Die Kräuter zerkleinern, in das Glas geben und mit Honig und Essig übergießen und vermischen. Man kann die Mischung zusätzlich auch noch pürieren, damit sich mehr Stoffe aus den Kräutern lösen. 4 Wochen im Dunkeln ziehen lassen und dabei immer wieder schütteln. Durch ein Feinsieb filtern und in eine saubere Flasche umfüllen.

Zitronen-Ingwer-Oxymel

2 Bio-Zitronen mit unbehandelter Schale
50 g Ingwer
je 1 Bund Giersch (alternativ Petersilie) und Thymian
500 g Blütenhonig
500 ml Apfelessig

Zitronen und Ingwer waschen und in Scheiben schneiden, mit den fein geschnittenen Kräutern in ein sauberes Glas mit Schraubverschluss füllen, mit Honig und Essig auffüllen, verschließen, gut schütteln und im Dunkeln 4 Wochen ziehen lassen, dabei immer wieder schütteln. Dann durch ein Sieb schütten, dabei die Kräuter und Früchte gut auspressen und in eine Flasche füllen, kühl und dunkel lagern, 6 Monate haltbar.

Dunkles Apfel-Orangen-Mus

je 500 g Äpfel und Orangen
1 kg Schlehen oder schwarze Holunderfrüchte
300 g Gelierzucker
7 Gewürznelken
je ½ TL Zimt, Thymian, fein gehackter Ingwer, abgeriebene Zitronenschale (Bio), Zitronenmelisse

Die Äpfel entkernen, die Orangen schälen und alles in kleine Stücke schneiden. Zusammen mit Schlehen und Zucker aufkochen und das Mus durch die Flotte Lotte drehen. Die Kräuter und Gewürze zugeben, gut einrühren und 15 Minuten verkochen lassen. Das heiße Mus in Gläser füllen und kühl lagern. Es regt den Appetit an, stärkt bei Rekonvaleszenz und ist eine vitaminreiche Unterstützung für das Immunsystem.

TIPP VON DER Kräuterfee

Bei Apfel-Allergie werden alte Apfelsorten trotzdem gut vertragen, auch gekochte Äpfel können gegessen werden.

Kümmel

Carum carvi

Kümmel gehört zu den ältesten Gewürzen überhaupt, so belegen Funde in Pfahlbauten, dass er schon in der Jungsteinzeit verwendet wurde. Seine ätherischen Öle machen ihn zum besten heimischen Heilkraut gegen Blähungen, da sie im Magen-Darm-Trakt krampflösend und verdauungsfördernd wirken. Als traditionelles Brotgewürz des Alpenraumes überzeugt Kümmel mit aromatischem Duft, würzigem Geschmack und milder Schärfe. Er schützt das Brot vor Schimmelpilzbefall, macht es länger haltbar und entfaltet seine günstigen Eigenschaften beim Brotesser. Wer Kümmel selbst sammelt, muss ihn sicher erkennen, gesammelt werden nur die vollreifen Samen. Selbst gesammelter Kümmel begeistert mit einem viel intensiveren Aroma.

Kümmelbrötle

500 g Vollkornmehl
1 EL Salz
¼ Würfel frische Hefe
300 ml lauwarmes Wasser
2 EL Olivenöl
2 EL Kümmel

Mehl und Salz mischen, die frische Hefe hineinbröseln, Wasser und Öl beifügen und alles zu einem geschmeidigen Teig verkneten. Dabei immer wieder die Ränder des Teiglings nach innen schlagen, damit er viel Luft aufnehmen kann und geschmeidig wird. Nun eine Kugel formen und in eine bemehlte Schüssel legen, mit einem sauberen Küchentuch zudecken und ca. 1 Stunde bei etwa 32 °C im Ofen gehen lassen. Den aufgegangenen Teig aus der Schüssel nehmen und nochmals ausgiebig kneten, falten und drücken und so zerteilen, dass die gewünschte Weckerlform entsteht, und ein zweites Mal 30 Minuten ruhen lassen. Dadurch verdoppelt der Teig seine Größe. Nach dem Gehen in die endgültige Weckerlform bringen (ich mache entweder Kringel oder Stangerl). Den Ofen gut vorheizen (220 °C), die ersten 15 Minuten mit Unterhitze backen und ein feuerfestes Schälchen mit Wasser in den Ofen dazustellen. So werden die Brötchen weich und saftig. Für eine knusprige Kruste werden die Brötle vor dem Backen mit Wasser besprüht. 20–25 Minuten goldbraun fertig backen.

Basische Gemüsebrühe

500 g Bio-Kartoffeln samt Schale
je 4 Handvoll Brennnesselblätter und Giersch
200 g Weißkraut
½ Fenchel
1 Bio-Zwiebel mit Schale
2 Knoblauchzehen
100 g Knollensellerie mit Schale (Bio)
2,5 l Wasser
1 EL Kümmel
3 Lorbeerblätter
1 Stückchen Ingwer
5 Kapseln Kardamom
Bohnenkraut, Thymian und Dost nach Geschmack, kein Salz!

Das Gemüse in kleine Stücke schneiden und es für mindestens 1 Stunde heiß im Wasser ziehen lassen, ohne es zu kochen. Dann die fein geschnittenen Kräuter beigeben und die Mischung noch eine halbe Stunde ziehen lassen.

Nun das Gemüse abgießen und nur die Menge an Flüssigkeit verwenden, die Du wie Tee über den Tag verteilt trinken kannst.

Info!

Die basische Gemüsebrühe wird wie Tee über den Tag verteilt getrunken, sie entsäuert den Körper und wirkt noch schneller und stärker, wenn Du dabei auf Fleisch und Milchprodukte verzichtest und Kartoffelgerichte isst.

Wegerich

Plantago lanceolata, Plantago media und *Plantago major*

Der Wegerich hat in der Flora des Alpenraumes vielfältige Erscheinungsformen: Spitzwegerich mit seinen fast grasartig hohen, länglichen Blättern (*Plantago lanceolata*), Mittlerer Wegerich (*Plantago media*), der halbaufrecht mit wesentlich größeren, rundlicheren Blättern zu finden ist, und Breitwegerich (*Plantago major*). In den alpinen Regionen kommt der Alpenwegerich, an den Küsten der Strandwegerich hinzu. Aber Wegerich wurde auch kultiviert: Hirschhornwegerich ist in gut sortierten Kräutergärtnereien erhältlich und dient als immergrünes Wintergemüse. Wie wichtig Wegerich noch vor wenigen Jahrzehnten für die Menschen war, zeigt der Brauch, dass im Zentrum eines Kräutergartens Salbei, Weinraute und Wegerich gesetzt wurden. Seine Heilwirkungen gelten für alle Wegericharten, wobei dem alpinen Wegerich die stärksten Kräfte zugeschrieben werden.

Es ist nicht verwunderlich, dass die „Mutter aller Heilpflanzen", wie der Wegerich bei den Heilern genannt wird, als Allheilmittel gilt. Er ist blutreinigend, kühlend und zusammenziehend, harntreibend, hustenlindernd und vor allem wundheilend, er verhindert Fäulnis, Eiterung und allergische Reaktionen. Eine Vielfalt an Heilendem – Schleimstoffe, Gerbstoffe, Flavone, Aucubin, Mineralstoffe, wie Silizium, Eisen, Kalium und Zink, sowie Vitamin A, C und K in optimalem Verhältnis zueinander – erklärt seine Universalheilkraft.

In meinem Gemüsegarten wachsen Wildkräuter und Gemüse eng beieinander und oft ist es schwer, für die Gemüsepflanzen genügend Platz zu schaffen. So stehen auch Spitz- und Breitwegerich allzeit bereit, um in Salaten, Suppen oder Smoothies ihr charakteristisches Aroma zu verbreiten oder als rasche Notfallmedizin zu helfen.

Den Wegerich ...

... hat der liebe Gott an alle Wege gestreut, in alle Wiesen und Raine gesetzt, damit wir ihn stets bei der Hand haben, denn er ist unstreitig das erste, beste und häufigste aller Heilkräuter." (Kräuterpfarrer Künzle)

Wegerich als Notfallmedizin

Du bist im Freien unterwegs und benötigst eine blutstillende, keimhemmende, abschwellende, entzündungs-, schmerz- und/oder juckreizlindernde „Erste Hilfe" bei Insektenstichen, toxischen Vergiftungen der Haut, Hieb-, Stich- oder Schnittverletzungen? Pflücke frische, saubere Spitzwegerichblätter und zerreibe diese auf irgendeine Art (Zerkauen, mit dem Daumen in der hohl geformten Handfläche zerreiben, auf Steinen zerreiben oder zuhause elegant mit dem Smoothiemixer oder dem Mörser). Trage den ausgetretenen grünen Saft auf die zu behandelnde Fläche auf. Der Saft ist absolut hautverträglich und lindert Juckreiz und Schmerz sofort.

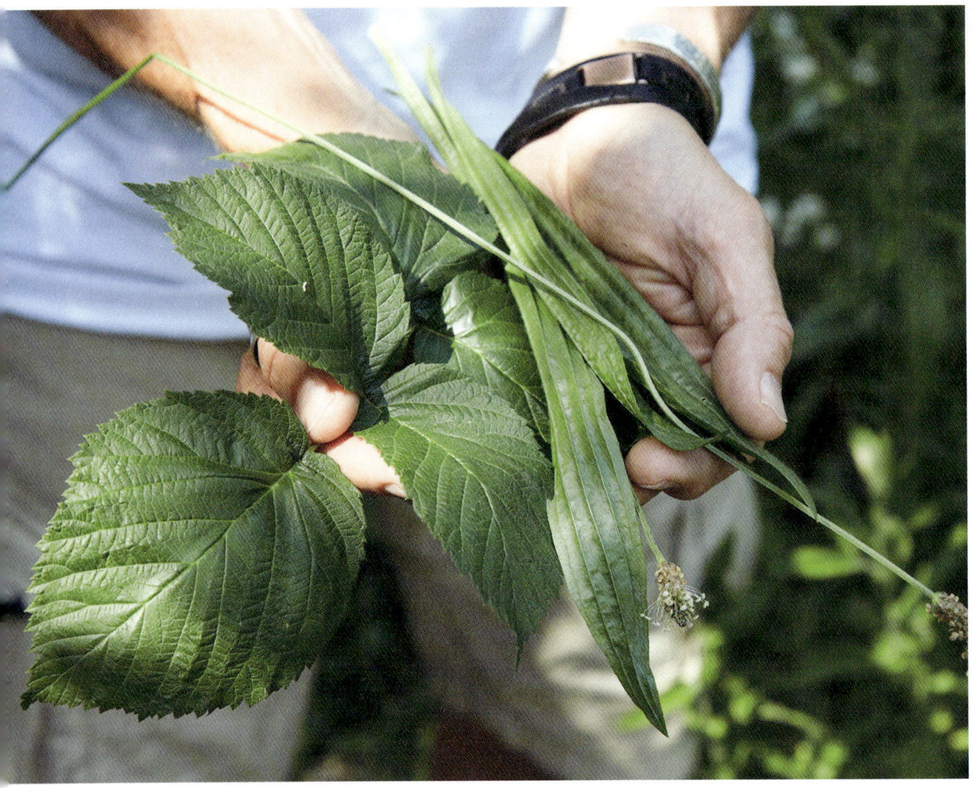

Wegerich als Lungenfreund

Spitzwegerich stärkt die Lunge, wirkt lindernd bei Hustenreiz, hilft bei der Heilung entzündeter Atemwege und erleichtert das Abhusten durch Lösen des Schleimes. Insbesondere Kinder sprechen besonders gut auf die Behandlung mit Spitzwegerichsirup an.

Notfall-Schmerzcreme, kühlend, auch bei Muskelkater

je 1 Handvoll klein geschnittenes Holunderblatt, Spitzwegerich, Brennnesselblätter
6 EL gemörserte Brennnesselsamen
500 ml Olivenöl
Bienenwachs zum Aushärten nach Bedarf
ätherisches Minze- und Thymianöl

Die Kräuter alle zusammen in das erwärmte Öl eingelegen, zudecken und 24 Stunden stehen lassen, dann nochmals erwärmen, abfiltern und die Pflanzenteile gut auspressen. Der Ölauszug wird nun nochmals erhitzt und mit so viel Bienenwachs versetzt, dass es eine streichfähige, doch feste Creme ergibt. Härtungstest machen, indem ein Tropfen der Creme auf ein Tellerchen getropft und kühl gestellt wird, um zu sehen, wie fest es wird.

Je 5 Tropfen Minzeöl und Thymianöl beifügen, gut umrühren und die Mischung in kleine Cremetöpfchen füllen. Erst verschließen, wenn die Creme ganz ausgekühlt ist!

Im akuten Verletzungsfall mische in die Creme die frisch geriebene Beinwellwurzel hinein und streiche die so entstandene Mischung auf die verletzte Stelle und umwickle sie mit einem Tuch.

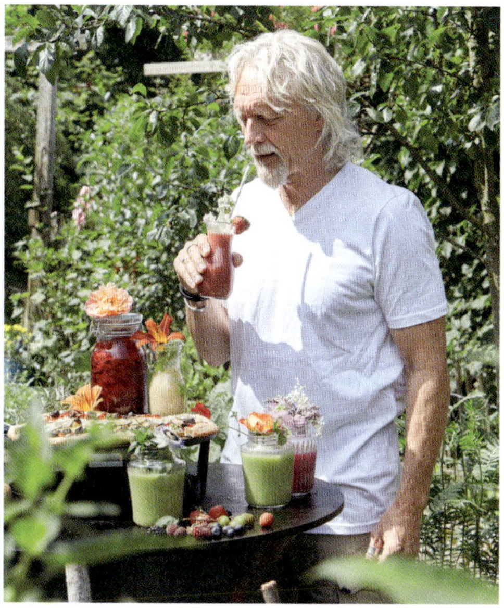

© Heidi Fröhlich

MEINE REZEPTE, BESONDERS FÜR MÄNNER

DRAUSSEN WINTER, DRINNEN SMOOTHIES

Den kleinen Störfaktor, bei der Smoothiezubereitung aus vielen optisch ansehlichen Zutaten eine Flüssigkeit zu machen, die optisch außer Farbe nichts mehr hergibt, hatte ich recht schnell und für mich äußerst zufriedenstellend gelöst: Auf jedes bunt gefüllte Smoothieglas kommt ein Sträußchen aus essbaren Blüten und Kräutern zum Vernaschen, quasi als Vorspeise.

Und diese blühenden Smoothievarianten haben es nicht nur optisch in sich! Eine wertvolle Fülle an Nähr- und Vitalstoffen, gepaart mit köstlichen Aromen, lassen Zusammensetzungen in ganz verschiedenen Geschmacksrichtungen zu, die zum Staunen und Verkosten verführen und auch in der kalten Jahreszeit möglich sind! Diese kleinen Naturimpressionen im Glas erfreuen das Auge und den Gaumen gleichermaßen, liefern wertvolle Nährstoffe und sind schnell zubereitet.

Löwenzahn, Vogelmiere, Färberkamille, Weinraute, Hagebutten, Barbarakraut, Brunnenkresse, Vogerlsalat, Johanniskrauttriebe, Gänseblümchen und junge Brennnesseln waren schon im Garten zu finden, Minze, Zitronenmelisse, Zitronen- und Rosmarinblüten, frische Primeln und Stiefmütterchen, ja selbst Löwenzahnblüten sind schon ab Jänner in meinem mediterranen Glashaus pflückbereit. Wer noch nichts Frisches findet, kann sich auch mit getrockneten Pflanzenteilen, wie Brennnesselblättern oder -samen, behelfen.

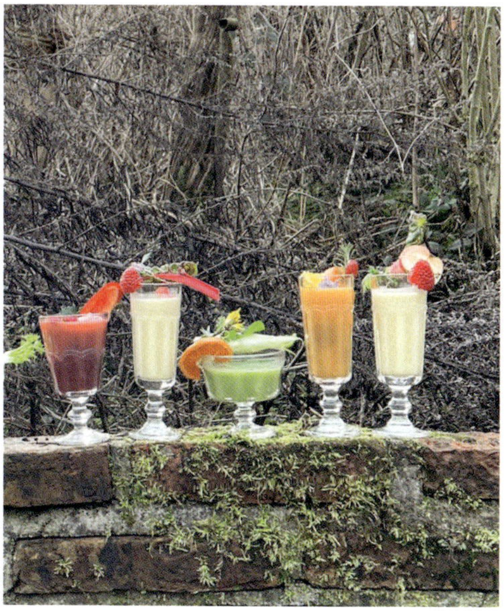

© Elisabeth Maria Mayer

Feldsalat-Brennnessel-Smoothie mit Avocado

ergibt 2 Gläser mit je ca. 350 ml

2 EL Hanfsamen
100 ml frisches Wasser
je 80 g Feldsalat und Brennnesseltriebe
1 Orange
2 Mandarinen
1 Avocado
1 Handvoll Eiswürfel

Den Hanf in kaltem Wasser mindestens 1 Stunde, besser über Nacht, einweichen, durch ein Sieb abgießen und mit 100 ml frischem Wasser im Mixer pürieren.

Die gewaschenen, verlesenen Brennnesseln und den Vogerlsalat beigeben und mixen. Orange und Mandarinen schälen, zerteilen, nach Belieben die Kerne entfernen und das Fruchtfleisch der Smoothiemixtur beifügen, ebenso das ausgelöffelte Fruchtfleisch der Avocado. 100 ml Wasser beifügen und vermixen, anschließend die Eiswürfel beigeben und so lange mixen, bis eine glatte Konsistenz erreicht ist.

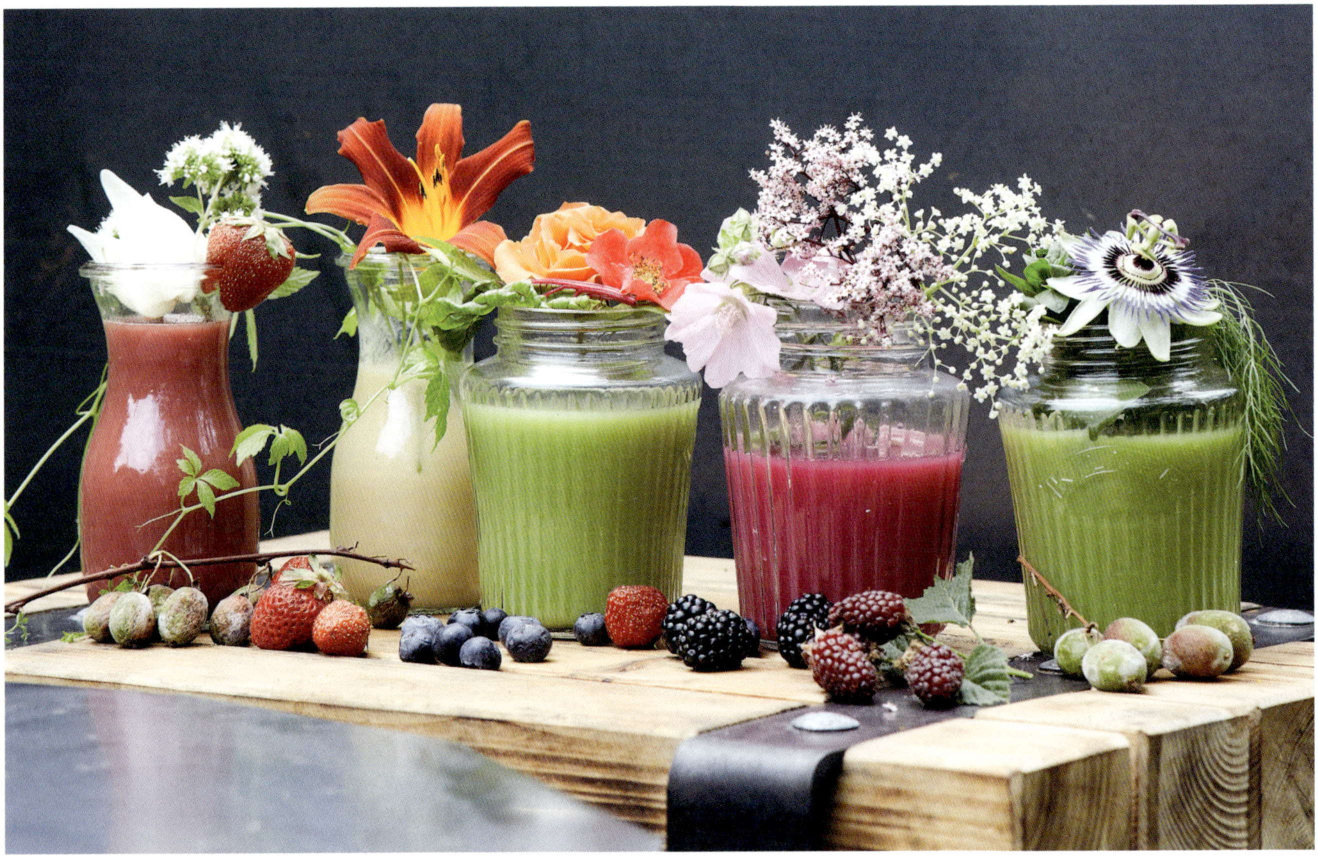

Erdbeer-Holunderblüten-Kokos-Smoothie, Jiaogulan-Smoothie, Pikanter Brunnenkresse-Spinat-Smoothie, Rote-Rüben-Flash, Löwenzahn-Kiwi-Smoothie

Pikanter Brunnenkresse-Spinat-Smoothie

ergibt 2 Gläser mit je ca. 350 ml

30 g Haselnüsse
200 ml frisches Wasser
je 100 g Brunnenkresse und junger Spinat (alternativ tiefgekühlt)
50 g Selleriegrün
4 Stängel Basilikum
½ Bio-Zitrone mit Schale
½ Fenchelknolle mit Grün
1 Handvoll Eiswürfel
100 ml Mineralwasser, prickelnd, nach Belieben mit geriebenem Pfeffer bestreuen

Die Haselnüsse in kaltes Wasser legen und über Nacht einweichen, dann abgießen und mit 200 ml frischem Wasser im Smoothiemixer vermixen. Die Kräuter waschen, putzen, grob zerkleinern und beifügen. Ebenso die halbe Zitrone und den Fenchel. Nun alles vermixen, bis eine sämige Konsistenz entstanden ist, 100 ml Mineralwasser beifügen und kurz vermixen. In hohen Gläsern anrichten und nach Belieben mit etwas geriebenem Pfeffer bestreuen.

Wildkräuter-Soja-Smoothie

ergibt 2 Gläser mit je ca. 350 ml

100 g gemischte Wildkräuter nach Lust und Laune (zum Beispiel Wegerich, Scharbockskraut, Brennnessel und Giersch)
2 Birnen
1 Limette
200 g Bio-Gurke
200 ml Sojadrink, natur
1 Handvoll Eiswürfel

Die gewaschenen, verlesenen Wildkräuter werden mit den geviertelten Birnen (samt Kerngehäuse) vermixt, dazu kommen Limettensaft, etwas Abrieb der Schale, die Gurkenstückchen mit Schale und der Sojadrink. Die Mischung wird glatt gemixt. Dann kommen noch die Eiswürfel hinzu, alles wird vermixt, bis eine cremige Konsistenz erreicht ist.

In kelchförmigen Gläsern mit einer Birnenscheibe, einem Gurkenradl und Wildkräutern nach Belieben dekoriert servieren.

Löwenzahn-Kiwi-Smoothie

ergibt 2 Gläser mit je ca. 350 ml

200 g frische Löwenzahnblätter
1 EL Chia-Samen
1 Handvoll Giersch
3 Kiwis, geschält
1 Mango
1 Stück Ingwer, ca. 1 cm lang
200 ml Mineralwasser
1 Handvoll Eiswürfel

Die gewaschenen Kräuter und die Chia-Samen in den Mixbehälter geben und zusammen mit den Kiwistückchen und dem in Scheiben geschnittenen Ingwer vermixen.

Dann das Mineralwasser beifügen, alles cremig mixen und schließlich mit den beigefügten Eiswurfeln nochmals so lange mixen, bis ein glatter, geschmeidiger Smoothie entstanden ist.

In Becher füllen und mit Kiwischeibe, Mangostreifen (können auch getrocknete Mangostreifen sein), den Kräuterblättchen und, wenn vorhanden, Löwenzahnblütenstängeln dekoriert servieren.

Bärlauch-Spinat-Smoothie

ergibt 2 Gläser mit je ca. 350 ml

30 g Mandeln, blanchiert
150 g junge Blattspinatblättchen (auch tiefgekühlt)
2 Handvoll Bärlauch
3 Äpfel
1 Orange
1 Banane
1 Handvoll Eiswürfel

Die Mandeln über Nacht mit kaltem Wasser bedecken und einweichen, mindestens jedoch 2 Stunden. Spinat und Bärlauch waschen, verlesen und grob schneiden.

Die Mandeln mit dem Einweichwasser und den Blättern vermixen, die Äpfel waschen und samt Kerngehäuse vierteln. Die Stiele entfernen, die Orange schälen, grob würfeln und mit der geschälten, zerteilten Banane in den Mixer geben und alles cremig mixen. Schließlich mit den Eiswürfeln versetzen und zum glatten Smoothie mixen. In Gläser füllen.

Von einem geschälten Apfel mit dem Spargelschäler einige hübsche Spiralen schälen und diese über die Gläser legen. Mit einer Handvoll Bärlauchblüten (oder anderen Essblüten) und einer Orangenscheibe ergänzen und kühl servieren.

Rote-Rüben-Brennnessel-Smoothie

ergibt 2 Gläser mit je ca. 350 ml

ca. 250 g junge Rote Rüben mit Blättern
1 EL Leinsamen
je 1 Handvoll Brennnesseln und Giersch
1 rote Grapefruit
1 Zitrone
1 Banane
100 ml Wasser oder Hafermilch
je 1 Handvoll Eiswürfel und tiefgekühlte Himbeeren
frische Himbeeren zur Deko

Die Leinsamen ca. 1 Stunde in etwas kaltem Wasser einweichen, dann durch ein Sieb abgießen und im Mixer mit 100 ml Wasser pürieren. Die Roten Rüben waschen und putzen und samt Blättern und Schale grob zerteilen. Gemeinsam mit den Kräutern, Zitronen- und Grapefruitsaft, der geschälten, zerteilten Banane und dem Wasser bzw. der Hafermilch glatt und cremig mixen. Schließlich Himbeeren und Eiswürfel beifügen und weiter zur perfekten Smoothiekonsistenz vermixen.

Den strahlend pinken Smoothie in hohe Gläser füllen, den Glasrand mit einer Grapefruitscheibe bestecken, den Smoothie mit einigen kleinen Rosenblütenblättern bestreuen und quer darüber einen Himbeerspieß servieren.

Grünkohl-Vogerlsalat-Smoothie

ergibt 2 Gläser mit je ca. 350 ml

4 Blätter Grünkohl
je 1 Handvoll Vogerlsalat, Giersch und Brennnessel
1 Banane
1 Limette
2 Birnen
2 Orangen
1 Handvoll Eiswürfel
Mineralwasser nach Belieben
Mandarinenscheiben und Primelblüten

Den Grünkohl zerteilen und waschen, ebenso die Kräuter. Zusammen mit der geschälten, in Stücke geteilten Banane und dem Orangen- und Limettensaft in den Mixer füllen, die geviertelten Birnen beigeben und glatt mixen. Schließlich die Eiswürfel dazugeben, zu sämiger Konsistenz weitermixen und nach Belieben mit etwas Mineralwasser versetzen.

In Becher füllen und mit einer Mandarinenscheiben, einem Büschel Vogerlsalat und frischen Primelblüten dekorieren.

Walnuss-Birnen-Smoothie mit Gojibeeren

ergibt 2 Gläser mit je ca. 350 ml

40 g Walnusskerne
3 EL getrocknete Gojibeeren
100 ml Wasser
1 Banane
1 Msp. Zimt
2 vollreife Birnen
4 EL Kokosraspeln
150 ml Kokos- oder Reisdrink
2 EL Brennnesselsamen

Die Walnüsse in kaltem Wasser über Nacht einweichen, dann abgießen und in den Mixer füllen. Die in 100 ml Wasser für 1 Stunde eingeweichten Gojibeeren mitsamt dem Einweichwasser ebenso in den Mixer geben. Die Birne vierteln und beigeben, die Banane schälen, teilen und mit den restlichen Zutaten ebenfalls beigeben. Erst auf niedriger, dann auf hoher Stufe cremig mixen.

In bunte Tassen füllen, jeweils mit einer längs halbierten Banane belegen, mit einigen Walnusshälften und Gojibeeren und etwas Zimt bestreut servieren.

Wake-up-Smoothie

ergibt 2 Gläser mit je ca. 350 ml

100 g Brennnesseln und Giersch
½ Limette
2 Kiwis
1 Apfel
1 Banane
2 TL Matcha-Pulver
200 ml Reisdrink
1 Handvoll Eiswürfel
100 ml Mineralwasser, prickelnd
einige Essblüten zur Deko

Die Wildkräuter waschen und verlesen, zusammen mit Limettensaft, Reisdrink und Matcha-Pulver in den Mixer geben, die geschälten, grob gewürfelten Früchte sowie den Apfel, grob-stückig samt Schale und Kerngehäuse, ebenfalls beifügen. Nun gut mixen, bis eine glatte Textur entstanden ist, der die Eiswürfel und das Mineralwasser beigefügt werden. Alles nochmals zum perfekten Wake-up-Smoothie mixen, in Tassen füllen und mit etwas Matcha bestreuen. Einige Essblüten erfreuen Gaumen und Augen zusätzlich!

Hanf-Tomate-Smoothie

ergibt 2 Gläser mit je ca. 350 ml

100 ml Wasser
2 EL Hanfsamen
je 80 g Bärlauch und Staudensellerie
500 g Cocktailtomaten
½ Avocado
1 Handvoll Eiswürfel
Rosmarinblüten zur Deko

Die Hanfsamen, wenn möglich, in kaltem Wasser 1 Stunde einweichen, dann durch ein Sieb abgießen, mit frischem Wasser in den Mixer füllen und glatt mixen. Bärlauch und Staudensellerie putzen, waschen und mit den Tomaten und dem Avocadofruchtfleisch dazu in den Mixer füllen, 100 ml Wasser dazugießen und alles zu einer sämigen Basis vermixen. Die Eiswürfel beigeben, mit Salz und Pfeffer abschmecken und so lange mixen, bis der Smoothie die gewünschte Konsistenz hat. In Trinkgläser füllen, eine Avocadoscheibe an den Glasrand stecken und mit zwei halbierten Stangen Staudensellerie, Rosmarinblüten (vorsichtig auszupfen) und einem Spießchen aus geviertelten Cocktailtomaten als essbare Deko belegen.

Samen-Smoothie

ergibt 2 Gläser mit je ca. 350 ml

je 35 g Haselnüsse, Sonnenblumenkerne und Hanfsamen
je 1 EL Brennnessel- und Leinsamen
3 EL Himbeeren, tiefgekühlt
½ vollreife Mango
½ Zitrone
300 ml Wasser
1 Handvoll Eiswürfel
etwas Mango, Himbeeren, frische Blüten, Gundelrebe als Deko

Die Haselnüsse über Nacht, die Sonnenblumenkerne 2 Stunden, die Hanf- und Leinsamen 1 Stunde einweichen. Die eingeweichten Nüsse und Samen zusammen in ein Sieb schütten und in den Mixer füllen, die Himbeeren beigeben und mit 300 ml Wasser auf hoher Stufe 10 Minuten vermixen.

Dann die geschälte Mango in Stückchen mit dem Zitronensaft beigeben und mixen. Schließlich die Eiswüfel beifügen und sämig und glatt mixen. In Trinkbecher füllen und mit einer Mangospalte und einigen Himbeeren, frischen Veilchen/Stiefmütterchen und einer Gundelrebenranke dekorieren!

Hanf-Kakaonib-Smoothie

ergibt 2 Gläser mit je ca. 350 ml

50 g Hanfsaat
50 g Mandeln
2 EL Kakaonibs
250 ml Wasser
3 EL Kokosraspeln
1 Banane
½ Galia Melone
1 EL Mandelmus
1 Handvoll Eiswürfel
1 halbe Banane, Kakaonibs, Zimt, Ringelblumen oder Gänseblümchen als Deko

Die Hanfsamen und Mandeln zusammen in ein Gefäß geben und, mit kaltem Wasser bedeckt, 2 Stunden einweichen, dann abgießen und mit Kakaonibs und Kokosraspeln in den Mixer geben. 250 ml Wasser und das Mandelmus beigeben und auf zuerst niedriger, dann hoher Stufe sämig mixen.

Die Melone halbieren und schälen, aber samt Kernen in groben Stücken der Mischung beifügen und nochmals auf hoher Stufe 3–4 Minuten mixen. Schließlich mit den Eiswürfeln versetzen und zur gewünschten glatten, sämigen Smoothiekonsistenz mixen.

In hübsche Becher füllen, mit Kakaonibs bestreuen, eine Bananenhälfte quer über den Becher legen, etwas Zimt darüberstreuen, mit einer Ringelblumenblüte oder Gänseblümchen verzieren.

Apfel-Mandel-Goji-Smoothie

ergibt 2 Gläser mit je ca. 300 ml

70 g Mandeln
200 ml frisches Wasser
3 Äpfel
1 Limette
5 EL Mandelmus
5 EL Kokosraspeln
etwas Vanillemark
je 2 EL Brennnesselsamen und Gojibeeren
1 Handvoll Eiswürfel
Minze und Essblüten als Deko

Die Mandeln über Nacht in etwas Wasser einweichen, mindestens jedoch 6 Stunden. Dann abgießen und mit 200 ml frischem Wasser und dem

Vanillemark, Mandelmus und den Kokosraspeln in den Mixer geben und auf zuerst niedriger, dann hoher Stufe zu einer cremigen Milch verarbeiten. Die gewaschenen, geviertelten Äpfel samt Kerngehäuse und Schale und die Gojibeeren beigeben, Brennnesselsamen und Limettensaft beifügen und nochmals 10 Minuten mixen. Schließlich die Eiswürfel beigeben und so lange mixen, bis eine glatte Konsistenz erreicht ist. In hohe Glasbecher füllen, mit Brennnesselsamen bestreuen und ein Minzeblatt und eine schöne Essblüte (Gänseblümchen oder Stiefmütterchen) daraufsetzen.

Erdbeer-Holunderblüten-Kokos-Smoothie

ergibt 2 Gläser mit je ca. 300 ml

1 Handvoll Mandeln
2 EL getrocknete oder frische Holunderblüten
200 ml Kokosmilch
200 g Erdbeeren
200 g Zuckermelone
Honig nach Geschmack
Essblüten und -blättchen (Minze, Zitronenmelisse)
1 Handvoll Eiswürfel

Die Mandeln mit den Holunderblüten in der Kokosmilch im Mixer cremig mixen.

Die Erdbeeren waschen und putzen, die Zuckermelone schälen und entkernen und das Fruchtfleisch zusammen mit den Erdbeeren der Mandel-Milch-Mischung beifügen, alles cremig mixen, die Eiswürfel und den Honig nach Geschmack beigeben und so lange mixen, bis der Smoothie cremig und fein ist.

Mit einer Spalte Zuckermelone, Essblüten und -blättchen (Minze, Zitronenmelisse) und einigen Erdbeeren dekoriert in hübschen Gefäßen mit Strohhalm servieren.

Tipp!

Wer hat, kann auch noch Walderdbeeren für mehr Aroma dazugeben.

Jiaogulan-Smoothie

ergibt 2 Gläser mit je 250 ml

2 Bananen
1 Handvoll Beeren
1 Handvoll Leinsamen
½ l Hafermilch
1 TL getrocknete oder ein Sträußchen frische Jiaogulantriebe

Die Leinsamen werden mindestens ½ Stunde in der Hafermilch eingeweicht, dann werden alle Zutaten in den Mixer gefüllt und zu einer cremig-homogenen Mischung vermixt.

In hübsche Becher füllen und mit Beeren und einigen Trieben Jiaogulan belegen.

Rote-Rüben-Flash

ergibt 2 Gläser mit je ca. 250 ml

100 ml frisch gepresster Orangensaft
2 Äpfel
2 Karotten
ca. 10 g Ingwer
100 g Rote Rüben, vorgekocht
1 Handvoll frischer Giersch und/oder Petersilie
je 1 Handvoll Schafgarbenblättchen und Rosmarin
gehackte Kräuter und einige Kapuzinerkresseblüten als Deko
1 Handvoll Eiswürfel

Alle Zutaten zusammen in den Mixer füllen, die Karotten, Roten Rüben und Äpfel in groben Stücken und zuerst auf niedriger Stufe, dann auf hoher Stufe sämig mixen. Zum Schluss die Eiswürfel beigeben und nochmals sämig mixen.

In schöne Trinkgläser füllen und eine Apfelspalte an den Glasrand stecken und mit fein gehackten Kräutern bestreuen. Perfekt dazu passen die Blüten der Kapuzinerkresse in knalligen Gelb- und Rottönen!

Rote-Rüben-Ingwer-Smoothie

ergibt 2 Gläser mit je ca. 250 ml

1 Bio-Orange
3 Äpfel
2 Karotten
5 g frischer Bio-Ingwer mit Schale
50 g junge Rote Rüben mit Blättern
1 Handsträußchen mit Brennnessel, Giersch und Zitronenmelisse (alternativ Zitronenverbene)
100 ml Orangensaft

bunte Essblüten als Deko
1 Handvoll Eiswürfel

Die Orange schälen und zerteilen, die Äpfel waschen und samt Kerngehäuse zerteilen, die Roten Rüben samt Blättern waschen und ungeschält würfelig schneiden.

Alles in den Mixer füllen, den Orangensaft, die Kräuter und den Ingwer dazugeben und alles zuerst auf niedriger, dann auf hoher Stufe zu einem sämigen Smoothie vermixen, schließlich die Eiswürfel beigeben und nochmals durchmixen.

In Trinkgläsern anrichten und mit bunten Essblüten belegen.

Aronia-Beeren-Smoothie

ergibt 2 Gläser mit je ca. 375 ml
50 g Haselnüsse
ca. 250 ml Wasser
2 EL Hanfsamen
250 g Brombeeren oder Heidelbeeren
100 g Aroniafrüchte, frisch oder getrocknet, oder 100 ml Aronia-Direktsaft
1 Banane
2 Orangen
1 frisches Esskräutersträußchen je Glas
1 Handvoll Eiswürfel

Die Nüsse etwa 4 Stunden oder auch über Nacht einweichen, die Hanfsamen 1 Stunde einweichen.

Alles abgießen und mit ca. 250 ml Wasser zu Nussmilch vermixen. Die geschälten, geteilten Bananen und die geschälten, filetierten Orangen und alle Beeren samt Aronia beifügen und cremig mixen. Schließlich die Eiswürfel beigeben und nochmals glatt mixen.

Einige schöne, große Beeren auf einen Holzspieß spießen und zusammen mit einem Esskräutersträußchen als essbare Deko über die Gläser legen.

Preiselbeer-Zimt-Smoothie

ergibt 2 Gläser mit je ca. 350 ml
50 g Walnüsse
½ Honigmelone
150 g Preiselbeeren (oder Cranberries, getrocknet)
100 ml Hafermilch
einige Essblättchen und -blüten
½ TL Zimt

Die Walnussstücke in kaltem Wasser etwa 2 Stunden einweichen, dann abschütten und mit 200 ml Wasser und der Hafermilch cremig mixen.

Die Honigmelone schälen und in Würfel teilen und samt den Kernen für die gleiche Zeit, in der die Nüsse einweichen, in den Tiefkühler stellen.

Die gefrorenen Melonenstücke nun in die Nussmilch geben, den Zimt beifügen und alles zu einem sämigen Smoothie mixen. In Trinkbecher füllen und mit einer Scheibe Melone und einigen Essblättchen und -blüten dekoriert servieren.

Hagebutte-Goji-Smoothie

ergibt 2 Gläser mit je ca. 375 ml
40 g Mandeln
1 Banane, geschält
200 g getrocknete oder frische Feigen
1 große, reife Birne
je 3 EL getrocknete Hagebutten und Gojibeeren
3 EL Brennnesselsamen
Essblüten, wie Nachtkerzen- oder Taglilienblüten
1 Handvoll Eiswürfel

Die Mandeln und getrockneten Feigen über Nacht einweichen, mindestens jedoch 6 Stunden, dann abgießen und mit den Bananenstückchen, den Hagebutten und Gojibeeren und der geviertelten Birne in den Mixer geben und zu sämiger Konsistenz vermixen. Dann die Eiswürfel und Brennnesselsamen beigeben und nochmals cremig mixen. In hohe Trinkgläser füllen, mit einigen Feigenspalten am Glasrand und mit reichlich Essblüten bestecken, beispielsweise Nachtkerzen- oder Taglilienblüten.

TIPP VON DER Kräuterfee

Zur Dekoration der Smoothies verwende ich nur Zutaten, die direkt aufgegessen werden können, also keine Brennnesseln, denn die könnten unvermixt und ungekocht den einen oder anderen Empfindlichen auf den Lippen und im Mund verbrennen!

Der Sohn spielt mit dem Schwert – die Geburt

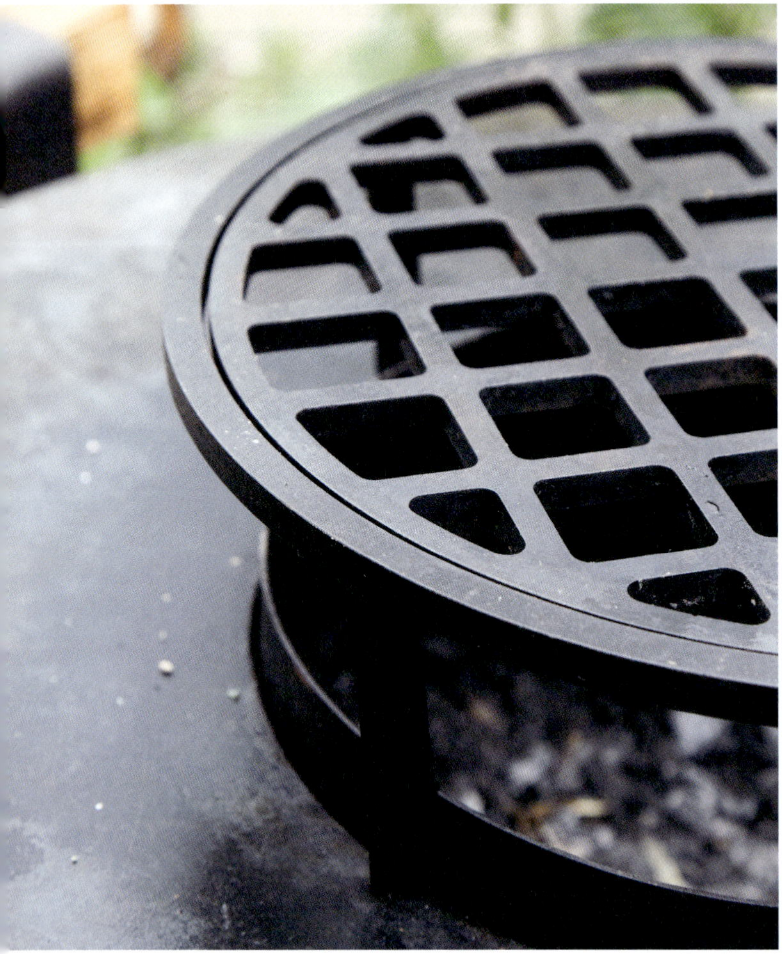

© Heidi Fröhlich

Anna war schon den ganzen Tag unterwegs, um einem Schreiben des Fürsten zu folgen. Wenige Tage nach dem Tod ihres Mannes hatte sie entdeckt, dass sie ein Kind unter ihrem Herzen trug. Der Fürst hatte davon erfahren und wollte sie zum Dank für das Heldentum ihres Mannes in seine Dienste nehmen. Er war gefallen, während er Dutzenden Männern das Leben gerettet hatte. Annas Lage wäre ohne diese Gunst des Fürsten sehr schwierig geworden. Und so hatte sie sich, obwohl sie das Kind jeden Tag gebären konnte, auf den Weg gemacht. Sie war eine große, anmutige Frau mit schwarzen, kaum zu bändigenden Locken. Ihre Gestalt verbarg sich unter einem langen Mantel mit Kapuze. Nur die hohen Wangenknochen und die dunkelbraunen, fast schwarzen Augen waren zu sehen.

Es wurde langsam Abend und die Sonne neigte sich zusehends dem westlichen Horizont zu. Dem Himmel sei Dank war es ein sonniger, milder Dezembertag gewesen. Trotzdem – das weite Gehen war für Anna in ihrem Zustand sehr beschwerlich und sie war nur langsam vorangekommen. Ihr wurde zunehmend klar, dass sie ihr Ziel vor Einbruch der Dunkelheit nicht mehr erreichen würde. Das letzte Haus lag schon eine gute Stunde zurück und vor ihr würde es bis zum herrschaftlichen Schloss keine Möglichkeit mehr geben, nach Unterkunft zu fragen. Anna wurde zusehends schwächer und es war dringend an der Zeit zu ruhen. Verzweifelt blickte sie umher. Gab es hier irgendwo eine Stelle, wo sie halbwegs sicher die Nacht verbringen konnte? Soweit das Auge reichte, war nichts Geeignetes zu sehen. In der Ferne sah sie jedoch, dass sich eine Gestalt auf sie zu bewegte. Offensichtlich kam ihr jemand entgegen. „Vielleicht kann ich fragen, ob diesem Wandersmann ein Ort geläufig ist, wo ich mich niederlassen und übernachten kann?", versuchte sie sich selbst aufzumuntern. Die Gestalt näherte sich schnell. Sie schien gut bei Fuße zu sein. Anna konnte erkennen, dass es ein großer, breitschultriger Mann sein musste. Instinktiv griff sie an den Griff des Dolches, welcher sich in ihrem Umhang verbarg. Ihr Ehemann hatte ihr einst beigebracht, damit umzugehen. „Die Zeiten sind gefährlich. Man hört viel in letzter Zeit." hatte er damals gesagt.

„Seid gegrüßt, Wandersweib!", hörte Anna den Mann schon von Weitem rufen. Ihre Hand entspannte sich ein wenig. Wegelagerer grüßten wohl nicht so freundlich. „Zu so später Stunde noch auf dem Weg?" Bei ihr angekommen, verneigte sich der Fremde. „Gestatten Sie, Hellwig, der Schmied." Er war ein stattlicher Mann mit einer Statur, die eines Schmiedes würdig war. Unter der Kapuze blitzten hellblaue, fröhlich strahlende Augen hervor. Ein paar blonde Locken hatten sich frech über die Stirn gekräuselt. Anna lächelte, der Fremde hatte eine warme, tiefe Stimme und eine, trotz seiner wuchtigen Gestalt, angenehme Ausstrahlung. Ihre Hand umschloss trotzdem weiterhin den Dolch.

„Ich bin auf dem Weg zum Schloss, nur werde ich dieses wohl heute nicht mehr erreichen. Ich kam nur langsam voran. Die Reise ist beschwerlich." „Oh, ich verstehe!" Der Schmied blickte auf ihren Bauch. Annas Zustand war auch unter dem Umhang nicht mehr zu verbergen. „Ist Euch dieser Weg bekannt, ehrwürdiger Schmied? Wisst Ihr eine Stelle, vielleicht einen Unterstand, in welchem ich die Nacht verbringen könnte?", fragte sie. „Ja gewiss, ich kenne die Wege hier ziemlich gut", überlegte der Fremde, „jedoch, ich wüsste keinen Ort, wo Ihr sicher wärt und Euch wärmen könntet." Der Ausdruck bitterer Enttäuschung im Gesicht der Schwangeren entging ihm dabei nicht. „Kommt mit mir!", sagte der blonde Hüne kurzerhand, „in meinem Häuschen ist Platz für Euch, gute Frau!" „Das ist sehr freundlich von Euch!", antwortete Anna etwas schroff „Aber es ziemt sich wohl nicht, dass ich in Eurem Heim nächtige." Ihr Griff um den Dolch wurde wieder fester. „Außer es wohnt ein Eheweib unter Eurem Dach?"

Anna blickte den Fremden herausfordernd an, sodass ihre Augen noch dunkler funkelten. Dieser erwiderte den Blick. „Ich verstehe ... so war es nicht gemeint. Mein Haus ist nicht mehr mit einem Weibe gesegnet." Sein Antlitz war nun ernst und traurig. „Der Tod hatte kein Einsehen." „Das tut mir leid!", antwortete Anna mit versöhnlicher Stimme „Ich sehe Euer Angebot war ein freundliches. Aber ich kann nicht ..." „In der Schmiede kann ich Euch ein Lager richten!", unterbrach sie der Fremde „Diese ist ein wenig abseits, dort ist's auch schön warm und ihr könnt Euch einschließen." Anna überlegte: „Ist's denn weit von hier?" „Nein, nein! Das Haus liegt etwas abseits vom Weg. Gleich dort vorne biegen wir ab und dann ist's noch eine halbe Stund." Der Schmied deutete mit seiner Rechten in Richtung einer Weggabelung, die Anna vor wenigen Minuten passiert hatte.

Und so kam es, dass die beiden sich gemeinsam auf den Weg zu dem Haus des Schmiedes begaben und sich die hochschwangere Frau in der Schmiede, nahe dem Ofen, niederlassen konnte. Das Kind war besonders unruhig in ihrem Schoß. „Das ist wohl wegen der Anstrengung heut!", dachte Anna und es dauerte nicht lange, bis sie schlief.

Anna fuhr hoch, ein tiefer, ziehender Schmerz in ihren Eingeweiden hatte sie geweckt. Dieses Ziehen war anders, zwingender als in den letzten Wochen. Sie beschloss, aufzustehen und ein wenig umherzugehen. Das hatte meist geholfen. Doch der Schmerz wiederholte sich nach einiger Zeit. Und dann wieder und später noch einmal. „Oh nein, nicht jetzt!", dachte sie „Nicht hier und heute! Bitte!" Anna streichelte sanft über ihren schon weit vorgewölbten Bauch. Doch der ziehende Schmerz wurde häufiger und stärker. Dann waren plötzlich ihre Schenkel nass.

Der Schmied wusste erstaunlich gut, was zu tun war. Er handelte sanft, ruhig und bedacht. Die Gebärende jedoch hatte keinen Sinn darüber nachzudenken, warum dies so war. Gestützt und beschützt von diesem Fremden wurde Anna von der Naturgewalt in ihrem Körper hinweggetragen. So wurde im Dunkel der Nacht ein strammer, gesunder Junge auf einer Strohmatte in einer Schmiede geboren. Er erhielt von seiner Mutter den Namen Alexander, denn so hatte sein Vater geheißen. Als der Schmied spät in der Nacht ins Freie trat, sah er einen Stern genau über seinem Dach besonders hell leuchten. „Ein gutes Zeichen!" murmelte er, während er zu seinem Häuschen ging „Dies ist wohl ein ganz besonderer Junge."

Das Wochenbett war vorüber und Anna war zusehends zu Kräften gekommen. Der Junge trank gut und war kräftig. Der Schmied hatte dafür gesorgt, dass die beiden bei benachbarten Bauern untergekommen waren. Er kam täglich vorbei, gab den Bauern Geld und erkundigte sich nach dem Befinden der jungen Mutter und des Neugeborenen. Er hatte auch dem Fürsten Bescheid geben lassen, der weiterhin gewillt war, Anna mit ihrem Kind in seine Dienste zu nehmen, sobald sie soweit war. Anna wusste nicht, warum der Schmied dies tat, aber sie war dankbar für seine Hilfe.

Nun war sie kräftig genug, den Weg zum Schloss anzutreten, und sie wollte niemandem mehr weiter zur Last fallen. Sie ging zum Haus des Schmiedes, wo dieser gerade mit geschicktem Schlage ein längliches Stück Metall bearbeitete. „Seid Ihr Schwertschmied?", fragte sie, als der Schmied kurz mit dem Hämmern pausierte. Dieser drehte sich erfreut um, ein breites Lächeln breitete sich über seinem geschwärzten Gesicht aus. „Ja, Eure Majestät! Gestatten Hellwig, der wunderliche Schwertschmied!" Dabei verneigte er sich theatralisch vor ihr. Anna lachte laut auf, sodass ihre schwarzen Locken zu hüpfen begannen. „Hellwig, der Schmied, seid nicht so albern!" Ihr Gesicht wurde nun ernst. „Ich bin hier, um Lebewohl zu sagen." Annas Stimme klang trauriger, als es ihr selbst bewusst war. Auch der Schmied blickte nun ernst. „Ich werde Euch vermissen Anna. Euch und Euren Sohn. Wann werdet Ihr aufbrechen?" „Morgen, bei Anbruch des Tages", antwortete Anna. „Ich werde Euch begleiten." sagte der Schmied kurzerhand. „So ist es sicherer und weniger beschwerlich für Euch. Ich habe ohnehin im Schloss zu schaffen."

Die drei erreichten am frühen Nachmittag die Tore des Schlosses und wurden ungehindert eingelassen. Im Hof angelangt, überreichte der Schmied Anna jenes Bündel, welches er den ganzen Weg neben einem eigenen, länglich geformten, für sie getragen hatte. So hatte sie nur den Säugling an ihren Leib gebunden und konnte leichter gehen. „Ich danke Euch, Hellwig, der Schmied!" Sie blickte in seine lebhaften, hellblauen Augen. „Ich danke Euch ...", Anna hielt kurz inne, „... für alles. Ihr habt meinen Sohn und mich gerettet. Ich stehe tief in Eurer Schuld." Der Schmied erwiderte ihren Blick. „Es war ein Ruf des Himmels, dem ich folgte. Es ist mir eine Ehre, Euch und dem Jungen zu Diensten zu sein."

Daraufhin befreite er sich von seinem Bündel und öffnete es. Es waren zwei in Tücher gewickelte Gegenstände. Er wählte einen davon aus und hielt diesen Anna mit beiden Händen entgegen. „Dies ist meine Gabe für das Kind!" Anna streckte abwehrend ihre Arme aus: „Ihr habt schon so viel für uns getan! Warum jetzt noch eine Gabe? Ich kann dies nicht annehmen, denn wie ich schon sagte, ich stehe jetzt schon zu tief in Eurer Schuld." „Nein, nein, versteht doch!", ließ der Schmied nicht locker. „Wie ich schon sagte, ich folge dem Ruf des Himmels." „Was meint Ihr damit?", wollte Anna wissen. „Vor einigen Monaten hatte ich einen Traum." begann der Schmied zu erzählen. „In diesem Traum traf ich auf einen alten Mann unter einer großen, alten Linde. Ich wusste, dass sowohl der Baum als auch der Mann unvorstellbar alt waren. Ich fühlte großen Respekt davor. Dieser alte Mann gab mir den Auftrag, ein Schwert zu schmieden. Ein Schwert, wie ich noch nie eines geschmiedet hatte. Ich erhielt von ihm genaue Anweisungen über Größe und Form. Es solle schlicht und doch voller Eleganz sein und ich solle sofort mit dem Schmieden beginnen und nicht ruhen, bevor das Werk vollendet sei. Daraufhin war ich erwacht und machte mich sogleich an die Arbeit. Es war, als würde sich das Schwert von selbst durch meine Hände schmieden. Es dauerte drei Tage und drei Nächte und ich fühlte weder Anstrengung noch Hunger oder Durst. Als ich fertig war, fiel ich sofort in einen tiefen Schlaf. Ich kann bis heute nicht sagen, wie lange ich geschlafen hatte. Im Traum traf ich wieder den alten Mann. Diesmal unter einer Buche. Ich fragte ihn, was ich nun mit dem Schwerte tun solle und er gab mir zur Antwort, es werde das Kind eines Hochrangigen geboren und ein Stern würde mich leiten."

Der Schmied blickte Anna tief in die Augen. „Ich wusste nicht, was ich damit anfangen sollte, bis ich Euch des Weges traf und Euer Sohn in meiner Schmiede geboren wurde. Ein heller Stern in der Nacht der Geburt zeigte mir, für wen meine Hände das Schwert geschmiedet hatten. Dieses Schwert ist für den Jungen bestimmt und so übergebe ich es in Eure Hände."

„Aber werter Schmied, der Junge ist nicht von edlem Geblüt." entgegnete Anna „Weder ich noch mein verschiedener Mann sind edle Leute! Sie müssen sich irren!" „Davon weiß ich nichts!", sagte der Schmied bestimmt. „Ich weiß nur eines, die Zeichen sind eindeutig und es ist des Himmels Wille. Das Schwert ist für Euren Sohn bestimmt. Bitte vertraut auch Ihr den Zeichen." Anna konnte dem nichts mehr entgegnen, zu tief war in den letzten Wochen ihr Vertrauen zu diesem Mann geworden. Behutsam legte dieser die stoffumwickelte Gabe in ihre Hände, wobei sich beider Fingerspitzen für einen kurzen Moment berührten. Beide zuckten ein wenig zurück. In diesem Moment erwachte der Säugling und blickte selig lächelnd auf den Gegenstand in den Händen seiner Mutter. Anna und der Schmied blickten sich an, es war ihnen nicht entgangen. „So sei es." sagte sie.

„Es ist Zeit, meinen Belangen nachzugehen. Hier trennen sich unsere Wege." Der Schmied setzte an, sich zu verneigen. „Haltet ein!", unterbrach ihn Anna. Der Schmied blickte sie fragend an. „Gestattet

mir noch eine Frage, werter Herr Schmied", fuhr sie fort. „In jener Nacht, als mein Sohn geboren wurde. Wie kommt es, dass Ihr genau wusstet, was zu tun war, ganz so, als wärt Ihr dieser Angelegenheit kundig?" Der Schmied blickte zu Boden. Seine kräftige Gestalt schien für einen kurzen Moment in sich zusammenzusinken. „Ich bitte vielmals um Entschuldigung, werter Herr Schmied. Ich wollte nicht ..."

„Es ist schon gut!" Der Schmied blickte sie nun wieder an. Seine hellblauen Augen waren tief und ernst „Ihr sollt es ruhig wissen. Es ist wegen meines Weibes. Durch sie weiß ich von diesen Dingen. Sie war der Kräuter kundig und half den Frauen bei der Niederkunft und auch bei anderen Dingen. Sie hat mir oft davon erzählt." Beide blickten sich stillschweigend an. Sie wussten voneinander, dass sie beide den tiefen Schmerz des Verlustes durch den Tod zu tragen hatten. „Nun geht Eurer Wege, Hellwig, der Schmied. Ich danke Euch und bin Euch zutiefst verpflichtet." Nun war es Anna, die sich verneigte.

Der Schmied schickte sich an zu gehen, hielt jedoch noch einmal inne und wandte sich der jungen Frau und ihrem Sohne zu. Er deutete auf den Säugling „Es wird die Zeit kommen, in welcher der Junge Führung braucht. Wenn es soweit ist, dann schickt nach mir. Ich werde ihn die Kunst des Schwertschmiedens lehren ...", der Schmied dachte kurz nach, „... und er wird lernen, ein Schwert zu führen." Dann ging er weiter. „Ihr beherrscht auch die Kunst, ein Schwert zu führen? Ihr seid wohl ein Mann voller Geheimnisse, Hellwig, der Schmied!", rief sie ihm nach. Dieser drehte sich noch einmal um und grinste: „Ich habe den Geruch von Fenchel, Bockshorn und Frauenmantel erkannt." Er zeigte auf eines der Bündel, welches er für sie getragen hatte „Ihr habt wohl auch Eure Geheimnisse, Eure Majestät!" Er verbeugte sich so theatralisch, wie er es am Vortag in der Schmiede schon getan hatte. Anna konnte nicht anders, sie musste wiederum laut auflachen. „Ihr seid schon wieder albern, Hellwig, der Schmied!" Lächelnd ging der Schmied seines Weges und Annas Blick folgte ihm liebevoll.

An seinem zehnten Geburtstag hatte Alexander von seiner Mutter ein Schwert aus Holz erhalten. Ein Bediensteter im Schloss hatte es in ihrem Auftrag für den Jungen geschnitzt. Seit Jahren hatte der Junge versteckt den Waffenübungen im Schlosshof oder den Lehren des Fechtmeisters im Saal zugesehen und das Gesehene mit Stöcken und Steinen nachgeahmt. Nur seine Mutter und einige wenige der anderen Bediensteten hatten davon gewusst. Niemand ahnte, dass der Fürst eines Tages zufällig den Knaben dabei beobachtet hatte. Mit Verwunderung nahm er zur Kenntnis, mit welcher Geschicklichkeit und Behändigkeit dieser den Stock gegen unsichtbare Gegner bewegt hatte. Er hatte jedoch nichts unternommen, um dem Tun des Jungen ein Ende zu bereiten. Anna hatte ihrerseits schon seit Langem den Eindruck gehabt, dass der Fürst sie selbst und ihren Sohn sehr genau beobachten würde. Eine Zeitlang hatte sie befürchtet, dass dieser ihr nachstellen würde. Sie wusste um ihre Wirkung auf Männer, hatte sie doch nicht wenige Avancen in den letzten Jahren abzuwehren gehabt. Doch sie hatte rasch bemerkt, dass das Verhalten des Herrschers anders war. Immer wenn ihm aufgefallen war, dass sie sein Beobachten bemerken könnte, hatte er sich diskret zurückgezogen. Anna konnte sich keinen Reim aus dem Ganzen machen.

Genauso wenig wie aus der Tatsache, dass sie am Tage ihrer Ankunft im Schloss persönlich beim Fürsten vorstellig werden musste und dieser dafür gesorgt hatte, dass sie mit ihrem Sohn eines der Zimmer der besseren Bediensteten und eine wenig beschwerliche Arbeit bekam. Sie war von Beginn an für die Organisation der Speisekammern zuständig und wurde dem Küchenleiter als Beraterin zugeteilt.

Es hatte nicht lange gedauert, bis die Kunde durch die Lande ging, dass die Speisen im Schloss besonders vorzüglich schmeckten. Gar mancher schrieb ihnen heilende Wirkung zu. Vor zwei Jahren hatte sie dann die Küchenleitung übernommen. Ihr Sohn hatte sich von Anfang an frei im Schloss bewegen dürfen, mit den Kindern der Höhergestellten gespielt und war gemeinsam mit diesen in Lesen, Schreiben, Rechnen und anderen Wissenschaften unterwiesen worden. Anna hatte sich immer wieder gefragt, ob sie oder ihr Sohn eines Tages einen hohen Preis für diese Begünstigungen zu bezahlen hätten. Nach einigen Jahren jedoch hatte sie aufgehört, sich diese Frage zu stellen.

Dem jungen Alexander eröffnete das Holzschwert neue Möglichkeiten. Es war halbwegs gut gewichtet und genauer zu führen als ein beliebiger Stock. Er begann die Bewegungen des Schwertmeisters so oft wie nur möglich zu studieren und übte diese so viel und so genau, wie er konnte. Alexander achtete weiter darauf, dass er bei diesen Übungen vermeintlich unbeobachtet blieb.

THEMEN

Erlernen von Grundkenntnissen, Führung empfangen und annehmen, Grenzen kennen und akzeptieren lernen

IMPULSE ZUR WINTERSONNENWENDE

Impuls für die Füße

Die Füße sind unsere direkte Verbindung zur Erde. Sie tragen uns ein Leben lang und sind gleichzeitig hochsensible Wahrnehmungsorgane. Selbst durch dicke Schuhsohlen sind unsere Füße in der Lage, die Beschaffenheit des Untergrundes an unser Gehirn zu übermitteln. Gesunde, kräftige, gut durchblutete und wahrnehmungsgeschulte Füße sind im wahrsten Sinne des Wortes eine der Säulen unseres allgemeinen Gesundheitszustandes. Aus diesem Grund ist regelmäßiges Barfußgehen auf unterschiedlichem Untergrund wahrscheinlich der wichtigste Impuls für unsere Füße.

Vorbereitung

Schuhe ausziehen! Dieser Impuls wird barfuß oder mit Socken gesetzt.

Ausführung

Stell Dich in die Grundposition. Richte Deine Aufmerksamkeit zu Deinen Füßen. Spüre den Kontakt mit dem Boden. Lass Deine Füße weich und breit werden.

In Deiner Vorstellung wachsen Wurzeln aus Deinen Füßen tief in den Boden: je eine Wurzel aus beiden Großzehengrundgelenken, je eine Wurzel aus beiden Kleinzehengrundgelenken und je eine Wurzel aus den beiden Fersen. So wird jeder Deiner Füße an drei Stellen gut mit dem Boden verwurzelt.

Stell Dir eine leichte Brise vor, die Deinen ganzen Körper behutsam wenige Zentimeter vorwärts und rückwärts bewegt. Spüre, wie Du dabei von den Wurzeln gehalten wirst. Nimm Dir etwas Zeit, um dieses Gefühl zu verinnerlichen. Drücke bei jeder Vorwärtsbewegung alle sechs Wurzeln gleichzeitig und ohne Anstrengung sanft in den Boden, bei jeder Rückwärtsbewegung lässt Du los und Deine Füße entspannen sich. Führe diese Bewegung einige Minuten aus.

Abschluss

Beende das Drücken der Wurzeln. Lass die sanfte Brise und damit die Ganzkörperbewegung nach und nach bis zum Stillstand weniger werden. Schließe die Augen, atme tief ein und aus und fühle nach, wie Dein Körper auf diesen Impuls reagiert.

Atemimpuls zur Förderung der Lungenaktivität

Sauerstoff ist der wichtigste Energielieferant für unseren Körper. Jede unserer vielen Millionen Körperzellen benötigt ihn als Treibstoff, um funktionieren zu können. Kohlendioxid ist das Endprodukt dieser Energiegewinnung und muss abgeatmet werden. Dieses wiederum wird von den Grünpflanzen aufgenommen und wieder in Sauerstoff umgewandelt. Welch wunderbarer Kreislauf! Eine lebendige Atmung ist entscheidend für nahezu alle menschlichen Körperfunktionen. Zudem ist die Atmung die einzige Vitalfunktion, auf die wir willentlich Einfluss neh-

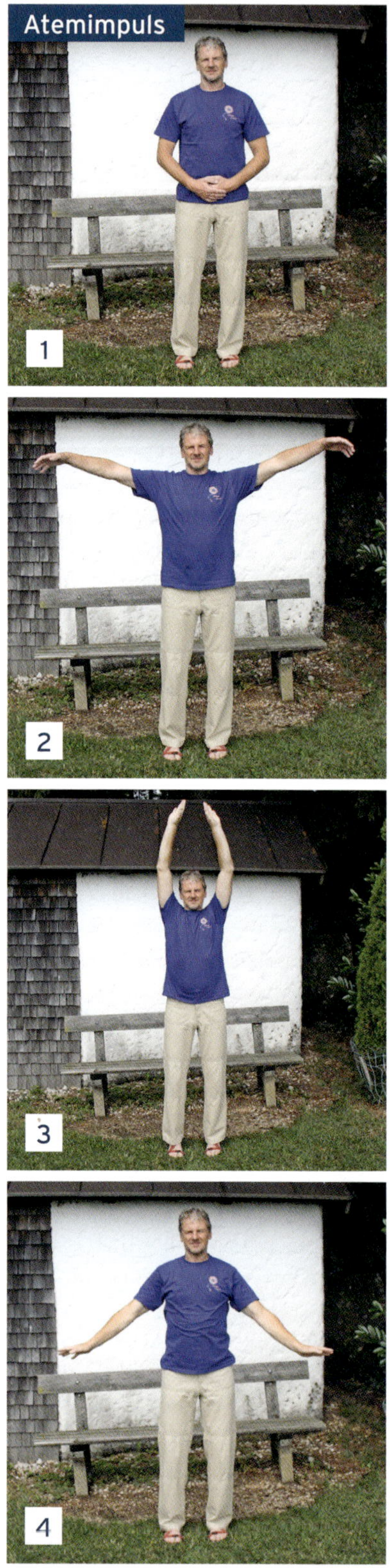

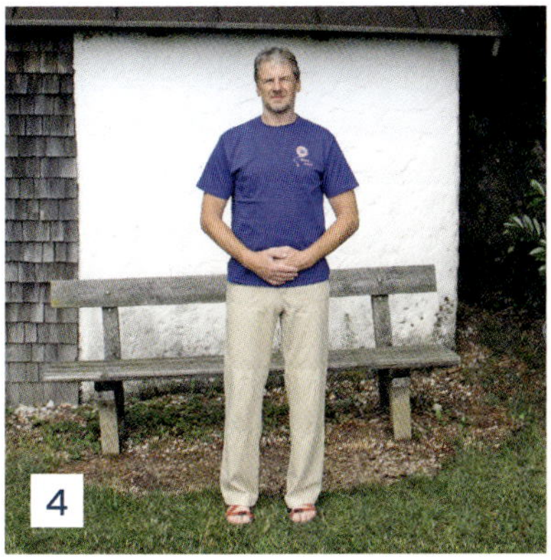

© Martin Windsam

men können. Nicht zuletzt deshalb ist in vielen Traditionen die Atmung der Schlüssel, um Zugang zu unserem Innenleben und in geistige Dimensionen zu erhalten.

Vorbereitung
Führe diesen Impuls am besten am Morgen bei offenem Fenster oder im Freien aus.

Ausführung
Stell Dich breitbeinig und aufrecht hin. Deine Arme hängen seitlich locker herab. Schließe Deine Augen und beobachte eine kurze Weile Deinen Atem, ohne diesen zu verändern. Dann öffne die Augen wieder.

Atme einmal tief durch die Nase ein und durch den Mund aus. Während der nächsten tiefen Einatmung hebe die Fersen so weit wie möglich vom Boden ab und bewege Deine gestreckten Arme in großem Bogen seitlich hoch, bis die Handrücken sich über dem Kopf berühren. Atme langsam aus und lass dabei die Arme mit den Handflächen nach außen, wie zwei große Flügel sinken. Wiederhole diese Bewegung 10–15-mal. Passe die Armbewegung Deiner Atemgeschwindigkeit an.

Abschluss
Beobachte mit geschlossenen Augen Deinen Atem. Nimm wahr, ob sich etwas im Vergleich zum Beginn verändert hat.

Verdauungsimpuls „Selbstmassage"

Das Motto „Gesunder Bauch, gesunder Mensch" beschreibt die Wichtigkeit einer guten Verdauung. Selbstverständlich sind Ernährungsgewohnheiten und Lebensführung die Grundpfeiler einer guten Verdauung. Der hier vorgestellte Impuls stellt eine Unterstützung bei Problemen dar, die sich nur durch Abklärung und Adaption der oben genannten Lebensbereiche verbessern lassen.

Vorbereitung
Führe diese Selbstmassage morgens noch im Bett oder gleich nach dem Aufstehen und einem Glas lauwarmen Wassers aus.

Ausführung
Leg Dich mit aufgestellten Beinen auf den Rücken. Dein Bauch ist unbekleidet. Leg Deine Handflächen übereinander auf die Mitte Deines Bauches. Reibe nun den Bauch mit sanftem Druck kreisförmig im Uhrzeigersinn von innen nach außen. Wiederhole diese Bewegung 7–10-mal. Mit lockerer Faust führe nun eine beidhändige, sanfte Klopfmassage aus. Wiederum von der Mitte beginnend im Uhrzeigersinn nach außen kreisend. Wiederhole auch diese Klopfungen 7–10-mal.

Abschluss
Lege die Hände auf die Mitte Deines Bauches, atme tief ein und aus und spüre die angenehme Wärme Deiner Handflächen.

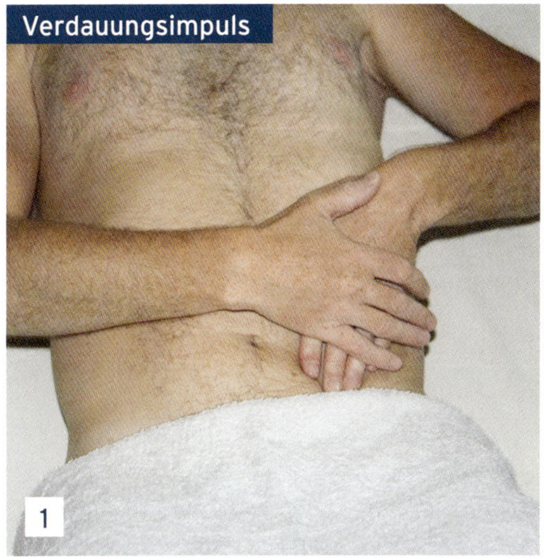

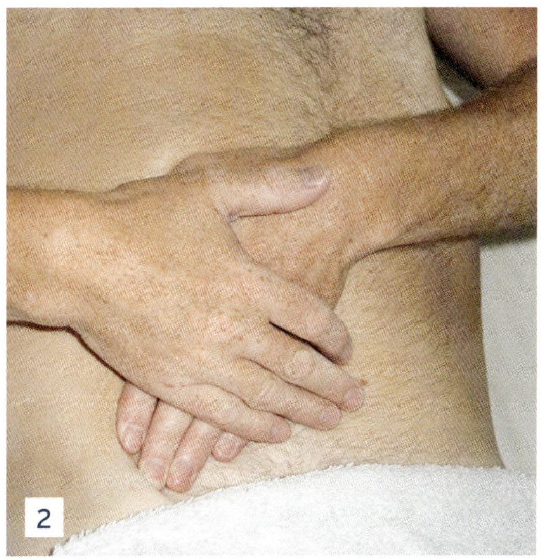

© Martin Windsam

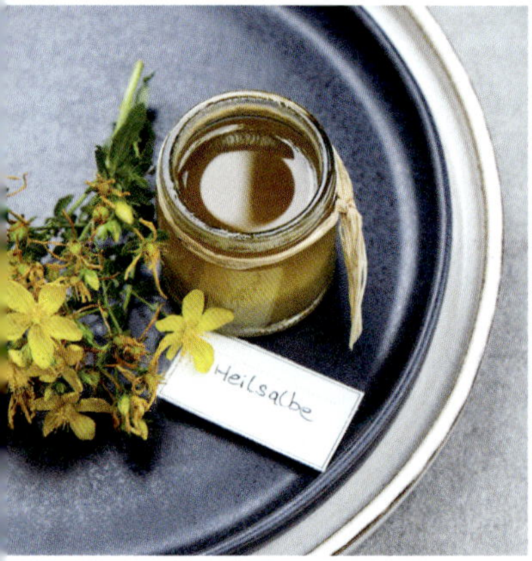

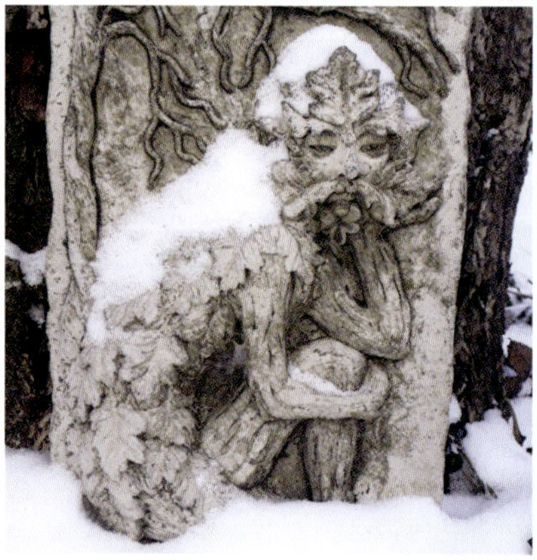

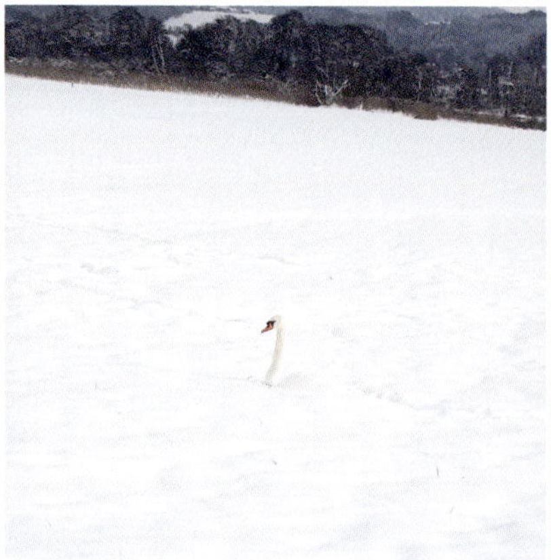

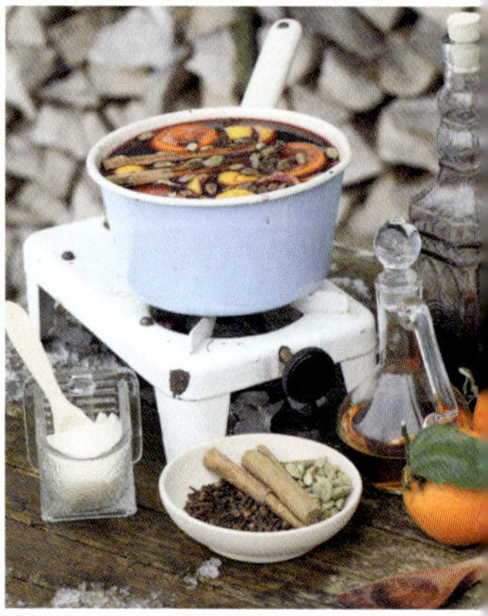

Lichtmess – 2. Februar

DER LEHRLING – DER LEHRLING LERNT, DAS SCHWERT ZU HALTEN, ZU FÜHREN DER LEHRLING SCHMIEDET ZUM ABSCHLUSS SEIN EIGENES SCHWERT

BESCHREIBUNG DER QUALITÄT UND DES CHARAKTERS DIESER ZEIT

Die Sonnenkraft ist leuchtend hell und spürbar gewachsen. Der Winter wird vertrieben, das Keimen aus dem Schoß der Erde beginnt. Es ist die höchste Zeit der Inspirationskraft. In der Lichterspirale initiieren wir uns in das neue Wachstumsjahr. Die Fruchtbarkeit kehrt zurück, in der Natur, in den Leib der Frauen und Männer. Kerzen werden entzündet, um zu symbolisieren, dass die dunkle Zeit endgültig überwunden ist.

Die Mutter des Jungen ist nun erholt, Schmerzen und Wunden der Geburt sind geheilt. Die Nährende tritt nun immer mehr in den Vordergrund. Der Junge geht mehr in Eigenaktivität und will sich ausdrücken und für sich selbst stehen. Eine gesunde Balance zwischen Sicherheit und Freiheit ist wichtig.

Zu wenig Sicherheit kann Schwierigkeiten, wie emotionale Regulation (vor allem Wut und Aggression) zu lernen, hervorrufen. Ein Mangel an Freiheit kann jedoch die Selbstaufrichtung unterdrücken.

FARBE DIESER ZEIT

Weiß – wie die Schneedecke, welche die Erde in dieser Zeit mit den darauf glitzernden Inspirationsfunken überzieht. Weiß. Alles frisch, neu, unberührt. Zeit für neue Pläne.
Jahreszeit: VORFRÜHLING

GESUNDHEITSTHEMEN: HAUT, INNERE HITZE

Einfache Maßnahmen für die Haut und bei innerer Hitze

Die Haut ist das größte Organ unseres Körpers. Sie hat sowohl Schutz- als auch Wahrnehmungs- und Kommunikationsfunktion. Hauterscheinungen drücken unsere innere Befindlichkeit sowohl im körperlichen als auch mentalen und emotionalen Sinne aus. Daher ist Pflege unseres Inneren immer auch Hautpflege.

Im physischen Sinne ist daher auch hier wieder als erster Punkt das Thema der Ernährung anzusprechen. Eine ausgewogene, gesunde Nahrung und ausreichend sauberes Trinkwasser sind die wirksamsten Hautpflegemittel. Oft drückt die Haut aber auch emotionale oder mentale Belastung aus. Mach Dir dies bewusst und arbeite, wenn notwendig, mit professioneller Hilfe daran, diese Dinge zu klären. Der in diesem Buch vorgestellte Innenschauimpuls im Kapitel Allerheiligen, Allerseelen, S. 190 f., ist ein guter, erster Schritt. All dies gilt auch beim Thema der inneren Hitze. Diese drückt sich in der Regel auch über eine entzündete, gerötete Haut aus.

Deine Haut liebt Rubbeln und kaltes Wasser! Regelmäßige Abreibungen mit einem Rubbelschwamm oder einer Bürste bringen Stoffwechsel und Durchblutung Deiner Haut in Schwung. Selbiges gilt auch für alle Arten von Kaltwasseranwendungen (siehe den entsprechenden Impuls in diesem Kapitel, S. 65 f.).

Frische Luft und Sonne sind wahre Lebenselixiere für die Haut! Wenn Du die Möglichkeit hast, sorge dafür, dass Du immer wieder unbekleidet im Freien sein kannst. Deine Haut mag es, ohne Einschnürung die Luft zu fühlen und von der Sonne geküsst zu werden. Im Winter tut es auch ein Kurzbesuch auf Deiner Terrasse oder auf dem Balkon.

Verzichte auf synthetische Kosmetikprodukte, Wasch- und Putzmittel! Nimm stattdessen Naturprodukte. Deine Haut wird diese lieben. Das Motto ist: „Lass nichts auf Deine Haut, was Du nicht essen könntest, ohne gleich Probleme zu kriegen."

Keine Kleidung aus synthetischen Fasern. Ganz besonders gilt dies bei der Unterwäsche. Selbst bei Sportbekleidung lässt sich das vermeiden. Es gibt ganz tolle Produkte aus beispielsweise Wolle-Seide-Mischungen, die hervorragende Eigenschaften besitzen.

DAZUGEHÖRIGE PFLANZEN UND DEREN BEDEUTUNG UND VERWENDBARKEIT

Balsampappel und Schwarzpappel

Populus balsamifera, Populus nigra

Die heilende Wirkung des Pappeltees ist nachweislich seit der Antike bekannt.

Aus den Knospen der Pappel wurden schon im Altertum Salben bereitet.

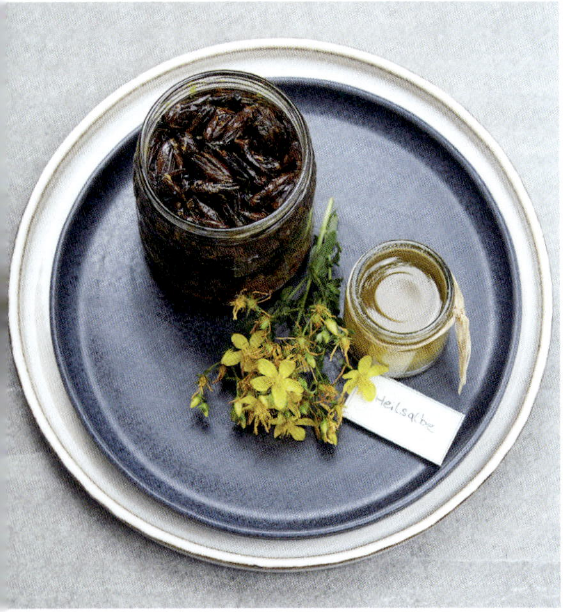

© Heidi Fröhlich

Dazu können grundsätzlich die Knospen aller Pappelarten verwendet werden, da sie in Rinde, Knospen, Blättern und Triebspitzen mehr oder weniger konzentriert Substanzen enthalten, die effektiv entzündungshemmend, abschwellend, schmerzstillend, harntreibend, fiebersenkend und hautpflegend wirken.

Besonders reich an Inhaltsstoffen ist die Balsampappel, da ihre Knospen besonders stark harzen. Den ganzen Winter bis in den Februar hinein können die Knospen von Schwarz- und Balsampappel geerntet werden, dann ist ihr Feuchtigkeitsgehalt am niedrigsten. Man kann auch testen, ob die kleinen Blättchen harzige, orangefarbene Fäden ziehen. Jedenfalls sollte die Ernte erfolgt sein, bevor sich die Pappelblätter entfalten. Die Knospen können auch sehr bequem von Ästen gepflückt werden, die vom Windbruch am Boden liegen. Auch zum Räuchern können diese Knospen verwendet werden.

Aus den Knospen der Balsam- und Schwarzpappel wird bereits seit Jahrhunderten die berühmte Pappelknospensalbe gemacht. Hier wirkt das extrem klebrige und stark würzig-balsamisch duftende Harz antimikrobiell und heilend. Traditionell wurde die Pappelknospensalbe mit Schmalz hergestellt. Dafür 50–60 g Schmalz erhitzen, die Knospen einlegen und ziehen lassen, dann abfiltern. Ich persönlich ziehe Bio-Olivenöl und Bienenwachs zur Salbenzubereitung vor. Das Pappelharz löst sich in Öl, deshalb bietet es sich an, zuerst einen Ölauszug zu machen, der dann zur Creme weiterverarbeitet wird.

Ölauszug von Pappelknospen

Ein Glas zu ⅔ mit den zerkleinerten Schwarzpappelknospen füllen und dann mit Öl auffüllen. Die Pflanzenteile müssen trocken sein, sonst beginnt das Öl innerhalb kürzester Zeit zu gären. Es ist wichtig, dass alle Pflanzenteile vom Öl bedeckt sind, da sie sonst schimmeln. Das verschlossene Glas für etwa 6 Wochen an einem warmen Ort ziehen lassen, dann den Auszug filtern und die Pflanzenreste gut ausdrücken.

Beste Heilsalbe ever! Heilsalbe aus Schwarzpappel/Balsampappel/ Johanniskraut

30 ml Ölauszug von Schwarzpappelknospen
10 ml Johanniskrautöl
1 Handvoll frische, trockene Schwarzpappelknospen
10 g Lanolin, braun
6 g Bienenwachs

Den Ölauszug und das Johanniskrautöl in einen Topf gießen, im Wasserbad erhitzen und dazu noch 1 Handvoll frischer, trockener Schwarzpappelknospen einlegen, 30 Minuten im heißen, nicht kochenden Fett ziehen lassen. Das Öl durch einen Teefilter abgießen und die Pflanzenteile ausdrücken. Im Öl Lanolin und Bienenwachs schmelzen, bis sich eine homogene Mischung gebildet hat. Die flüssige Salbe in Cremetöpfchen füllen, abkühlen lassen und erst dann fest verschließen.

Dies ist die beste Zugsalbe, die mir bekannt ist, sie vermag auch geschlossene Abszesse zu öffnen und zu desinfizieren. Diese Salbe reinigt und heilt eiternde, stark entzündete Wunden und Verbrennungen nahezu narbenfrei. Balsampappelcreme hilft bei Problemen der Haut, bei Entzündungen, leichten Verbrennungen, lindert Gelenkschmerzen, Verrenkungen, Zerrungen und Hämorrhoiden.

Johanniskraut

Hypericum perforatum

Von der Antike bis zur Neuzeit hat das Johanniskraut seinen Ruf als vielfach wirksames Heilkraut bewahrt. Einerseits ist es ein vorzügliches Wundkraut, denn es hat schmerzstillende, heilende und zusammenziehende Eigenschaften, andererseits stellt man aus der frischen Pflanze und ihrem roten Öl Mittel her, die bei Depressionen und Nervenleiden mit viel Erfolg angewandt werden. Deshalb wird Johanniskraut auch „Arnika der Nerven" genannt. Strahlend und voller Sonnenkraft verleiht es Lebensmut und Frohsinn und wird daher seit alters her gegen Depressionen und deren Beschwerden eingesetzt. Zudem wirkt es entwässernd, entzündungshemmend, antiviral und antibakteriell, stärkt den Kreislauf und fördert die Genesung nach schweren Krankheiten. Es ist ein hervorragendes Wundkraut, hilft bei Verletzungen, Rheuma und Hexenschuss, Nervenschmerzen, Zerrungen und Schwellungen. Die bekannteste Zubereitungsform ist neben Tee wohl Johanniskrautöl und die wiederum daraus bereitete Salbe.

Johanniskraut hemmt angeblich das Wachstum des gefährlichen Krankenhauskeimes (*Staphylococcus aureus*).

Johanniskrauttee kann auch als Schlafmittel eingesetzt werden, wenn je 1 Tasse am Nachmittag und am Abend verabreicht werden. Ich persönlich verwende das gesamte blühende Kraut und nicht nur die Blütenköpfchen zur Herstellung von Tee, Öl und Ölauszügen.

Forschungen haben ergeben, dass sich Johanniskraut mit einigen synthetischen Medikamenten nicht verträgt und etliche werden in ihrer Wirkung vermindert, etwa Blutgerinnungshemmer und die Antibabypille.

Rosmarin

Rosmarinus officinalis

Rosmarin stammt aus dem Mittelmeerraum, wächst als immergrüner Halbstrauch und ist bei uns nur bedingt winterhart, wurde jedoch schon in alten Bauern- und Klostergärten als Topfpflanze kultiviert. Er verrät schon mit seinem balsamischen Duft und seinem Aussehen sehr viel über seine Wirkung: Seine belebenden, zusammenziehenden, durchblutungsfördernden, anregenden, kreislaufstärkenden Wirkungen entfaltet er schon durch seinen balsamischen Duft. Auch Lunge und Bronchien werden durch die ätherischen Öle günstig beeinflusst. Vor allem aber wirkt er belebend aufs Gemüt und die Physis. Ein einfacher Tee, aus Nadeln und Triebspitzen zubereitet, in kaltem Wasser angesetzt und kurz aufgekocht, überrascht durch seine erhebende Wirkung, ideal um nach überstandener Krankheit wieder auf die Beine zu kommen. Rosmarin ist eines der wenigen Kräuter, das ausgleichend auf den Blutdruck wirkt und Herz und Kreislauf stärkt. Rosmarintee stärkt zudem das Verdauungssystem, er kann zu diesem Zweck auch als Gewürz eingesetzt werden. Zur Nervenstärkung reicht allein schon der herbe Rosmarin-Duft.

Schwarzer Holunder

Sambucus nigra

„Rinde, Beere, Blatt und Blüte, jeder Teil ist Kraft und Güte, jeder segensvoll", so lautet ein altes Sprichwort. Diese überlieferte Weisheit beschreibt gut die Bedeutung des Schwarzen

Holunders in den Zeiten, bevor der Mensch Heilung und Heilmittelzubereitung der Arzneimittelindustrie überließ. Holunderblüten enthalten wie das Aspirin Salicylsäure; diese wirkt schweißtreibend, fiebersenkend und gilt als Wundermittel bei Erkältungen. Statt eines Tees ist auch eine heiße Zitrone, mit Holunderblütensirup gesüßt, sehr wirksam (heiße Zitrone: Heißes Wasser mit viel Zitronensaft und Honig gesüßt). Dazu enthält die Holunderblüte auch sehr viel wertvollen, mineralstoffreichen Blütenstaub (vor der Verarbeitung nicht waschen!).

Alle grünen Teile des Holunders (Blätter, Blütenstiele, aber auch die unreifen Beeren) enthalten das abführend wirkende Sambucin. Hollerrinde, von jungen Zweigen geerntet, wurde früher dazu verwendet, um sich zu entleeren und dies in beide Richtungen: Wird die Rinde von unten nach oben geschabt, erbricht man von der Zubereitung, wird die von oben nach unten geschabte Rinde verabreicht, wirkt dies abführend. Rinde und Blätter können auch als Badezusatz und Tee bei Rheuma, Gicht und Gelenksschmerzen eingesetzt werden. Die Blätter wurden auch - frisch geerntet und zerstoßen – auf Brandwunden gelegt. Die heilenden Eigenschaften der violett-schwarzen Holunderfrüchte sind seit Jahrtausenden bekannt, als wertvoller Wintervorrat wurden sie eingekocht und getrocknet. Zubereitungen stärken das Immunsystem und wirken stärkend auf den gesamten Organismus. Die Früchte, ohne Zucker zubereitet, helfen bei Magen- und Darmbeschwerden.

Der Schwarze Holunder wächst gerne in der Nähe von Häusern und hat seit jeher eine innige Verbindung zum Menschen. Viele volkstümliche und magische Traditionen in Europa kreisen um den Holunderstrauch. Er wurde wegen seiner vielfältigen Anwendung als „Arzneischrank der Natur" bezeichnet und hatte einen festen Platz in Europas Brauchtum, so glaubte man an den Schwarzen Holunder als Schutzpflanze. Übrigens sagt man, es bringe Unglück, einen Hollerstrauch zu schneiden oder gar zu fällen, weil in ihm die guten Hausgeister wohnen.

Grünes Holunderöl

Für das grüne Holunderöl ein Marmeladenglas mit klein geschnittenen Holunderblättern füllen und mit Leinöl auffüllen, 3 Wochen an einem warmen, nicht sonnigen Ort ziehen lassen, dann abschütten und kühl lagern.

TIPP VON DER *Kräuterfee*

Grünes Holunderöl wird seit dem Spätmittelalter als sehr heilkräftig eingestuft und bei Hautentzündungen, Zeckenbissen und Insektenstichen verwendet.
Es muss unbedingt kühl gelagert werden, da es schnell ranzig wird.

Immunsystemstärkende Tinktur

je 1 Handvoll Holunderblüten, Brennnesselsamen, Mädesüßblütenstände, Gundelrebenkraut, Spitzwegerich
3 Blütenköpfe von Echinacea
5 Stk. Kapuzinerkresseblätter
1 Handvoll frische Hagebutten

Info!

Holunderblüten: immunsystemstärkend, gegen Gliederschmerzen, entzündungshemmend
Brennnesselsamen: konstitutionsstärkend, vitalstoffliefernd
Mädesüßblütenstände: fiebersenkend, schmerzlindernd, entzündungshemmend
Gundelrebenkraut: lymphaktivierend
Spitzwegerich: antibiotisch
Echinacea: immunsystemstärkend
Kapuzinerkresseblätter: antibiotisch und antiseptisch für die Atemwege
Hagebutten: immunsystemstärkend, Vitamin-C-stark

Alle Zutaten übers Jahr verteilt frisch sammeln (oder getrocknet und gut zerstoßen) und in ein Glas mit Schraubverschluss zum Alkohol geben, gut durchschütteln und gut verschlossen halten. Wenn alle Zutaten im Glas angekommen sind, 4–6 Wochen in der Sonne platzieren und immer wieder durchschütteln. Dann durch ein Sieb abschütten und in kleine Fläschchen mit Tropfer füllen, kühl lagern. Zur Verwendung den ganzen Winter über oder, wenn erforderlich, in etwas Wasser oder Tee 30 Tropfen pro Tag auf nüchternen Magen nehmen. Oder bei Bedarf die Tinktur in die Fußsohlen einreiben.

Kakao

Theobroma cacao

Die „Speise der Götter", wie die Azteken sie nannten, hat eine lange Kulturgeschichte und ist auch in unserem Alltag omnipräsent, werden doch Schokolade und Kakaogetränke aus der Frucht, der Kakaobohne, hergestellt. Kakao war den Azteken heilig, er wurde als Zahlungsmittel und Opfergabe verwendet. Mit der Eroberung Mexikos 1519 wurde das braune Gold nach Europa gebracht. Am Naturstandort im Amazonasgebiet wird so ein Kakaobaum 15 m hoch und bildet das ganze Jahr über Früchte.

In den Produktionsländern Westafrika, Süd- und Mittelamerika wird übrigens auch das Fruchtfleisch, das die Kakaobohne umgibt, gewonnen und zu Saft gepresst, der zu Getränken und alkoholischen Drinks verarbeitet wird.

In einer Kakaofrucht sind 25–50 Samenkerne enthalten, die roh sehr bitter und scharf schmecken und erst beim Rösten milder und aromatisch werden. Rohkakao enthält wertvolle ungesätigtte Fettsäuren, Calcium, Eisen, entzündungshemmende Polyphenole und Antioxidantien und gilt deshalb als Superfood. Kakao ist sehr gesund, unterstützt den Fettstoff- sowie den Zuckerstoffwechsel und schützt das Herz, die Blutgefäße und senkt den Blutdruck. Er wirkt antioxidativ, blutdrucksenkend, nervenstärkend und stärkt das Herz-Kreislauf-System, auch die kognitive Leistungsfähigkeit älterer Menschen wird positiv beeinflusst. Allerdings müssen dazu 200 mg reiner Kakao pro Tag verzehrt werden.

Am besten dazu ist Bitterschokolade, die mindestens 60 % Kakao enthält, oder Rohkakao.

Vogelmiere

Stellaria media

Als Archäophyt begleitet die Vogelmiere den Menschen seit der Steinzeit. Das ist ein sehr interessanter Begriff, denn er bezeugt die enge Verbindung zwischen Mensch und Vogelmiere. So werden nämlich Pflanzenarten bezeichnet, die sich durch direkten oder indirekten Einfluss des Menschen in ein neues Gebiet verbreiten konnten und sich dort selbstständig fortgepflanzt haben. Die Vogelmiere ist also sozusagen immer an den Fußsohlen der wandernden Menschen und Tiere herumgewandert und war so ständig ihr nährender Begleiter. Besonders zur Zeit des beginnenden Ackerbaues war sie ein wichtiges Beikraut, das zur Ernährung genutzt wurde.

Die Vogelmiere enthält alle lebenswichtigen Vitamine und Spurenelemente, sie wirkt sehr kräftigend und nährend und eignet sich für Kränkelnde, Rekonvaleszente ebenso wie für gesunde Kräuterliebhaber. Vogelmiere ist als ein außergewöhnlich mildes, gemüsiges Wildkraut bekannt, das im Aroma an Erbsen oder Mais erinnert. Durch ihre vielen Vitamine und Spurenelemente findet sie auch Verwendung in der Kräuterkosmetik.

MEINE REZEPTE BESONDERS FÜR MÄNNER

KRÄUTERKOSMETIK FÜR MÄNNER – SELBSTGEMACHT WIRKT BESSER

Für die Badewanne

Badepralinen, Badekugeln und Badewürfel mit Kakaobutter als Grundlage sind sehr hautpflegend und können je nach Zutaten in der Wirkung variiert werden. Je nach Kräuter und Blütenzugabe wirken sie dann unterschiedlich und mitunter sehr intensiv. Durch die ausschließliche Verwendung von essbaren Zutaten sind sie sehr gut hautverträglich und nährend für den ganzen Körper und auch ganz besonders hautpflegend.

Grundrezept Badepralinen

200 g Natron
100 g Milchpulver
300 g Kakaobutter
100 g Zitronensäure
100 g Kartoffelstärke
getrocknete Blüten und Kräuter
ätherisches Öl nach Wunsch

Kakaobutter schmelzen und die zuvor vermischten Zutaten einrühren, zum Schluss das ätherische Öl und die getrockneten Blüten bzw. Kräuter dazugeben, aus der Masse Kugeln formen und auf einen Teller zum Trocknen legen (1–2 Tage). Dann kühl und trocken aufbewahren.

Kakao-Badekugeln

400 g Kakaobutter
200 g Natron
je 100 g Kakao- und Milchpulver, Zitronensäure, Kartoffelstärke
2 Handvoll getrocknete Rosenblüten

Die Kakaobutter in einem Emailtopf schmelzen, Natron, Kakao und Milchpulver, Zitronensäure, Kartoffelstärke miteinander vermischen und dann zügig mit einem Schneebesen in die Kakaobutter einrühren sowie eine Handvoll Rosenblüten untermischen. Aus der Masse Kugeln mit etwa 3 cm Durchmesser rollen und diese in den Blüten wälzen. Zum Trocknen auf ein Holzbrett legen und einige Tage kühl stellen. Danach kühl und trocken aufbewahren.

Durch die Beigabe von Kakao ist diese Badepraline von Natur aus sehr aromatisch und duftet nach Schokolade. Sie wirkt harmonisierend und sehr hautpflegend.

Rosmarin-Badepralinen

1 Handvoll frischer oder notfalls getrockneter Rosmarin
300 g Kakaobutter
200 g Natron
je 100 g Milchpulver, Zitronensäure und Kartoffelstärke
1 Handvoll getrockneter Rosmarin zum Bestreuen

Den Rosmarin von den Trieben rebeln und fein schneiden oder grob mahlen. In der Zwischenzeit die Kakaobutter in einem Emailtopf schmelzen, Natron, Milchpulver, Zitronensäure, Kartoffelstärke einrühren und den Rosmarin untermischen. Die Masse in Cupcake-Förmchen aus Silikon füllen und mit Rosmarinnadeln bestreuen. Zum Trocknen einige Tage kühl stellen. Kühl und trocken aufbewahren, wirkt nerven- und kreislaufstärkend und erfrischend.

Erkältungs-Badewürfel

2 Handvoll gemischte Kräuter: getrocknete Fichtenwipfel, Salbei, Thymian und Dost
400 g Kakaobutter
200 g Natron
je 100 g Milchpulver, Zitronensäure und Kartoffelstärke

Die Kräuter fein rebeln oder schneiden, etwas davon zum Bestreuen der fertigen Badewürfel beiseitegeben. In der Zwischenzeit Kakaobutter in einem Emailtopf schmelzen, Natron, Milchpulver, Zitronensäure, Kartoffelstärke einrühren und die Kräuter unterrühren.

Die Masse auf ein mit Backpapier belegtes Backblech etwa 3 cm hoch aufstreichen, mit den Kräutern bestreuen und 1 Tag trocknen lassen. Dann daraus Würfel von 3 x 3 cm Kantenlänge schneiden, zum Fertigtrocknen auf ein Brett legen und anschließend kühl und feuchtigkeitsgeschützt lagern.

Diese Badewürfel helfen sehr bei Erkältungsbeschwerden, aber auch bei Winterblues, kalten Füßen und schlechter Winterlaune.

Grundrezept Badesalz

2 Handvoll Meersalz und 1 Handvoll frische Kräuter und Blüten im Mörser gut verarbeiten, sodass eine homogene Masse entsteht. Die feuchte Masse auf ein Tuch zum Trocknen verteilen. Nach Geschmack noch einige Tropfen ätherisches Öl beigeben, etwa Orange, Mandarine oder Zitrone.

Dazu wird das trockene Badesalz in einer Schüssel mit den Ölen beträufelt und gut durchgemischt.

Zum Lagern in ein Glas mit Schraubverschluss füllen und trocken lagern. Für ein Vollbad werden etwa 8 EL Badesalz ins heiße Wasser gestreut.

Info!

Salz als Badezusatz steigert die Durchblutung, wirkt entgiftend über die Haut und positiv auf den Stoffwechsel. Salz aus dem Toten Meer wird besonders heilkräftige Wirkung zugesprochen.

Badesalz für Haut und Nerven

2 Handvoll Meersalz und je 1 Handvoll frische Gundelrebe, Zinnkraut und Rosenblüten zum Badesalz verarbeiten.

Erkältungsbadesalz

2 Handvoll Meersalz und 1 Handvoll frischer oder getrockneter Thymian, Salbei und Dost zum Badesalz verarbeiten und mit ätherischem Latschenkieferöl versetzen.

Badesalz deluxe

1 Tasse Totes-Meer-Salz
1 Tasse Natron
4 Tassen Bittersalz
1 Tasse Mandelöl
je 1 Tasse getrocknete Rosenblüten und Zitronenmelissenkraut

Die Kräuter und das Meersalz in einem Mörser miteinander verreiben, dann die anderen Zutaten untermengen und gut vermischen. In ein Gefäß mit Schraubverschluss füllen und trocken lagern. Für ein Vollbad 4 EL verwenden.

Die Zusammensetzung des Badesalz deluxe wirkt pflegend, entgiftend und entsäuernd durch die Aufnahme der von der Haut ausgeschiedenen Säuren sowie erfrischend und rückfettend, wodurch die Haut spürbar weich und strahlend wird. Für ein Basenbad ist der Natronanteil hier zu gering, jedoch ausreichend, um ein wunderbar regenerierendes Badeergebnis zu erhalten.

Cremen für Gesicht und Körper

Wer selbst Cremen rührt, weiß, wie speziell selbstgemachte Cremen auf Haut und Wohlbefinden wirken. Die hochwertigen Zutaten, reduziert auf das Wesentliche, und die selbst gesammelten Kräuter und Blüten sind das Geheimnis! Um eine gute Creme herzustellen, braucht man nur ein paar Küchenzutaten: Ein gutes Pflanzenöl in Bio-Qualität, wie Olivenöl, einen Härter, damit aus Öl eine feste Creme wird, etwa Bienenwachs oder Kakaobutter, und die Pflanzen mit der gewünschten Wirkung, frisch, getrocknet, als ätherisches Öl oder als Tinktur. In Heilsalben gebe ich noch etwas Lanolin hinzu, das auf der Haut einen Wärmefilm bildet.

Kräutercreme für Gesicht und Körper

je 100 ml Bio-Olivenöl, nativ, und süßes Mandelöl
6 g Bienenwachs
10 g Kakaobutter
2 Handvoll gemischte Blättchen von frischer Vogelmiere, Gundelrebe und Zinnkraut
1 Handvoll Holunderblüten und Rosenblüten, gemischt

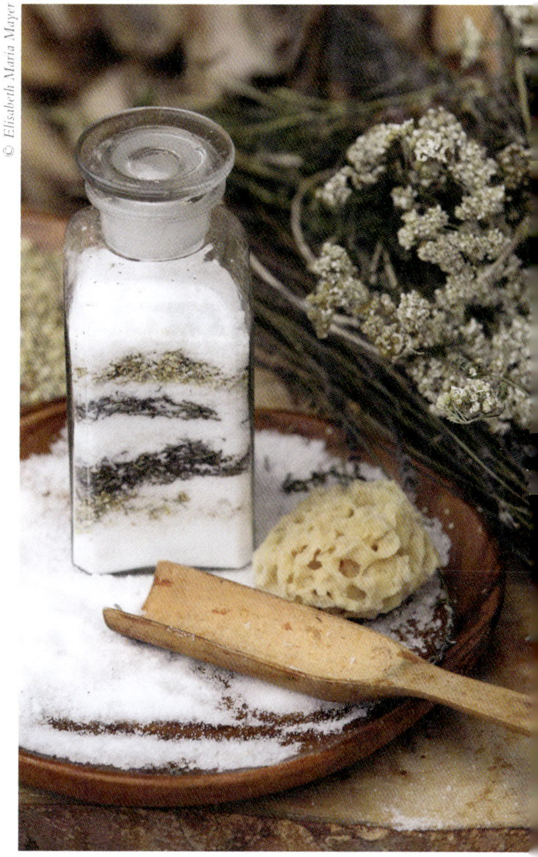

Die Öle in einem Emailtopf erwärmen und die Blüten und Blättchen einlegen und umrühren, sodass alles vom Öl bedeckt ist. Im warmen Öl nun 2 Stunden ziehen lassen, dabei aufpassen, dass das Öl nicht zum Kochen kommt, dann beiseitestellen und über Nacht ziehen lassen.

Danach nochmals erwärmen und abgießen, dabei die Kräuter gut ausdrücken, das Öl nochmals erwärmen und Bienenwachs und Kakaobutter hinzufügen, schmelzen lassen und die Mischung in Cremetöpfchen füllen. Erst nach Erkalten die Töpfchen verschließen.

Diese Creme ist sehr hautpflegend und völlig naturrein. Sie hilft bei trockener, rissiger Haut, kann aber auch einfach als Alltagscreme verwendet werden.

Aroma-Balsam

50 g weiße Vaseline
6 g Bienenwachs
10 g Lavendelblüten-Ölauszug
je 10 Tropfen ätherisches Öl von Minze, Lavendel, Rosmarin, Salbei, Thymian und Wacholder

Vaseline und Bienenwachs werden in einem Emailtopf erwärmt, bis sie flüssig sind, dann vom Herd nehmen und den Lavendelblüten-Ölauszug einrühren und die Salbe unter Rühren abkühlen lassen. In die lauwarme Salbe die ätherischen Öle nach und nach einrühren und in kleine Döschen füllen. Erst wenn die Salbe ganz abgekühlt ist, die Döschen verschließen und bis zum Gebrauch kühl lagern.

Der Aroma-Balsam erleichtert das Abhusten und löst Schleim aus den oberen Atemwegen. Er wird sehr dünn auf Brust und Rücken aufgetragen. Zudem hilft er bei Muskelverspannungen, Ischias-Leiden und Hexenschluss. Auch hier die betroffenen Stellen dünn einreiben.

Der Aroma-Balsam ist sehr „scharf“ durch die ätherischen Öle. Für kleine Kinder und empfindliche Menschen ist er daher ungeeignet.

Feiner Erkältungsbalsam

50 g Lanolin
12 g Bienenwachs
je 20 g Ringelblumen-Ölauszug und Lavendelblüten-Ölauszug
je 10 Tropfen ätherisches Öl von Lavendel, Rose, Salbei, Thymian und Tanne (Keine Minze!!!)

Lanolin und Bienenwachs werden in einem Emailtopf erwärmt, bis sie flüssig sind, dann vom Herd nehmen, den Blüten-Ölauszug einrühren und die Salbe unter Rühren abkühlen lassen. In die lauwarme Salbe die ätherischen Öle nach und nach einrühren und in Cremedosen füllen. Erst wenn die Salbe ganz abgekühlt ist, die Dosen verschließen und bis zum weiteren Gebrauch kühl lagern.

Info!

Dieser Balsam ist besonders gut für Kinder und empfindliche Menschen geeignet!

Schnupfensalbe

je 1 EL Majoran- und Angelikasamen, getrocknet
2 EL Bio-Olivenöl, vergin
2 TL Lanolin
5 Tropfen Angelikawurzelöl

Das Olivenöl erwärmen und den fein gerebelten Majoran sowie die zerstoßenen Angelikasamen einlegen und über Nacht ziehen lassen, dabei zudecken. Dann absieben, die Kräuter dabei gut ausdrücken, nochmals erwärmen und mit dem Lanolin versetzen. Rühren, bis es geschmolzen ist, lauwarm abkühlen lassen und das Angelikawurzelöl einrühren. Die Mischung in kleine Döschen füllen und ganz abkühlen lassen, dann erst verschließen.

Schmerz-Salbe aus Pappelknospen

bei Beschwerden des Bewegungsapparates, Gelenkschmerzen, Wunden, Verbrennungen
50 g Pappelknospen-Ölauszug
je 50 g Gänseblümchen, Zinnkraut und Beifußkraut
200 g Ghee (Butterschmalz)

Das Ghee in einen Emailtopf geben und bei kleiner Hitze schmelzen, Zinnkraut, Beifuß und Gänseblümchen fein hacken und einlegen. 10 Minuten leicht köcheln lassen und zum Ziehen zugedeckt über Nacht beiseitestellen. Dann neuerlich erwärmen, die Kräuter abgießen und gut ausdrücken und mit Pappelknospen-Ölauszug vermischen. Eventuell etwas Bienenwachs darin auflösen, wenn die Salbe fester gewünscht wird. Die fertige Salbe noch warm in Cremetiegel füllen, abkühlen lassen und erst dann verschließen. Dünn auf die schmerzenden Stellen auftragen.

Salbei-Kopfwehsalbe

20 g Bienenwachs
je 10 g Salbei, Fenchelsamen und Majoran
35 g Andorn
250 ml kalt gepresstes Distelöl

Die Kräuter im Mörser zu feinem Pulver vermahlen. Das Distelöl vorsichtig erwärmen, das Pulver einrühren und etwa 1 Stunde am Herd warmhalten, nicht aufkochen. Dann die Mischung durch einen Kaffeefilter gießen und die Flüssigkeit erneut erwärmen. Das Bienenwachs beigeben, eine Härtungsprobe machen, indem ein Tropfen der flüssigen Mischung auf einen Teller getropft wird, um zu sehen, ob die Creme auch fest wird. Nach Bedarf noch etwas Wachs bzw. Öl beigeben, um die gewünschte Salbenfestigkeit zu erhalten. In Cremetöpfchen füllen und erst nach dem Erkalten verschließen.

Mehrmals täglich bei Kopfschmerzen auf Kopf, Stirn, Nacken und Schultern auftragen und vorsichtig einmassieren.

Schlaf-gut-Balsam

60 ml Johanniskraut-Ölauszug
40 ml Vanille-Ölauszug (40 ml süßes Mandelöl, Mark einer Vanilleschote)
je 20 Tropfen ätherisches Öl von Zitronenmelisse und Lavendel
15 g Kokosfett

Tipp!

Für den Vanille-Ölauszug wird das Mark einer Vanilleschote für etwa 14 Tage im Mandelöl an einem warmen Platz im Haus ziehen gelassen, dann abgefiltert und verwendet.

Den Johanniskraut-Ölauszug und den Vanille-Ölauszug in einem Emailtopf vorsichtig erwärmen und mit dem Kokosfett vermischen, sodass es schmilzt. Dann lauwarm abkühlen lassen und mit den ätherischen Ölen vermischen und in Cremetöpfchen füllen. Erkalten lassen und verschließen. Der Schlaf-Gut-Balsam hilft bei stressbedingten Schlafproblemen und Unruhe. Vor dem Zubettgehen dünn auf Schläfen, Stirn und Nacken oder auch auf die Brust auftragen und wirken lassen.

Wärmender Fichten-Beifuß-Fußbalsam

je 2 EL getrocknete Beifußblätter und Fichtennadeln
je 1 EL Rosmarin und Salbei
5 EL Zinnkraut
20 g Olivenöl
5 g Bienenwachs
20 g Kakaobutter
3 Tropfen ätherisches Öl von Salbei oder Rosmarin nach Geschmack

Das Öl in einem Emailtopf erwärmen (nicht kochen) und darin die Kräuter einlegen und über Nacht ziehen lassen. Dann den Ansatz nochmals erwärmen und schließlich abgießen, dabei die Kräuter gut auspressen. Das Kräuteröl wieder zurück n den Topf geben und Bienenwachs und Kakaobutter darin schmelzen lassen. Lauwarm abkühlen lassen, die ätherischen Öle einrühren und in Cremetöpfchen füllen. Erst wenn die Creme abgekühlt ist, verschließen und kühl lagern.

Heilende Grüne Holundersalbe

100 ml grünes Holunderöl
5 EL getrocknetes Zinnkraut
3 EL gemörserte Brennnesselsamen
1 EL Lanolin
1 EL Bienenwachs

Grünes Holunderöl und Lanolin in einem Emailtopf erwärmen, das Bienenwachs beifügen, miteinander vermischen und schmelzen, die Kräuter einbröseln.

Die Mischung etwas abkühlen lassen, die Härtungsprobe machen und bei Bedarf noch etwas Bienenwachs beigeben, damit eine feste Salbe entsteht. Die Kräuter bleiben in dieser Salbe enthalten.

Die Salbe in kleine Cremetiegel füllen, abkühlen lassen und erst dann verschließen, kühl lagern. Diese Salbe wird dick aufgetragen und mit einem Tuch umwickelt. Über Nacht wirken lassen.

TIPP VON DER Kräuterfee

Ein Ölauszug aus Kräutern und Blüten ist ganz einfach herzustellen: 1 Handvoll Kräuter/Blüten (Johanniskraut, Pappelknospen, Zinnkraut, Ringelblumen, Lavendelblüten) in ein Marmeladenglas füllen und mit Bio-Olivenöl auffüllen, 14 Tage in der Sonne stehen lassen, dann abseihen und kühl und dunkel lagern.

Aus einer Tinktur schnell gemacht: Rasierwasser, Gurgelwasser, Fußgeist, Haarwasser

Aus hochprozentigen Tinkturen lassen sich allerlei duftende Verwöhnprodukte ganz einfach und mit wenig Aufwand herstellen. Sie halten sich sehr lange, können also auch über Jahre hinweg verwendet werden. Die Herstellung ist recht einfach.

Grundrezept Tinktur

Blüten, Kräuter oder auch eine Mischung davon werden in ein Glas mit Schraubverschluss gefüllt, bis das Glas ganz voll ist, und mit Schnaps aufgegossen. An einem Platz in der Sonne soll der Ansatz 4–6 Wochen reifen, dann wird die Tinktur abgeschüttet, dabei die Pflanzenteile gut auspressen, und in einer Braunglasflasche kühl gelagert.

Rasierwasser

Salbei als Tinktur ansetzen, zu 200 ml der fertigen Salbeitinktur werden 200 ml Hamameliswasser in eine Flasche mit Tropfer gefüllt und dazu ein Sträußchen frisches Bohnenkraut eingelegt.

Nach der morgendlichen Rasur wird das Rasierwasser gut in die Haut eingerieben. Es durchblutet und erfrischt die Haut; durch die antiseptisch wirkenden Kräuter werden kleine Schrammen und Wunden desinfiziert. Der Salbei sorgt darüber hinaus für einen angenehm würzigen Duft.

Gurgelwasser

je 1 Handvoll Holunderblüten, Minze, Spitzwegerich
3 Blütenköpfe von Echinacea
5 Stk. Kapuzinerkresseblätter
300 ml Schnaps oder Wodka
1 Flasche mit weitem Hals (Milchflasche)
200 ml Rosenwasser

Alle Zutaten werden nach und nach übers Jahr gesammelt und in die Flasche mit dem Hochprozentigen gefüllt, die an einem sonnigen Platz stehen sollte. Immer wieder durchschütteln und die Mischung einige Wochen ziehen lassen. Dann abgießen, die Kräuter gut ausdrücken und die Tinktur in eine Braunglasflasche füllen und mit dem Rosenwasser mischen. Zur Verwendung einige Spritzer vom Gurgelwasser mit lauwarmem Wasser mischen.

Fußgeist

Kräutergeist ist wohltuend und herrlich duftend, vor allem aber schnell angewandt. Er kann am ganzen Körper verwendet und sogar verdünnt mit Wasser getrunken werden, meine Empfehlung ist es jedoch, ihn als Fußgeist einzusetzen.

Bei Venenschmerzen durch zu langes Sitzen und angeschwollenen, müden Beinen wirkt eine Abreibung mit Fußgeist kühlend und erleichternd. Auch können einige Tropfen Fußgeist einem Fußbad beigefügt werden. Oder bei Schwäche und Fieber als Fußwickel anwenden. Dazu werden einige Tropfen in Apfelessig oder Wasser gemischt und ein Tuch darin getränkt das dann um die Füße gewickelt wird.

Der Kräutergeist kann auch in den Händen verrieben und durch die Handflächen tief eingeatmet werden, das erfrischt und stärkt. In Nacken und Schläfen einmassiert, klärt er Gedanken und regeneriert.

Salbei-Fußgeist

Für Menschen, die viel stehen oder sitzen müssen und in Schuhen dahinschwitzen
30 ml Salbeitinktur
10 ml Melissentinktur
10 ml Ringelblumentinktur
einige Tropfen ätherisches Öl von Zitronenmelisse
30 ml Hamameliswasser

Die Tinkturen in eine Flasche füllen, das ätherische Öl dazugeben und mit Hamameliswasser aufgießen. Gut schütteln und 1 Woche reifen lassen. Kühl und dunkel lagern.

Rosmarin-Fußgeist

Bei Venenschmerzen durch zu langes Sitzen und angeschwollenen, müden Beinen
30 ml Rosmarintinktur
10 ml Kamilletinktur
10 ml Ringelblumentinktur
einige Tropfen ätherisches Öl von Rosmarin
30 ml Hamameliswasser

Die Tinkturen in eine Flasche füllen, das ätherische Öl dazugeben und mit Hamameliswasser aufgießen. Gut schütteln und 1 Woche reifen lassen. Kühl und dunkel lagern.

Immunsystem-Kräutergeist

Zum Einreiben der Fußsohlen bei Schwäche und Kränkeln oder auch als Fußwickel
30 ml Echinaceatinktur
10 ml Rosmarintinktur
10 ml Salbeitinktur
einige Tropfen ätherisches Öl von Geranium
30 ml Hamameliswasser oder Apfelessig

Die Tinkturen in eine Flasche füllen, das ätherische Öl dazugeben und mit Hamameliswasser aufgießen. Gut schütteln und 1 Woche reifen lassen. Kühl und dunkel lagern.

Ausdauer-Kräutergeist

Steigert die Ausdauer bei langen Märschen und Wanderungen und lindert bei starker Belastung von Füßen und Beinen.

Aber auch bei anstrengenden Tätigkeiten für Geist und Seele. Zum Einreiben in die Fußsohlen oder auch als Fußbad.

30 ml Beifußtinktur
10 ml Rosmarintinktur
10 ml Salbeitinktur
einige Tropfen ätherisches Öl von Rosmarin
30 ml Kölnisch Wasser

Die Tinkturen in eine Flasche füllen, das ätherische Öl dazugeben und mit Kölnisch Wasser aufgießen. Gut schütteln und 1 Woche reifen lassen. Kühl und dunkel lagern.

Haarwasser und Haaröl

Haarwasser ist leicht und schnell anzuwenden und duftet herrlich nach Kräutern. Eine Einreibung damit ist eine Wohltat und zudem ist es stärkend und erfrischend für die Kopfhaut! Es kann bei nassem und trockenem Haar angewandt werden. Meist ist es eine Mischung aus Kräutertinkturen, Hamameliswasser und ätherischen Ölen. Die Zutaten werden in eine dunkle Flasche gefüllt und gut miteinander vermischt. Dazu eignen sich Tinkturen wie Brennnessel-, Salbei- oder/und Rosenblüten-Tinktur, Spitzwegerich-Tinktur oder auch Thymian-Tinktur.

Salbei-Brennnessel-Haarwasser

20 ml Salbei-Brennnesseltinktur
3 Tropfen ätherisches Öl vom Rosmarin
80 g Hamameliswasser

Für die Salbei-Brennnesseltinktur werden so viele frisch gepflückte Salbei- und Brennnesselblätter wie möglich in ein Marmeladenglas gestopft und mit Schnaps übergossen, sodass sie ganz bedeckt sind. Gut verschlossen, steht das Glas mit dem Ansatz nun 4 Wochen in der Sonne, dann kann die Tinktur verwendet werden.

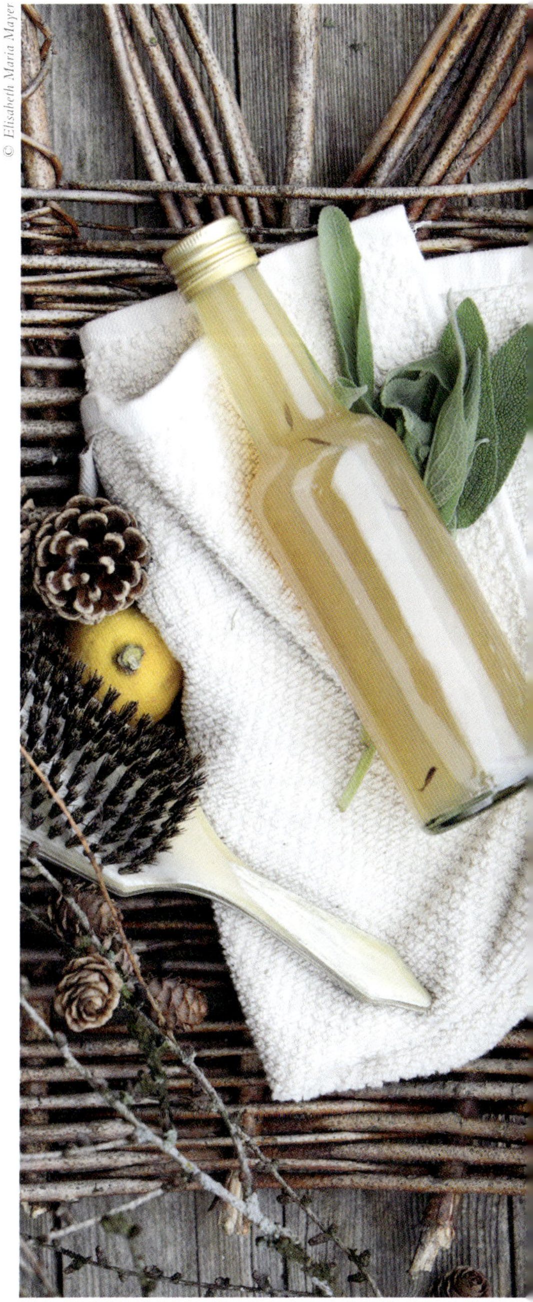

Salbeitinktur und Hamameliswasser werden in ein Fläschchen am besten mit Tropfverschluss gefüllt und mit dem Rosmarinöl versetzt, gut durchgeschüttelt und mehrmals täglich verwendet. Die duftende Flüssigkeit ist heilend und kräftigend für Haarwurzeln und Kopfhaut.

Balsampappel-Birken-Haarwasser

je 1 Handvoll Knospen
von Balsampappel und Birke
1 Handvoll Spitzwegerichblättchen
120 ml kochendes Wasser
120 ml Weingeist, 90 Vol.-%

Die Spitzwegerichblättchen mit dem kochenden Wasser übergießen, 30 Minuten ziehen lassen, abgießen, die Blätter gut ausdrücken und abkühlen lassen. Dann den Weingeist hinzufügen, die Mischung in ein Glas mit Schraubverschluss füllen, darin die Knospen einlegen und gut verschlossen 2 Wochen an einem warmen Platz ziehen lassen. Dann abgießen, in kleine Fläschchen füllen und mehrmals täglich anwenden, indem es in die Kopfhaut einmassiert wird. Das Haarwasser aktiviert Haarwurzeln und Kopfhaut und heilt wunde Hautstellen.

Haaröl für trockenes Haar und Kopfhaut

je 1 Handvoll frische Blättchen
von Brennnessel, Salbei, Rosmarin,
Spitzwegerich und Birke
300 ml Bio-Olivenöl, nativ
50 ml Salbeitinktur

Die frischen Kräuter auf ein Tuch aufbreiten, verlesen und etwas anwelken lassen, dann in das im Emailtopf angewärmte Öl einlegen und bei ca. 40 °C 2 Stunden ziehen lassen, dabei immer wieder umrühren und aufpassen, dass das Öl nicht zum Kochen kommt. Dann zum Abkühlen beiseitestellen und über Nacht stehenlassen. Schließlich die Kräuter abgießen, gut ausdrücken und das fertige Öl in eine Flasche füllen. Dazu die Salbeitinktur hinzugeben und gut durchschütteln. Vor der Haarwäsche wird das Haaröl in Haar und Kopfhaut massiert und 30 Minuten einwirken gelassen. Dann werden die Haare warm ausgespült und wie gewohnt gewaschen. Es ist sehr heilkräftig bei trockenem Haar und irritierter Kopfhaut, aber auch zur Haarwurzelkräftigung.

Zahnöl und Zahnsalz aus Kräutern

Wer auf Zahnpasta verzichten möchte und eine natürliche Art der Zahnpflege sucht, sollte es einmal mit selbst gemachtem Zahnöl probieren! Es wird statt Zahnpasta zum Zähneputzen verwendet und ist vollkommen naturbelassen. In der ayurvedischen Heilkunde wird Zahnöl seit Jahrtausenden mit Erfolg eingesetzt. Viele Heilkräuter sind zur Zahnreinigung geeignet, ich verwende besonders gern Petersilie und Salbei.

Die meisten Heilkräuter, die beim Zerreiben zwischen den Fingern stark riechen, wirken durch ihre ätherischen Öle entzündungshemmend, antibakteriell und erfrischen den Atem – sind also gut für Zahnöl und Zahnsalz geeignet. Petersilie eignet sich besonders gut, sie unterstützt zusätzlich die natürliche Entgiftung über die Schleimhäute und vertreibt Mundgeruch. Das Benutzen von Zahnsalz regt den Speichelfluss an und unterstützt die Selbstreinigungsprozesse der Mundflora.

Grundrezept Zahnöl

100 ml Bio-Olivenöl nativ
30–40 g duftende Kräuter,
wie Salbei, Petersilie, Rosmarin,
Thymian, Minze

Die Kräuter grob hacken, mit dem Öl in einen Mixbecher geben und mit dem Stabmixer fein pürieren. Alternativ einen Smoothie-Mixer verwenden.

Das Öl ist fertig, wenn die Kräuter fein zerkleinert sind und alles eine gleichmäßige, dünne Paste ergibt. Es dürfen ruhig ein paar Stücke übrigbleiben, sie unterstützen beim Zähneputzen die Reinigungswirkung. Das fertige Öl in ein sauberes Glas mit Schraubverschluss füllen und kühl lagern. Im Kühlschrank hält das Öl 4–6 Wochen.

Vor der Anwendung sollte das Öl gut geschüttelt werden. Zum Zähneputzen tauche einfach die trockene Zahnbürste in das Öl und putze damit wie gewohnt die Zähne. Es schäumt zwar nicht wie die gewohnte Zahncreme, doch besitzt das reichhaltige Öl mit den

Kräutern eine ausgezeichnete Reinigungswirkung und stärkt das Zahnfleisch. Du wirst staunen, wie gut sich die Zähne danach anfühlen und wie erfrischt der Atem ist!

Übrigens kann Zahnöl auch zum Ölziehen verwendet werden (siehe Mitte und rechts).

Grundrezept Zahnsalz

1 Tasse grobes Meersalz
2 EL Bio-Olivenöl, nativ
gesamt 1 Handvoll frische oder getrocknete Pfefferminze, Salbei und Thymian

Die Kräuter von den Stängeln zupfen und ganz fein schneiden, mit dem Salz und dem Öl in einen Mörser geben und durcharbeiten, bis eine homogene Masse entstanden ist. Das Zahnsalz in ein hübsches Gefäß abfüllen und direkt zum Waschbecken stellen.

Deo selbstgemacht

Salbeideo

30 g Salbei getrocknet
250 ml Apfelessig
200 ml Rosenwasser
50 ml Hamameliswasser
3 Tropfen ätherisches Rosmarinöl

Die Salbeiblätter mit dem heißen Essig übergießen, abdecken und so auskühlen lassen. Dann die Pflanzenteile abgießen, gut ausdrücken und in eine dunkle Flasche füllen. Rosenwasser, Hamameliswasser und Rosmarinöl beifügen und gut schütteln. Die Mischung sollte 14 Tage nachreifen und kann dann in Zerstäuberfläschchen gefüllt und als Deo verwendet werden.

TIPP VON DER *Kräuterfee*

ÖLZIEHEN MIT DREI VERSCHIEDENEN KRÄUTERZUBEREITUNGEN

Sonnenblumenöl mit Blutweiderich holt Rückstände aus dem Blut. Distelöl mit Gundelrebe holt Rückstände aus dem Lymphsystem. Erdnussöl mit Brennnesseln holt Rückstände aus Gelenken, Muskulatur und Gewebe.

Grundrezept Ölansatz

Für die **Ölansätze** übers Jahr ansetzen: Blutweiderichblüten vorsichtig auszupfen und davon 2 Handvoll in kalt gepresstem Bio-Sonnenblumenöl ansetzen, Gundelrebenranken in Distelöl ansetzen und Brennnesseltriebe mit grünen Samen in Erdnussöl legen. Dabei darauf achten, dass alle Pflanzenteile gut vom Öl bedeckt sind, damit sie nicht schimmeln, und die Gläser gut verschlossen halten. Jeweils 4 Wochen ziehen lassen, dann abgießen und dabei die Kräuter gut ausdrücken. Die Ölansätze kühl und gut verschlossen bis zur Verwendung lagern.

Ölziehen

Die **Ölanwendung** immer morgens nüchtern und vor dem Schlafengehen machen. Die Zähne in dieser Zeit nur mit Wasser und ohne Zahncreme putzen. Beginne bei Vollmond mit der Kur.

Und so geht's: 1 EL Öl im Mund 10 Minuten hin und her wälzen, dabei immer wieder durch die Zahnzwischenräume ziehen, dann ausspucken. Den Rest spucke ich übrigens unter den Holunderstrauch mit dem Spruch „Hollerstrauch, Hollerstrauch, nimm mir weg, was ich nicht brauch", eine uralte Tradition aus dem angelsächsischen Kräutersegen!

3 Tage hintereinander Sonnenblumenöl mit Blutweiderich, dann 3 Tage Gundelrebe-Distelöl, abschließend 3 Tage Brennnessel-Erdnussöl, danach folgen 3 Wochen Pause. Diese Abfolge 3-mal hintereinander wiederholen. Ich finde, dass dieses Ritual gut in die dunkle Jahreszeit, begonnen in den Rauhnächten, passt.

Begleitend zum Ölziehen können auch noch die Fußsohlen nach einem warmen Fußbad vor dem Schlafengehen mit der jeweiligen Ölzubereitung, die gerade zum Ölziehen verwendet wird, eingerieben werden. Einfach dünne Socken zum Schlafen über die Füße streifen.

Der Lehrling lernt, das Schwert zu halten, zu führen. Der Lehrling schmiedet zum Abschluss sein eigenes Schwert – Lehrjahre

Die Probleme hatten kurz nach dem dreizehnten Geburtstag des jungen Alexander begonnen. Ein etwas älterer und kräftigerer Jüngling war wegen eines Streites gegenüber Alexander handgreiflich geworden. Im Zuge dessen hatte Alexander wütend einen Stock zu greifen bekommen. Mit eleganten Bewegungen hatte er dem Angreifer so zugesetzt, dass dieser tagelang Schmerzen gehabt hatte. Diese Begebenheit hatte sich in Windeseile im Schloss herumgesprochen und war auch dem Fürsten zugetragen worden. Anna hatte versucht, mit Alexander darüber zu sprechen, doch dieser hatte abgewehrt und begonnen, sich von ihr und auch allen anderen zurückzuziehen. Anna war verzweifelt. In wenigen Wochen würde ihr Sohn seinen vierzehnten Geburtstag begehen und es hatte im letzten Jahr noch zwei weitere ähnliche Zwischenfälle gegeben. Selbst mehrere Unterredungen mit dem Fürsten hatten nicht gefruchtet. Alexander war sehr kräftig geworden und hatte die Zuhilfenahme eines Stockes gar nicht mehr notwendig gehabt um seinen Kontrahenten schwer zuzusetzen.

Seit einigen Wochen zog der Jüngling sich immer weiter zurück und reagierte auf Ansprache gereizt. Am liebsten drosch er mit den Übungsschwertern, die er mittlerweile selbst herstellte, mit aller Wucht auf Stangen und Bäume ein. Auch seine Mutter fand keinen Zugang mehr zu ihm und wusste sich nicht recht zu helfen. In einem Streitgespräch mit dem Jungen warf sie ihm vor, er würde mit seinem Verhalten das Andenken seines Vaters und die Gunst des Fürsten entehren. „Ich habe keinen Vater und auch sonst keine Familie! Und die Gunst des Fürsten? Jeder weiß doch, was er dafür will! Was er von Dir will!", schrie Alexander und stürmte wutentbrannt aus ihrer Kammer. „Was ist nur in den Jungen gefahren? Er war doch immer so ruhig und vernünftig?", fragte sie eine Kammerzofe, mit der sie schon seit Jahren freundschaftlich verbunden war und der sie den Vorfall geschildert hatte. „Es ist dieses Alter, meine Liebe!", gab diese zur Antwort. „Er sucht nach einem Vater, einem Mann, zu dem er aufschauen kann und dem er vertraut." „Aber ich ...", warf Anna ein. „Nein, liebste Freundin", wurde sie von der Zofe unterbrochen. „Du kannst diese Lücke nicht füllen. Du bist seine Mutter. Der Knabe sucht nach einem Mann. Eines solchen Liebe und Führung ist's, was er braucht." „Ich weiß." sprach Anna entmutigt. „Lange Zeit hatte ich gehofft, es könne einer der Wachmänner, mit denen er als Junge so viel Zeit verbracht hatte, oder der Schwertmeister ein Vorbild für ihn sein. Vielleicht sogar der Fürst selbst. Aber seine Worte heute haben mir verdeutlicht, dass mein Sohn niemandem hier vertraut. Wo er diese Anschuldigungen gegenüber dem Fürsten wohl herhat?" „Du weißt doch, liebste Freundin", entgegnete die Zofe, „die Leute reden oft dummes Zeug. Wer weiß, was er aufgeschnappt hat."

Anna dachte einige Zeit über den Streit und das Gespräch mit der befreundeten Zofe nach. Sie hatte die Worte des Schmiedes zum Abschied vor vielen Jahren nicht vergessen. „Es wird die Zeit kommen, in welcher der Junge Führung braucht. Wenn es soweit ist, dann schickt nach mir ..." Anna musste lächeln. So viele Jahre waren vergangen. Die Zeit der Trauer war längst entschwunden. Sie mochte ihn sehr, diesen Schmied. In all den Jahren hatten sie sich nur zu jenen seltenen Gelegenheiten gesehen, in welchen ihn seine Geschäfte an den Hof gebracht hatten. Anna traf eine Entscheidung „Ich werde den Fürsten bitten, Alexander vom Hofe zu entlassen. Ich werde den

Jungen zu dem Schmied schicken. Es ist an der Zeit." Kurz nach seinem vierzehnten Geburtstag trat der Jüngling schweren Herzens, aber auch voller Abenteuerlust, unter Geleit eines der Wachmänner, den Halbtagesmarsch zum Haus des Schmieds an. Noch vor Sonnenaufgang musste er sich unter Tränen von seiner Mutter verabschieden. Auch Anna hatte ein Herz aus Blei. Am Vorabend hatte sie ihrem Sohn mit feierlichen Worten jenes Schwert überreicht, welches sie bis zu diesem Tag gut versteckt unter Verschluss gehalten hatte. „Es ist unglaublich schön!", hatte der Jüngling ehrfürchtig gesagt, während zwei seiner Finger entlang der elegant geschmiedeten Klinge geglitten waren. Nun aber, in der Kälte des frühen Wintermorgens, fühlte sie den tiefen Schmerz einer Mutter, deren Sohn nun gehen musste, um zum Manne zu werden. Sie umarmte den Jungen lange und entließ ihn mit den Worten: „Nun geh, mein Sohn. Finde deinen Weg, lass dich leiten vom den Zeichen des Himmels und werde zum besten Manne, der du sein kannst." Tränen suchten sich ihren Weg über beider Wangen, als der Jüngling sich umdrehte und ging. Anna blickte noch lange in jene Richtung, in der die Umrisse ihres Sohnes und dessen Begleiters im Morgengrauen verschwunden waren.

„Seid Ihr Hellwig, der Schmied?", fragte Alexander in das Halbdunkel der Schmiede, aus welcher das wetzende Geräusch eines Schleifsteines zu hören war. Das Schleifen wurde leiser. „Wer will's wissen und was ist sein Begehr?", kam die Gegenfrage aus dem hinteren Teil des Raumes. „Meine Mutter schickt mich zu Euch. Ich sei hier gut für eine Lehre!", rief der Jüngling in den Raum. Er konnte immer noch nicht ausmachen, wo genau sich der Schmied befand. „Einen Lehrling brauch ich nicht!", rief der Schmied „Es gibt kein Weib in meinem Haus. So kann ich keinen versorgen und aufhalten würde es mich auch. Geh und such dir woanders eine Stelle." Das schleifende Geräusch wurde wieder lauter. „Ich soll sagen, es ist Anna vom Schloss, die mich schickt, und schöne Grüße soll ich bestellen!"

Alexander hatte die Stimme erhoben, um das laute Geräusch zu übertönen. Schlagartig war es still. Alexander hörte einen Sessel rücken und eine große, Ehrfurcht gebietende Gestalt bewegte sich auf ihn zu. Neugierig blickten überraschend freundliche, hellblaue Augen den Jungen an. „Anna ist es, die dich schickt?" Alexander nickte. „Gott Gütiger im Himmel! Wie viele Jahre sind vergangen, seit ..." Der Schmied hielt mitten im Satz inne, trat einen Schritt zurück und betrachtete sein Gegenüber von oben bis unten. „Ich habe mich schon gefragt, wann du wohl kommst, Alexander. Ein kräftiger Junge

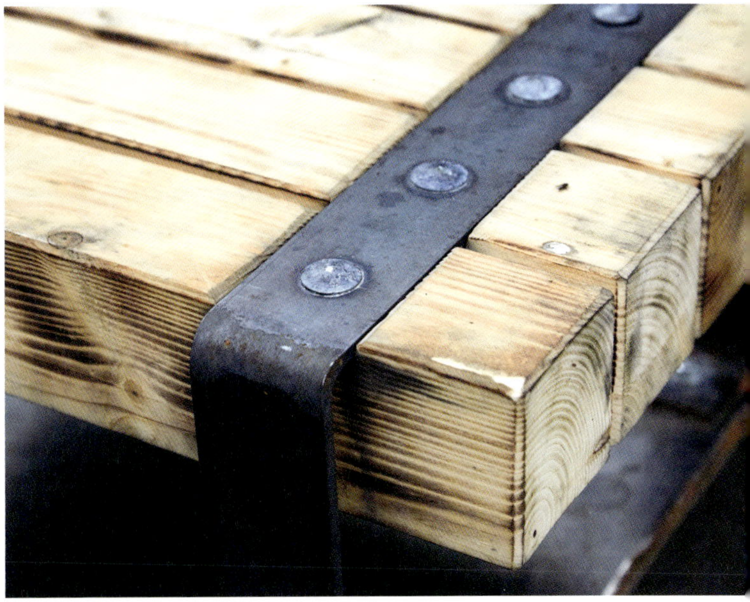

© Heidi Fröhlich

bist du und wohl gut geeignet fürs Schmiedehandwerk." „Ihr kennt meinen Namen?", fragte der Jüngling überrascht. „Ja, den kenne ich, Junge. Ich kenne dich zeit deines Lebens. Genauso lange, wie ich deine Mutter kenne."

All dies klang recht geheimnisvoll, aber Alexander wagte es nicht zu fragen, warum und woher dieser Fremde ihn und seine Mutter kannte. „So ist es nun an der Zeit, einen Lehrling zu nehmen." fuhr der Schmied fort. „Zuerst einen Monat zur Probe, damit ich seh', ob Du geeignet bist." „Was ist, wenn ich's nicht bin?" Zweifel klang in der Stimme des Jünglings. „Dann musst du zurück ins Schloss und dort arbeiten." war die Antwort. „Auf keinen Fall!" Die Augen des Jünglings waren schreckgeweitet. „Ich gehe keinesfalls dorthin zurück, auch wenn ich meine Mutter jetzt schon vermisse!" „Das ist ein guter Anfang, junger Mann!", erwiderte der Schmied freundlich. „Es gibt aber noch eine Sache, die du erfüllen musst." Er zeigte auf die Umrisse des länglichen Bündels, welche unter dem Mantel zu sehen waren. „Das Schwert! Du musst es mir zur Verwahrung übergeben!" „Niemals!", rief Alexander wütend. „Es ist von meiner Mutter und für mich bestimmt! Ich habe es erst gestern erhalten und gebe es nicht aus der Hand!"

Der Junge trat einen Schritt zurück, seine Augen funkelten wütend. „Um das geht es Euch also! Ihr wusstet wohl von dem Schwert. Ist es viel wert? Ihr wollt uns wohl betrügen!" „Beruhige dich, junger Mann!" Der Schmied hob beschwichtigend seine Arme. „Es stimmt schon, dieses Schwert ist für dich bestimmt. Jedoch es ist noch zu früh für dich, es zu tragen." „Was heißt hier zu früh?! Was wisst Ihr schon über mich! Ich weiß ein Schwert zu führen! Besser, als Ihr es jemals tun könntet, Schmied!" Alexander blickte hochmütig auf sein Gegenüber, wickelte das Schwert aus dem Tuch, begab sich in Kampfposition und hielt die Spitze auf dessen Brust. „Holt Euch das Schwert, wenn ihr könnt!"

Blitzschnell sprang der Schmied nach hinten, griff nach einer Eisenstange und sprang wieder nach vor zu dem Jüngling. Bevor dieser begreifen konnte, wie ihm geschah, schlug er ihm mit einem wuchtigen Schlag auf jene Hand, die das Schwert hielt. Ein zweiter Hieb traf den Jungen hart auf dem Oberarm. Das Schwert fiel lautstark auf den Boden. Mit rascher Hand griff der Schmied danach und hielt nun seinerseits dessen Spitze an die Kehle des Jünglings. Mit schmerzverzerrtem Gesicht hielt dieser sich seinen Arm, welcher kraftlos, gelähmt von Alexanders Schulter herabhing. Angst war in seinen Augen. „Werdet Ihr mich jetzt töten?" Seine Stimme zitterte. „Nein Junge, ich werde dich nicht töten. Aber es ist, wie ich es dir gesagt habe. Du bist noch nicht reif, dieses Schwert zu tragen. Und ich verstehe nun, warum deine Mutter dich hergeschickt hat." Der Schmied ließ das Schwert sinken. Alexander war erleichtert, zitterte am ganzen Leib und blickte voller Scham zu Boden. „Dies ist deine erste Lektion, junger Mann." fuhr der Schmied mit ernster Stimme fort. „Ich werde dieses Schwert in Gewahrsam nehmen, bis du bereit bist, es zu tragen. Doch zuerst wirst du das Schmiedehandwerk erlernen. Du wirst lernen, deine Gefühle zu beherrschen und Deine Schmerzen zu tragen. Dann erst werde ich dich in die wahre Kunst der Schwertführung einweihen."

Jetzt blickte er dem Jüngling tief in die Augen „Alexander, Sohn von Alexander und Anna, bist du bereit, diesen Weg mit mir bis zum Ende zu gehen? Bist du bereit, mir zu vertrauen und dich von mir führen zu lassen? Bist du bereit, die Lehre anzutreten?" Immer noch zitternd hob Alexander seinen Blick. Etwas an diesem Mann berührte in tief in seinem Herzen. „Ja, Meister, ich bin bereit, die Lehre anzutreten."

„Dann ist es gut." sagte der Schmied nun wieder mit sanfter Stimme und freundlichen Augen. Behutsam wickelte er das Schwert in das Tuch und trug es in den hinteren Bereich der Schmiede. „Ich werde es morgen an einen sicheren Ort bringen." Dann legte er seine Hände auf die Schultern des Jungen, der immer noch seinen schmerzenden Arm hielt. „Komm mit ins Haus, mein Junge. Zuallererst kümmern wir uns um deinen Arm, sonst kann ich dich als Lehrling nicht gebrauchen. Ich weiß über diese Dinge zwar nicht so viel wie Deine Mutter, aber ich denke ein Wickel mit Beinwell und Arnika wird dir nicht schaden." Der Schmied führte Alexander in sein Haus. „Hat deine Mutter dich das Kochen gelehrt?", fragte er, während er den Wickel bereitete. „Ja, Meister. Ich bin des Kochens kundig. Sie hat mir viel gezeigt." „Das ist gut." sagte der Schmied, während Alexander sich fragte, warum dieser so viel über seine Mutter wusste.

Es zeigte sich rasch, dass Alexander ein gelehriger Handwerker war. Er lernte schnell und wurde rasch kräftig genug, den Hammer geschickt zu führen. Er machte seinem Meister viel Freude. Obendrein war er ein begabter Koch, der sich einiges von dem Wissen über den richtigen Einsatz von Küchenkräutern von seiner Mutter angeeignet hatte. Wann immer der Jüngling Zeit fand und sich unbeobachtet wähnte, nahm er sich eine geeignete Stange, eines der fertiggestellten Schwerter wagte er nicht zu entwenden, und ging damit in den Wald, um gegen die Bäume zu fechten. Dem Schmied war dieses nicht entgangen. Von Zeit zu Zeit schlich er dem Jungen nach und beobachtete wohlwollend, wie behände dieser sich zwischen den Bäumen bewegte. So gingen die Monate ins Land. Sie waren schon ein seltsames Gespann, der Meister und sein Lehrling, aber sie kamen gut miteinander zurecht. Und so gingen die Jahre ins Land.

Eines Tages nahm der Meister einen Rohling und übergab diesen seinem Lehrling. „Nun ist es Zeit, dein eigenes Schwert zu schmieden. Vieles habe ich dich gelehrt. Du bist geschickt und des Schwerterschmiedens kundig. Wenn's dir gelingt und du es mir schön geschliffen und poliert zeigen kannst, ist deine Lehrzeit beendet." Alexander starrte den Meister fassungslos an. „Dann ist meine Lehrzeit beendet? Muss ich dann gehen?" „Du kannst gehen, wenn dies dein Wunsch ist. Aber ich denke, du wirst noch bleiben wollen. Du wirst wohl lernen wollen, dein Schwert recht zu führen." „Aber ich ...", wollte der junge Mann einwerfen, doch wurde er vom Schmied unterbrochen „Bäume sind keine Gegner, die sich zu wehren wissen, und die Burschen, denen du vor Jahren zugesetzt hast, wohl auch nicht." Alexander fühlte sich ertappt und senkte das Haupt. „Du bewegst dich geschickt, junger Mann, ich hab' dich gesehen. Doch es gibt noch vieles zu erlernen, bevor du dich einem geübten Kämpfer stellen kannst." „Warum wisst Ihr von diesen Dingen, Meister?", wollte Alexander wissen. „Ihr seid doch Schmied und kein Schwertkämpfer?" „Das muss Dich jetzt nicht kümmern, mein Junge. Geh und mach dich an die Arbeit."

Alexander hatte sich mit großer Geschicklichkeit an die Fertigung seines Gesellenstückes gemacht. Das Schmieden unter der liebevoll, strengen Anleitung seines Meisters hatte ihn neben den handwerklichen Fertigkeiten Geduld, Ausdauer und Genauigkeit gelehrt. In jenen Momenten, in welchen diese ihm innewohnende, überschäumende Wut seiner habhaft geworden war, hatte der Meister ihm den schweren Hammer und einen groben Rohling zur Arbeit gegeben. So hatte der reifende Jüngling gelernt, aus dieser Wut gute Arbeit zu machen. Über die Jahre war er zu einem besonnenen jungen Mann geworden, der seine große Kraft gut zu beherrschen wusste.

Das Schwert war wohl gefertigt und gut gewichtet. Der Schmied prüfte es und war hochzufrieden. „Dieses Schwert ist nun deines, Alexander", sagte er. „Wie hast du dich entschieden? Wirst du auf Wanderschaft gehen oder bei mir das Schmiedehandwerk ausüben und den Schwertkampf erlernen?" Der junge Mann brauchte nicht nachzudenken. „Es ist mein Wunsch zu bleiben, Meister."

THEMEN

Erlernen von Grundkenntnissen, Führung empfangen und annehmen, Grenzen kennen und akzeptieren lernen.

IMPULSE ZU LICHTMESS

Kaltwasserimpuls

Die positive Wirkung von Kaltwasseranwendungen ist in unseren Breiten spätestens seit der Arbeit von Pfarrer Sebastian Kneipp bekannt. Das Wirkspektrum reicht von der Stärkung des Immunsystems über Stoffwechselanregung, Reduzierung von Reizzuständen und Entzündungen bis hin zur Verbesserung mentaler und emotionaler Zustände. Neben all diesen Effekten ist das regelmäßige Durchführen des Kaltwasserimpulses aber auch eine wirksame Willensschulung.

Vorbereitung

Führe den Kaltwasserimpuls am besten morgens aus. Achte darauf, dass Dir warm ist und Dein gesundheitlicher Zustand eine Kaltwasseranwendung erlaubt. Du kannst gerne den Atemimpuls aus dem Kapitel Wintersonnenwende , S. 46 f., als Vorbereitung nutzen.

Ausführung – Kaltwasserimpuls in der Dusche

Mach wie gewohnt Deine Körperpflege in der Dusche und nutze diese Zeit, um bewusst ruhig und tief zu atmen. Behalte diese Atmung während der Kaltanwendung bei. Nimm den Duschkopf in die Hand und dreh das warme Wasser ganz ab. Bewege den Wasserstrahl vom rechten Fuß, auf der Innenseite des Unterschenkels, bis zum Knie und auf der Außenseite wieder nach unten. Führe diese Bewegung 3-mal aus. Wiederhole das am linken Unterschenkel.

Beachte: Wenn Kaltwasseranwendungen neu für Dich sind, ist es sinnvoll, den Impuls an dieser Stelle zu beenden und für einige Tage so durchzuführen. Erweitere die Anwendung schrittweise über einen größeren Zeitraum.

Wechsle wieder nach rechts und bewege den Wasserstrahl auf dieselbe Weise 3-mal auf der Innenseite bis zur Hüfte und außen wieder zum Fuß. Wiederhole diesen Vorgang auf der linken Seite.

Wiederhole den Vorgang von Deiner rechten Hand über die Innenseite des Armes zur Schulter und auf der Außenseite zurück zur Hand. Wechsle dann zum linken Arm.

Danach führst Du den Wasserstrahl 3-mal von der rechten Hüfte entlang des Rumpfes zur rechten Schulter, über die Schulterhöhe nach hinten zum Schulterblatt. Mach dort einen kurzen Stopp und lass für einige Momente das kalte Wasser auf der Rückseite Deines Körpers hinabrinnen. Wiederhole auch diesen Vorgang auf der linken Seite. Häng nun den Duschkopf wieder ein und wasch Dir mit beiden Händen Dein Gesicht.

Abschluss

Nachdem Du abgetrocknet und angezogen bist, schließ die Augen und nimm Dir kurz Zeit, um nachzuspüren, wie Dein Körper auf den Kälteimpuls reagiert.

Ausführung – Intensiver Kaltwasserimpuls in der Badewanne bzw. im freien Gewässer

Wenn Du schon ein geübter Kaltwasseranwender bist und Dein Gesundheitszustand es zulässt, kannst Du den Reiz mit einem Kaltwasser- oder Eisbad intensiver gestalten. Es gelten dabei die gleichen Regeln wie in der Dusche. Achte ganz besonders auf eine möglichst ruhige und tiefe Atmung während des gesamten Bades. Nutze auch hier die Möglichkeit, den Reiz nach und nach zu steigern, indem Du über mehrere Tage oder Wochen hinweg immer tiefer in das Wasser eintauchst. Wenn Du so weit bist, den ganzen Körper dem Eisbad auszusetzen, steigere langsam die Zeit. Achte darauf, dass Dir nach dem Eisbad niemals über einen langen Zeitraum kalt ist. Bei einem Bad in der Wanne kannst Du die Wassertemperatur mit Eiswürfeln noch zusätzlich senken. Eine ganz besondere Erfahrung ist es, in der kalten Jahreszeit ein Eisbad in einem natürlichen Gewässer zu erleben. Dort ist es empfehlenswert, im Wasser zu stehen, die Hände über dem Wasser zu halten und sich möglichst gut zu entspannen. Dies ist neben dem Kältereiz ein sehr intensives Naturerlebnis.

Abschluss

Achte darauf, dass Du Dich nach dem Eisbad rasch warm anziehen kannst und in eine warme Umgebung kommst. Nimm dir kurz Zeit, Deinen Körperreaktionen nachzuspüren. Etwas Bewegung und ein wärmendes Getränk helfen Dir, um wieder „auf Temperatur" zu kommen.

Aufrichtungsimpuls für die Wirbelsäule

Die Wirbelsäule ist die zentrale Knochenfunktionseinheit unseres Körpers. Sie ist flexibel und gleichzeitig stabil. Die Gestaltung unserer Wirbelsäule ermöglicht erst die menschliche Besonderheit des aufrechten Ganges. Diese Aufrichtung ist nicht nur eine funktionelle Ausnahme in der Natur. Durch diese sind wir regelrecht zwischen Himmel und Erde aufgespannt. Spirituelle Welt und Erdverbundenheit sind im Menschen auf einzigartige Weise vereint. Dies wird nicht zuletzt in unserer Wirbelsäulenkonstruktion repräsentiert. Der hier vorgestellte Aufrichtungsimpuls für die Wirbelsäule ist daher viel mehr als nur eine Körperübung.

Vorbereitung

Führe diesen Impuls mit bequemen Schuhen oder barfuß aus. Deine Kleidung sollte angenehm locker sein.

Ausführung

Begib Dich in die Grundposition. Im Folgenden verwendest Du Vorstellungen, um spezifische Wirkungen hervorzurufen: Du stehst bis zu den Schultern in angenehm warmem Wasser, sanfte Wellen bewegen den ganzen Körper behutsam vor und zurück. Genieße ein Weilchen diese entspannende Vorstellung. Unter Deinem Gesäß ist nun ein Stehhocker mit einer dicken Druckfeder unter der Sitzfläche. Jedes Mal, wenn Du vom Wasser nach hinten bewegt wirst, drückst Du den Hocker mit wenig Kraft einige Zentimeter nach unten. Sobald das Wasser Dich wieder nach vorne schiebt, lässt Du locker und der Hocker drückt Dich hoch. Mach diese Bewegung so lange, bis Du Dir den leichten Widerstand vom Hocker gut vorstellen kannst. Sobald dies der Fall ist, fügst Du eine Druckfeder vom höchsten Punkt Deines Kopfes nach oben hinzu. Diese drückst Du bei der Vorwärtsbewegung sanft nach oben. Sobald sich Dein Körper wieder nach hinten bewegt, drückst Du den Hocker nach unten usw. Führe diese Bewegung einige Minuten lang aus.

Abschluss

Beende die Vorstellung mit Hocker und Druckfeder und konzentriere Dich noch eine Weile auf die sanfte, entspannende Vorstellung, vom Wasser bewegt zu werden. Lass nach und nach die Wellenbewegung bis zum Stillstand weniger werden. Leg die Hände auf den Bauch, schließ die Augen und fühle kurz nach, wie Dein Körper auf diesen Impuls reagiert.

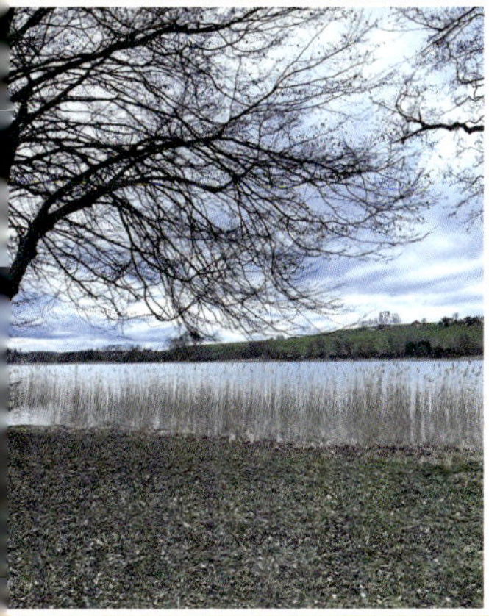
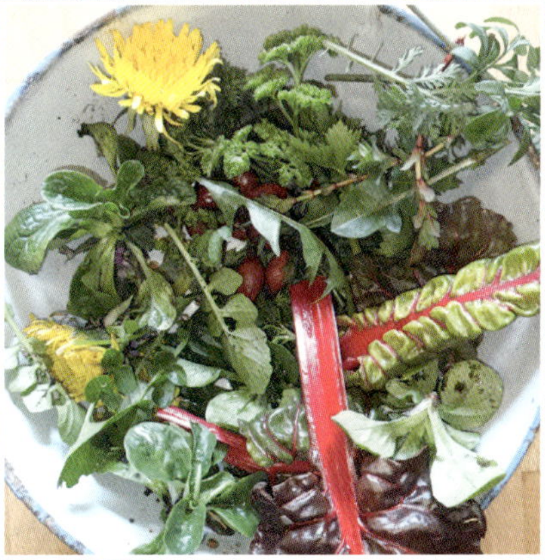
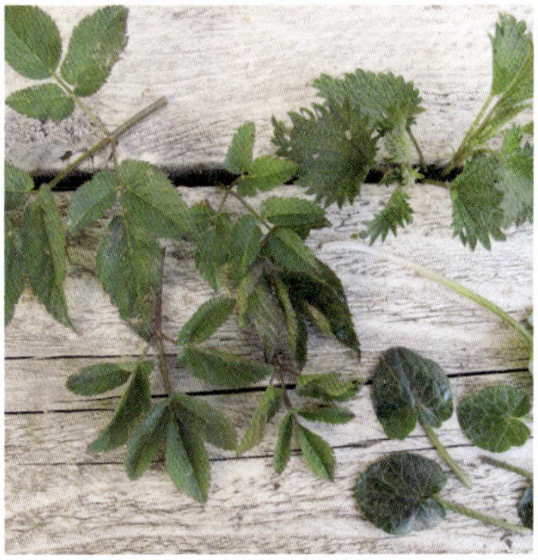
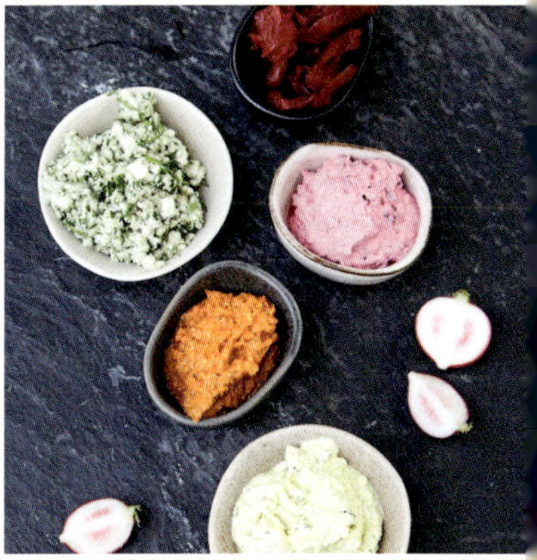

Frühlings-Tag-und-Nacht-Gleiche – 21. März

DER ABENTEURER

DER ABENTEURER ERLERNT DEN SCHWERTKAMPF

BESCHREIBUNG DER QUALITÄT UND DES CHARAKTERS DIESER ZEIT

Das Wachsen beginnt. Unaufhaltsam bricht das neue Leben hervor und kehrt zurück auf die Erde. Wir machen uns auf die Suche nach den Keimen des neuen Lebens, suchen frische Blüten und Frühlingskräuter. In unserem Kulturkreis ist das bis heute symbolisiert im Osterbrauchtum.

Aufbruch! Der Bewegungsradius des Sohnes erweitert sich. Es beginnt die Suche nach sich selbst und dem Lebenssinn. Grenzen und Bindungen werden herausgefordert und getestet. Dort, wo sie nicht halten, durchbricht er sie. Klare Strukturen und Rückschläge zeigen dem Jüngling den Weg. Erfahrung wird gesammelt.

Selbstüberschätzung, Grenzenlosigkeit oder Selbstzerstörung sind große Gefahrenquellen in dieser Zeit.

FARBE DIESER ZEIT

Gelb – das Gelb der Dotterblumen und des Löwenzahns in den saftig-grünen Wiesen. Die Farbe des goldgelben Sonnenlichtes spiegelt sich in den Wiesenblüten. Jahreszeit: FRÜHLING

GESUNDHEITSTHEMEN: UNFÄLLE, VERLETZUNGEN, KNOCHENBRÜCHE, SUCHT

Unfälle, Verletzungen – was tun?

Eine natürliche Eigenschaft des Mannes ist in vielen Fällen eine erhöhte Risikobereitschaft. Dies gilt insbesondere in der Zeit der Adoleszenz und des jungen Erwachsenenalters. Die Herausforderung liegt darin, diesen Risikowillen so zu kanalisieren, dass die Auswirkungen nicht verheerend sind. Unfallvermeidung hat grundsätzlich Priorität. Die Ausnahme ist der gefährliche Einsatz im Zuge von Schutz anderer Menschen, Lebensrettung oder Gefahrverhinderung. Die wesentlichste Maßnahme, sinnloses Risikoverhalten zu vermeiden, ist es, sich der Verantwortung, die man sich und anderen gegenüber hat, bewusst zu sein. Das Erüben von Risikobewusstsein ist wesentlicher Teil dieser Verantwortung. Stell Dir immer die Frage, ob Dein Handeln die eventuellen Folgen wert ist.

Kanalisiere Deinen Risikowillen! Wenn Du bei Dir eine hohe Risikobereitschaft verspürst, versuche Dich in Gebieten, die Dich und andere nicht schädigen. Hier einige Beispiele: Investiere Deine Energie und Deine Ressourcen in ein tolles Projekt, dessen Ausgang noch nicht feststeht, beginne etwas völlig Neues und Ungewohntes oder versuche eine Idee, die Du für unrealisierbar hältst, umzusetzen.

Was, wenn doch einmal etwas passiert?

Wenn Du unmittelbar nach einem schweren Unfall noch handlungsfähig bist, achte auf eine ruhige, tiefe Atmung und ergreife alle Maßnahmen, die zur Verbesserung Deiner Situation notwendig sind. Akzeptiere, dass Du Hilfe brauchst, und lass Dir helfen!! Bedenke, Du bist in einer solchen

Situation nicht Herr Deiner Sinne und hast deshalb eine schlechte Selbsteinschätzung. Ein Unfall löst in unserem gesamten System massiven Stress aus (siehe dazu die Beschreibung im Kapitel Schnitterin, S. 134 f.). Im Zuge dessen neigt unser Gehirn dazu, die Kommunikation funktioneller Einheiten voneinander zu trennen (Schockzustand). Der Aktivierungsimpuls für das Gehirn aus dem Kapitel Herbst-Tag-und-Nachtgleiche, S. 170, stellt diese Verbindung wieder her, Du kommst schneller wieder zu Dir selbst und es kommen die Selbstheilungssysteme in Gang. Darum ist es gut, wenn Du diesen schon gelernt und integriert hast.

Nach leichteren Unfällen mit stumpfen Verletzungen, wie Prellung, Zerrung oder Verstauchung, hilft ein regelmäßig aufgelegter, kühler Salzwickel. Dafür richtest Du Dir kühles Wasser mit Natursalz in einem passenden Gefäß her (ca. 1 EL auf 1 l Wasser). Ein geeignetes Tuch eintauchen und auflegen. Lass den Wickel nur so lange wirken, bis das Tuch warm ist. Das hilft gegen die Schwellung und dem Gewebe, sich zu regenerieren.

Wenn Du recht geschwollen bist, lagere den betroffenen Körperteil so oft wie möglich hoch. Sanfte Streichungen in Richtung Herz mit einer weichen Bürste oder einem trockenen Waschlappen bringen den Lymphfluss in Gang. All diese Maßnahmen helfen auch nach schweren Verletzungen bei der Regeneration. Wenn Du eine noch nicht vollständig verheilte Narbe hast, nutzt Du dafür die umliegenden Körperbereiche.

Eine gute, natürliche Pechsalbe ist bei den meisten Verletzungen ein wahres Wundermittel. Wenn eine Narbe gut verheilt ist, massiere Dir diese regelmäßig und kräftig mit Johanniskrautöl ein. Aber Vorsicht! Eine frisch verheilte Narbe sollte schon von Haus aus nicht dem direkten Sonnenlicht ausgesetzt werden! Achte daher vor allem in der warmen Jahreszeit darauf, dass der betroffene Bereich mit Kleidung abgedeckt ist. Vitamin C und Vitamin D unterstützen den Regenerationsprozess von innen her.

Reflektiere im Nachhinein die Umstände und Dein Verhalten in Bezug zu dem Unfall und ziehe Deine Schlüsse daraus. Sei dabei Dir selbst und anderen gegenüber ehrlich und vermeide nachträgliche, falsche Heldenerzählungen. Du kannst hier gerne den Innenschauimpuls im Kapitel Allerheiligen, Allerseelen, S. 190 f., anwenden.

Sucht

Sucht ist ein zu umfangreiches Kapitel, um es hier ausreichend abdecken zu können. Die Ursachen liegen meist im seelischen Bereich und brauchen die entsprechende, professionelle Begleitung. Neben hochgradig destruktiver Sucht, wie etwa Alkohol-, Drogen oder Spielsucht, gibt es auch Suchtmechanismen, die alltagstauglicher und gesellschaftskonformer sind. Beispiele dafür sind Zigarettenkonsum, Kaffee-, Zucker- oder Arbeitssucht, um nur einige wenige zu nennen.

Tipp!

Sucht ist Suche! Meist ist es die Suche nach sich selbst und der Heilung alter, seelischer Wunden.

Der Anfang liegt immer in der Erkenntnis! Suchtverhalten ist oft dem Betroffenen und auch seiner Umgebung nicht bewusst. Stell Dir die Frage, ob Dinge, die Du einnimmst oder tust, derart unverzichtbar sind, dass Du nur unter Schwierigkeiten damit aufhören kannst. Sollte Dir im Zuge dieser Beobachtungen Derartiges bewusstwerden, überlege, ob Du bereit bist, eine Zeitlang darauf zu verzichten. So kannst Du sehen, ob Dein Leben durch dieses Verhalten negativ beeinflusst oder sogar behindert wird. Beachte: Nicht alle Dinge, die Du regelmäßig tust, sind schädlich und suchtbehaftet. Die Frage ist immer, wie sehr Deine Lebensqualität und die Deiner Nächsten darunter leiden.

Beachte die Reflexion anderer Menschen! Es sind oft Deine Mitmenschen, die bei Dir Suchtverhalten bemerken. Nimm deren Kritik an und überprüfe diese.

Tipp!

Solltest Du Dir über eine Sucht klargeworden sein, suche Dir Hilfe und nimm diese auch an. Besonders für uns Männer ist es nicht immer leicht, Unterstützung von außen zu akzeptieren.

Tabak

Nicotiana Tabacum

Tabak ist bis heute in nahezu allen schamanischen Traditionen des amerikanischen Kontinents eine Meisterpflanze und damit heilig. Über viele Jahrtausende wurde sie vor allem für rituelle und heilerische Zwecke eingesetzt. Für den Schamanen ist Tabak ein Weg, mit der Anderswelt in Kontakt zu kommen. Zudem wurde die Pflanze auch als Heilkraut in verschiedenster Art und Weise verwendet. Erst durch die Verbreitung in der europäischen Kultur wurde Tabak zu einem Konsumartikel.

Zuerst ging es wohl noch um die stimulierende und konzentrationsfördernde Wirkung von Nikotin durch den gelegentlichen Genuss von damals noch reinem Tabak. Heutzutage wirken, neben dem Suchtmechanismus, auch eine Unzahl von zusätzlichen toxischen Substanzen hochgradig destruktiv auf diese ehemals spirituelle Kultur. Die Einführung und Vermarktung der ausschließlich sucht- und konsumorientierten Zigarette Mitte des 19. Jahrhunderts hat diesen schädlichen Prozess massiv beschleunigt. Aus all diesen Gründen ist auch von geringem Zigarettenkonsum unbedingt Abstand zu nehmen.

Wer sich dem Tabak rituell annähern möchte, dem ist Folgendes zu empfehlen:

- Versuche, Zugang zu reinem Tabak ohne Pestizide zu erhalten, oder noch besser, baue Deine eigenen Tabakpflanzen an und lerne, diese zu verarbeiten.
- Mach Dich auf die Suche nach einer zu Dir passenden, rituellen Pfeife oder schnitze Dir selbst eine solche.
- Mache mit Freunden ein Einführungsritual mit Deiner Pfeife und lege dabei fest, für welche Anlässe und Gelegenheiten die Pfeife und der Tabak zum Einsatz kommen sollen, und halte Dich auch an diese Vorgaben.
- Rauche bei jedem Mal den Tabak bewusst, nimm den Geschmack mit allen Poren wahr und bedanke Dich bei der Pflanze für diesen Genuss.
- Bewahre Pfeife und Tabak an einem besonderen Ort auf.

FRÜHLINGSPFLANZEN, DEREN BEDEUTUNG UND VERWENDBARKEIT

Die folgenden Pflanzen bieten geballte Grünkraft im Frühling. Wer diese Pflanzen kennt und zu nutzen weiß, kann nichts Besseres für seinen Körper tun, als diese Wildkräuter so oft wie möglich zu essen.

Brunnenkresse

Nasturtium officinale

Die Brunnenkresse ist eine ausdauernde, grün überwinternde Wasserpflanze, die im Wasser oder im Schlamm wächst. Sie hat durch die enthaltenen Senföle einen scharfen Geruch und Geschmack (ähnlich Rucola). Das endständige Fiederblättchen steht einzeln, ist breit eiförmig und etwas größer als die anderen. Ganz leicht kann man Brunnenkresse im Garten oder auf dem Balkon selbst aus Samen oder Ablegern ziehen. Es genügt eine Schüssel mit etwas Schlamm und einem Wasserzufluss von der Regenrinne, dem Gartenschlauch oder unter einem Brunnen. Alle paar Tage das Wasser ganz leicht für einige Stunden rinnen zu lassen, ist für das Gedeihen der Brunnenkresse völlig ausreichend.

Wenn am Bach geentet wird, muss man darauf achten, dass sich in seinem Oberlauf keine Tierweiden befinden. Ansonsten besteht die Gefahr, dass Eier vom Großen Leberegel auf dem Pflückgut sind. Im menschlichen Organismus kann er gefährliche Leberzysten verursachen.

Die Echte Brunnenkresse enthält sehr viel Vitamin C, Provitamin A, die Vitamine B und E, Niacin sowie wichtige Mineralstoffe, besonders Eisen und Jod. Brunnenkresse ist ein typisches Wildkraut zur Frühjahrskur, sie kräftigt den Organismus und wirkt anregend auf die Verdauung. Traditionell wird die Pflanze roh als Salatbeigabe oder als köstlicher Butterbrotbelag genommen. Sie kann aber durchaus das ganze Jahr über geerntet und genossen werden. Als Notfallmittel eignet sie sich bei Blasenentzündung und Gallenstauung.

Brunnenkresse-Apfel-Nuss-Salat

Salat

3 große Handvoll Brunnenkresse
2 mittelgroße Karotten
2 Äpfel
½ Endiviensalat
2 Bio-Orangen
Walnusskerne

Dressing

je 2 EL kalt gepresstes Olivenöl und Kürbiskernöl
3 EL Apfelessig
1 Prise Kräutersalz

Die Stängel und Blätter der Brunnenkresse gut waschen, mit dem Salat in dünne Streifen schneiden und in einer Salatschüssel anrichten und mit den grob geriebenen Karotten mischen. Mit Apfel- und Orangenscheiben belegen und mit Nüssen bestreuen. Das Dressing darüber träufeln. Gut dazu passt frisch gebackenes Brot oder auch Brotcroutons darüber.

Scharbockskraut

Ficaria verna

Zum ersten Frühlingsgrün gehört jedenfalls das Scharbockskraut. Es ist keine Seltenheit, die dunkelgrünen, rundlichen Blättchen schon im Februar an geschützten Stellen ernten zu können. Mit der ersten Blüte wird die Pflanze ungenießbar, ja sogar schwach giftig. Der Name Scharbockskraut weist auf die Verwendung in früheren Kulturen als Heilmittel bei Skorbut, einer Vitamin-C-Mangelkrankheit, hin. Die jungen Blättchen schmecken wegen ihres hohen Vitamin-C-Gehaltes säuerlich. Als Salatbeigabe gehört das Scharbockskraut zu meinen allerliebsten Wildkräutern, frisch gepflückt und roh verwendet, kann es überall dort beigefügt werden, wo eine Extraportion frisches Grün gewünscht wird.

Ehrenpreis

Veronica officinalis

Seit dem Mittelalter gilt der echte Ehrenpreis als Universalheilmittel gegen zahlreiche Krankheiten und trägt deshalb auch charakteristische Volksnamen wie „Allerweltsheil", „Grindheil" oder „Stehaufundgehweg". Die im Ehrenpreis enthaltenen Bitterstoffe, Gerbstoffe, die ätherischen Öle und das Glycosid Aucubin wirken innerlich wie äußerlich und sind sekretionsfördernd, reinigend und heilend. Als Blutreinigungs- und Hustentee, aber auch als Schönheitstee bei unreiner Haut und Akne wird er angewandt. Im Idealfall wird eine Teekur mit der äußerlichen Anwendung von Dampfbädern verbunden.

Teemischung zur Hautklärung

100 g Ehrenpreiskraut
je 50 g Nussblätter, Acker-Stiefmütterchenkraut und Holunderblätter
Honig zum Süßen

Alle Zutaten miteinander vermischen, trocken und dunkel lagern. Mit einer Tasse heißen Wassers je 2 TL der Mischung aufgießen, 10 Minuten ziehen lassen und mit Honig gesüßt trinken.

Gundelrebe

Glechoma hederacea

Die Gundelrebe fällt dem ungeübten Auge eigentlich nur durch ihren charakteristischen, stark balsamisch-aromatischen Geruch auf, wenn man die Blättchen reibt oder drauftritt, und durch die zarten lila Blüten am aufgereckten Endtrieb, die den Rasen im April behübschen. Ähnlich wie ihre Verwandten, Minzen, Thymian und Salbei, enthält auch die Gundelrebe viel ätherisches Öl, welches den sehr ungewöhnlichen Duft bedingt. Diese Öle lösen sich am besten in Fett, daher wurden in der Volksheilkunde die Blättchen in heißer Ziegenmilch zubereitet. Gundelrebenmilch wirkt schleimlösend und ist bei Bronchitis, Schnupfen und Schleimhautentzündungen sehr heilsam. Gundelrebe als Tee oder Salatbeigabe fördert die Bleiausschwemmung aus dem Körper. Die Bitterstoffe und Saponine regen die Verdauung an und stärken Herz und Leber. Im Mittelalter wurde die Gundelrebe bei allen Krankheiten, die mit Eiter einhergehen, angewandt.

Die Gundelrebe eignet sich besonders gut als Gewürzkraut, frisch oder getrocknet.

Gundelrebe-Gewürzsalz

1 Handvoll Gundelrebe
1 Handvoll gemischte, getrocknete Kultur- und Wildkräuter, wie Brennnessel, Spitzwegerich, Giersch, Schafgarbe, Bohnenkraut
1 Handvoll gutes Stein- oder Meersalz

Alle Kräuter vom Stängel rebeln und portionsweise mit dem Salz verreiben oder vermörsern.

Bärlauch

Allium ursinum

Der Klassiker unter den Frühlingskräutern begeistert mit seinem frischen, knoblauchigen Geschmack in Kombination mit gebündelter Heilkraft: Ätherische Öle, besonders das enthaltene Allicin (ein ätherisches Öl mit schwefelhaltigen Verbindungen), wirken desinfizierend und antibakteriell im Verdauungstrakt, daher heißt es „Bärlauch reinigt Darm und Magen". Zudem wird die Überbesiedelung mit Candida-Pilzen im Darm verhindert. Bärlauch ist reich an Vitamin C, Vital- und Mineralstoffen, besonders Eisen, Mangan und Magnesium. Er wirkt blutdrucksenkend und der Verklumpung der Blutplättchen entgegen und beugt daher Herzinfarkt und Schlaganfall vor. Der Schwefel im Bärlauch entgiftet und unterstützt bei Hauterkrankungen. Auch Arterien, Herz, Leber und Lunge profitieren von einer Frühlingskur mit Bärlauch. Bärlauch ist die einzige europäische Pflanze, die dafür bekannt ist, im Körperfett eingelagertes Quecksilber ausleiten zu können, es wird aktiviert und über Nieren und Darm ausgeschieden.

Bärlauch-Kräuteressig

ergibt ca. 1 Liter
2 Handvoll frische Bärlauchblätter
1 Sträußchen Giersch (alternativ Petersilie oder Liebstöckel)
2 EL Honig
3 EL Senfkörner
je 1 EL Piment, Koriander und Kardamom
1 Lorbeerblatt
1 l naturtrüber Apfelessig

Alle Zutaten vorsichtig in ein Einmachglas füllen und den Essig darübergießen. Die Blätter müssen gut von Flüssigkeit bedeckt sein! Den Ansatz in die Sonne oder an einen warmen Ort stellen und 14 Tage ziehen lassen, ab und zu das Glas schwenken.
Dann den Ansatz abseihen, die Blätter gut ausdrücken und den Essig in sterile Vorratsflaschen abfüllen und gut verschließen. An einem kühlen, dunklen Ort aufbewahren und innerhalb von 6 Monaten aufbrauchen. Dieser Aromaessig kann weiter zu essigsauren Getränken verarbeitet oder in der Küche verwendet werden.

Giersch

Aegopodium podagraria

Giersch ist als starkes Vitamin-C-Kraut bekannt (viermal mehr als in Zitronen), zudem ist er voller Mineralstoffe (im Vergleich zum Grünkohl 13-mal mehr), besonders Kalium, Magnesium, Calcium, Mangan, Zink und Kupfer, er enthält aber auch Pro-Vitamin A und Eiweiße und natürlich viele Vital- und sekundäre Pflanzenstoffe. Giersch ist eine sehr sanft wirkende Heilpflanze, die entwässert, ohne den Elekrolythaushalt zu bedrohen, entkrampft, entsäuert, entzündungshemmend und blutreinigend wirkt. *Podagraria* im lateinischen Namen deutet auch auf seine Hauptnutzung hin: Zur Linderung von Fußgicht.

Brennnessel

Urtica dioica sp.

Die Brennnessel ist das wichtigste Heilkraut und Wildgemüse im Alpenraum. Wegen der vielen Inhaltsstoffe und Mineralstoffe (Natrium, Kalium, Eisen, Magnesium, Calcium), Kieselsäure, Vitamine, besonders A und C, aber besonders auch hochwertigster Eiweiße ist sie wertvollstes Nahrungsmittel und Heilpflanze in einem. Vor allem als Frühjahrskur bei Eisenmangel, Abgeschlagenheit, Frühjahrsmüdigkeit und nach Infekten gibt es keine bessere Empfehlung. Brennnesseln sind durch die Kieselsäure und Mineralstoffe wertvolle Unterstützung für raschere Heilung nach Unfällen, Verletzungen und Knochenbrüchen. Sie kann den Körper nach Suchtverhalten (zu viel Alkohol, Fernsehen, Zucker, Kaffee) rasch wieder mit Lebensenergie und Nähr-, Mineral- und Vitalstoffen versorgen. Die Brennnessel fördert die Produktion von Dopamin im Körper und ist daher eine ideale Pflanze zur Unterstützung bei Raucherentwöhnung und anderen Entwöhnungskuren.

Brennnesselwurzeln enthalten Steroide, Lecithine und Polysaccharide, sie gelten in Fachkreisen als Lebenskraftspender erster Güte. Sie können ganz einfach aus der Erde gezogen, gewaschen und getrocknet werden. Dann zu Brennnesselwurzelpulver vermahlen.

Bei vergrößerter Prostata hilft eine Kur mit einem Extrakt aus der Brennnesselwurzel: Das Brennnesselwurzelpulver in kaltem Wasser ansetzen (1 EL auf 1 l Wasser) und 10 Minuten kochen, 10 Minuten ziehen lassen. Als Kur über Wochen täglich 2 Tassen trinken, alle 2 Tage frisch zubereiten.

TIPP VON DER *Kräuterfee*

Auch Wegerich und Beinwell sind Erste-Hilfe-Mittel für den Hausgebrauch bei Unfällen, Verletzungen und Knochenbrüchen (innerlich und äußerlich angewandt).

FRISCHE KRÄUTER-REZEPTE BESONDERS FÜR MÄNNER

KRÄUTERDIPS UND AUFSTRICHE FÜR JEDE KULINARISCHE LEBENSLAGE

Kräuterdips und Aufstriche können ganz einfach und ohne zu kochen zubereitet werden, schmecken köstlich, bieten vielfältigste Aromen und liefern dabei geballte Grünkraft für Gesundheit und Genuss. Dafür wird gesammelt, was gerade Saison hat, besonders jetzt im Frühling ist die Vielfalt an grünen, aromatischen Blättchen riesig. Dips und Aufstriche sind schnell gemacht, lassen sich gut vorbereiten und passen schlichtweg zu allem Möglichen. Wer viel im Freien unterwegs ist, kann die Zutaten auch einfach mitnehmen und gleich am Sammelplatz einen frischen Imbiss zubereiten.

Frischkäse-Dip

100 g Ziegenfrischkäse
je 1 Handvoll Brunnenkresse (alternativ Kresse, Scharbockskraut und Giersch oder Petersilie)
2 Karotten, grob gehobelt
2 EL Sauerrahm/Saure Sahne
1 EL Olivenöl oder ein anderes Öl nach Geschmack
Salz

Die Kräuter schneiden, mit dem Frischkäse und den anderen Zutaten gut vermischen, abschmecken und kühl stellen.

Tsatsiki homemade

½ ungeschälte Gurke
250 g Naturjoghurt
2 gepresste Knoblauchzehen
2 EL fein gehackte Minze
etwas Bärlauch und/oder Thymian
Salz

Die Gurke grob reiben und das Geriebene mit den Händen gut auspressen, dann in einer Schüssel mit den anderen Zutaten verrühren und salzen. Je nach Auswahl des Joghurts wird das Tsatsiki fester oder flüssiger.

Wildkräuter-Obatzter

200 g reifer Camembert
100 g Frischkäse
50 g Crème fraîche
1 TL Paprikapulver, edelsüß
1 Bund Bärlauch (alternativ Schnittlauch)

© Heidi Fröhlich

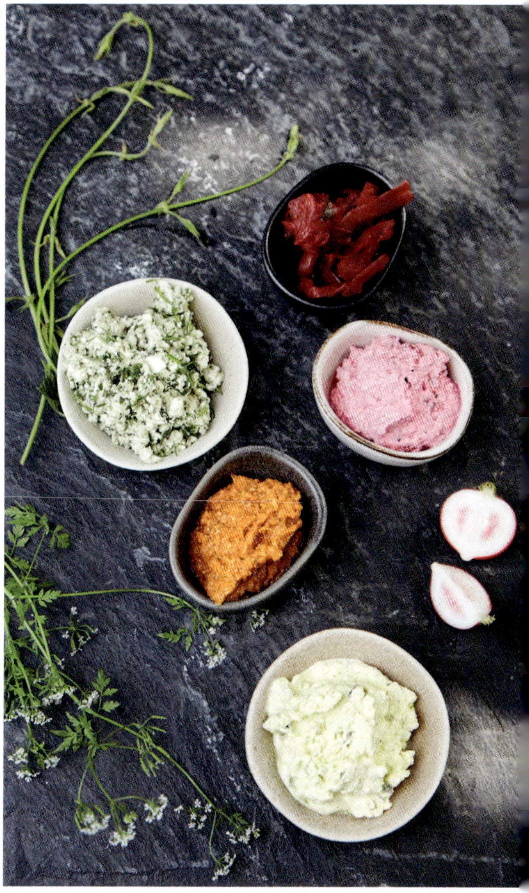

1 rote Zwiebel, in Ringe geschnitten
1 Büschel Giersch (alternativ Petersilie)
3 Radieschen
Salz und Pfeffer

Den Camembert mit einer Gabel zerdrücken, mit dem Frischkäse, Crème fraîche und Paprikapulver mischen. Wildkräuter fein hacken, unterrühren und mit Salz und Pfeffer abschmecken. Auf einem Teller anrichten und mit den Zwiebelringen und den Radieschenscheiben bestreuen und mit selbstgebackenem Brot oder Brezeln servieren!

Moretum-Wildkräuterstyle

250 g Feta-Schafkäse
250 g Frischkäse
2 fein gehackte Knoblauchzehen
3 EL fein gehackter Giersch (alternativ Petersilie)
1 Handvoll Bärlauchblüten oder -knospen
3 EL gehackter Koriander (alternativ Rucola oder Brunnenkresse)
1 TL frisch geschnittene Weinraute
1 EL Weißweinessig
2 EL Olivenöl
Salz und Pfeffer zum Abschmecken

Den Feta mit einer Gabel zerdrücken und mit den anderen Zutaten zu einer cremigen Masse verrühren, bis zum Servieren kühl stellen.

Erdäpfelkas – echt guat

4 Kartoffeln, vorgekocht
1 Zwiebel
1 Becher Sauerrahm/Saure Sahne
½ TL Kümmel
1 TL fein geriebener Knoblauch
5 EL fein gehackter Schnittlauch oder Bärlauch
5 EL Petersilie oder Giersch
1 Prise Pfeffer und Salz

Die Kartoffeln schälen und durch die Kartoffelpresse drücken, alternativ fein reiben. Die Zwiebel ganz fein schneiden und mit dem Sauerrahm und den Kartoffeln vermischen. Die Kräuter beifügen, würzen und abschmecken. Im Kühlen 1 Stunde ziehen lassen und nachwürzen.

Wildkräuter-Eiaufstrich

5 hartgekochte Eier
je 1 Handvoll Bärlauch, Giersch und Löwenzahn
etwas Scharbockskraut (alternativ Schnittlauch, Petersilie und Majoran)
4 EL Crème fraîche
Kräutersalz

Eier und Kräuter fein hacken, dann alle Zutaten miteinander verrühren und frisch zubereitet servieren.

Kürbiskern-Dip

125 g Butter
250 g Topfen/Quark
1 kleine Zwiebel
200 g Kürbiskerne
1 Büschel Bärlauch (alternativ Schnittlauch oder Winterheckenzwiebel)
1 Knoblauchzehe
5 EL Kürbiskernöl
Salz und Pfeffer

Butter, Kernöl und Topfen in einer Schüssel mit dem Mixer flaumig verrühren, Zwiebel, Kürbiskerne und Kräuter fein hacken und mit der gepressten Knoblauchzehe zur Basismischung rühren, mit Salz und Pfeffer abschmecken und genießen!

Liptauer mit Wildkräutern

250 g Topfen/Quark
100 g Butter
1 EL Crème fraîche
1 Zwiebel
1 Paprika, rot
1 Büschel gemischte Wildkräuter (Scharbockskraut, Pastinaken, Gundelrebe, Giersch, Dost)
1 EL Paprikapulver, edelsüß
1 Prise Pfeffer und Salz

Die Butter schmelzen und mit dem Topfen verrühren, mit Paprikapulver, Pfeffer und Salz abschmecken. Zwiebel und Paprika putzen, fein hacken und unterrühren, die Wildkräuter fein hacken und dazumischen.

Kräuterbutter

150 g weiche Butter
5 EL fein geschnittene Wildkräuter, wie Bärlauch, Scharbockskraut, Gundelrebe, Brennnessel, Giersch und Wegerich (alternativ Tulsi (Basilikum), Thymian, Majoran, Salbei, Estragon und Schnittlauch)

Die Butter mit den Kräutern vermischen und abschmecken. Kühl lagern! Kann auch portionsweise als Vorrat tiefgekühlt werden.

Gelbe Butter

100 g weiche Butter
2 EL Kurkumapulver
4 EL fein gehackter Wiesenkerbel oder Gartenkerbel
4 EL fein gehackter Schnittlauch oder Bärlauch
Salz und Pfeffer nach Geschmack

Alle Zutaten miteinander verrühren und abschmecken. Kühl lagern.

Bärlauchbutter

150 g weiche Butter
2 Handvoll junger Bärlauch, fein nudelig geschnitten
etwas Salz

Die Butter mit dem Bärlauch und dem Salz gut vermischen und in ein Schälchen füllen. Kühl lagern.

Frühlingsbutter

100 g weiche Butter
4 EL fein gehackte Frühlingskräuter, wie Giersch, Brennnessel, Spitzwegerich, Scharbockskraut und Brunnenkresse
etwas Salz

Die Butter mit den Kräutern gut vermischen und mit Salz abschmecken. In ein Schälchen füllen und kühl lagern.

Rote Butter

100 g weiche Butter
2 EL Tomatenmark
je 1 EL gehackter Thymian, Giersch, Gundelrebe und Basilikum
Salz

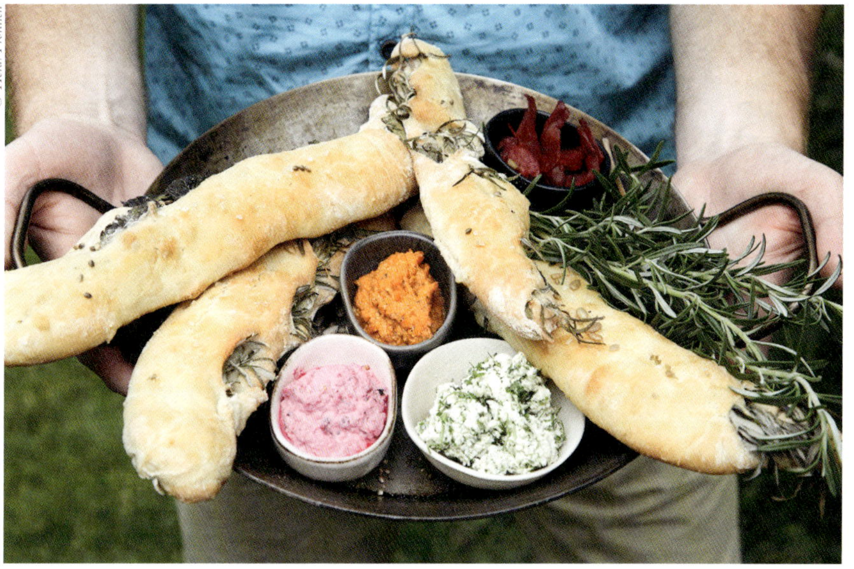

Von links im Uhrzeigersinn: Räuberkraut, Kräuterbrot, Liptauer mit Wildkräutern, Frischkäsedip

Die Butter mit dem Tomatenmark vermischen, bis eine gleichmäßig rote Masse entsteht, die Kräuter einrühren und mit Salz abschmecken. In ein Schälchen füllen und kühl lagern.

Blütenbutter

150 g weiche Butter
5 EL frisch gezupfte, bunte Essblüten (Schnitt- oder Bärlauch, Salbei, Rosmarin, Kapuzinerkresse, Ringelblume, Monarde etc.)
Salz

Die Butter mit den fein gehackten Blüten gut vermischen und mit Salz abschmecken. In ein Schälchen füllen und kühl lagern.

Pikante Butter

100 g weiche Butter
3 TL frisch geriebener Kren/Meerrettich
5 EL frisch gehackter Rucola, Kresse oder Brunnenkresse

Die Butter mit dem Kren und den fein gehackten Kräutern gut vermischen und mit Salz abschmecken. In ein Schälchen füllen und kühl lagern.

Gemüse-Kaviar

200 g Frischkäse
etwas Olivenöl
1 Aubergine
1 Zucchini
1 kleine Zwiebel
2 Handvoll frische Brennnesseltriebe
2 EL Walnüsse, grob gehackt
Salz

Die Aubergine waschen und in Scheiben schneiden, Knoblauch und Zwiebel schälen und fein hacken. Das Öl erhitzen und das Gemüse darin anbraten und weich dünsten. Zum Schluss die fein gehackte Brennnessel beifügen, kurz mitdünsten, dann abkühlen lassen und pürieren. Mit dem Frischkäse und den Walnüssen vermischen, abschmecken und zum Servieren kühl stellen.

Grünes Frühlingspesto

3 Handvoll klein geschnittene Frühlingskräuter: Sauerampfer, Scharbockskraut, Bärlauch, Brennnessel, Giersch und Gundelrebe
4 EL klein gehackte Haselnüsse
5 EL Bergkäse, gerieben
9–10 EL Distelöl oder Sonnenblumenöl
Salz

Alle Zutaten in einen Mörser füllen, die klein gehackten Kräuter beifügen und alles zu einer cremigen Paste vermörsern. Alternativ kann auch eine Küchenmaschine verwendet werden. In Gläser gefüllt, gut verschlossen und mit einer dicken Ölschicht bedeckt, hält sich das Pesto 6 Monate!

Grünes Sommerpesto

1 Bund Tulsi oder anderes Basilikum, Rucola und Petersilie, fein gehackt
4 EL klein gehackte Walnüsse
5 EL Bergkäse, gerieben
9–10 EL Olivenöl
Salz

Alle Zutaten in einen Mörser füllen, die klein gehackten Kräuter beifügen und alles zu einer cremigen Paste vermörsern. Alternativ kann auch eine Küchenmaschine verwendet werden. In Gläser gefüllt, gut verschlossen und mit einer dicken Ölschicht bedeckt, hält sich das Pesto 6 Monate!

Olivenpesto

250 g schwarze Oliven ohne Kern
5 Knoblauchzehen, fein gehackt
je 1 TL fein gehackter Thymian, Breitwegerich, Dost und Salbei
5 EL geriebener Parmesan
1 TL Zitronensaft
150 ml Olivenöl
Salz

Alle Zutaten fein hacken, in eine Küchenmaschine füllen, die klein gehackten Kräuter beifügen und alles zu einer cremigen Paste vermixen. In Gläser gefüllt, gut verschlossen und mit einer dicken Ölschicht bedeckt, hält sich das Pesto 6 Monate!

Rotes Pesto

100 g getrocknete Tomaten, fein gehackt
50 g schwarze Oliven
40 g geriebener Pecorino oder Bergkäse
je 3 EL frischer Thymian und Dost
1 EL Rosmarin
1 kleine Knoblauchzehe
2 EL Pinienkerne (alternativ Walnüsse, fein gehackt)
1 entkernte rote Chili
60 ml Olivenöl
Salz und Pfeffer

Alle Zutaten in einen Mörser füllen, die klein gehackten Kräuter beifügen und alles zu einer cremigen Paste vermörsern. Alternativ kann auch eine Küchenmaschine verwendet werden. In Gläser gefüllt, gut verschlossen und mit einer dicken Ölschicht bedeckt, hält sich das Pesto 6 Monate!

Couscous-Aufstrich

250 g Couscous
5 EL rotes Pesto
2 Handvoll gemischte Frühlingskräuter: Giersch, Spitzwegerich, Bärlauch und Scharbockskraut

Den fertig gegarten Couscous mit dem roten Pesto und den fein gehackten Kräutern vermischen und mit Salz und Pfeffer abschmecken.

Guacamole im Homemade-Style

2 reife Avocados
6 vollreife Cocktailtomaten
2 klein geschnittene Frühlingszwiebeln
1 Handvoll Bärlauchblüten (alternativ Schnittlauchblüten)
1 Handvoll Bärlauch (alternativ 2 fein gehackte Knoblauchzehen)
etwas Chili
1 Handvoll frische Gundelrebe und Brunnenkresse (alternativ ½ Bund Koriander)
2 EL Zitronensaft
Salz und Pfeffer nach Geschmack

Die Avocados halbieren und aus der Schale kratzen, mit den fein gehackten Kräutern, Frühlingszwiebeln und Zitronensaft mischen, Salz, Chili und Pfeffer abschmecken, gut durchrühren und, mit den Blüten bestreut, servieren.

Pikante Salsa

1 klein gehackte Schalotte
6 klein gewürfelte Fleischtomaten
1–2 frische, rote Chili, entkernt und fein gehackt
¼ TL Salz
1 Handvoll frische Gundelrebe, fein gehackt
Saft von 1 Limette
etwas Olivenöl
Pfeffer nach Geschmack

Alle Zutaten gut miteinander verrühren und mit Salz und Pfeffer abschmecken.

Wildkräuter-Eier-Salsa

5 hart gekochte Eier
2 mittelgroße, vorgekochte Kartoffeln
je 1 Handvoll junge Brennnesseltriebe und Giersch
etwas Olivenöl
Salz und Pfeffer nach Geschmack

Die Kartoffeln schälen und reiben, mit den geschälten, klein gehackten Eiern mischen und mit Olivenöl zu einer homogenen Masse verrühren, die fein gehackten Kräuter beifügen und mit Salz und Pfeffer abschmecken.

Wildkräuter-Bruschetta

15 vollreife Cocktailtomaten
1 Handvoll Giersch
1 Handvoll junge Brennnesseltriebe
1 Handvoll frische mediterrane Kräuter, wie Basilikum, Dost, Thymian
6 EL Olivenöl
4 EL Balsamico-Essig
Salz

Die Tomaten in kleine Würfel schneiden und mit den fein gehackten Kräutern, Öl und Essig in einer Schüssel gut mischen, mit Salz und Pfeffer abschmecken.

Auf weißem Krustenbrot, das getoastet wurde, servieren.

Avocado-Minze-Aufstrich

2 reife Avocados
1 kleines Büschel Bärlauch (alternativ ½ Knoblauchzehe, fein gehackt)
2 EL fein gehackte, frische Minze
1 Zitrone
1 frische, rote Chili, entkernt
125 g Feta
Salz

Die Avocados halbieren und aus der Schale kratzen, mit den fein gehackten Kräutern und dem Zitronensaft mischen, Chili fein hacken und mit dem zerdrückten Feta untermischen, mit Salz abschmecken und gekühlt servieren.

Süßes Beerenmus

300 g Beeren nach Wahl
80 g Rohrohrzucker

Die Früchte in einen Topf geben und zerdrücken (z. B. mit dem Kartoffelstampfer), den Zucker beigeben und ca. 3 Minuten kochen, dabei umrühren. In ein sauberes Marmeladenglas füllen und binnen einer Woche verbrauchen.

Haselnusscreme homemade

150 g Haselnüsse
100 g Kochschokolade
3 EL Hong

Haselnüsse fein mahlen und mit der geschmolzenen Schokolade und Honig so lange verrühren, bis eine cremige Masse entstanden ist.

TIPP VON DER *Kräuterfee*

FRISCHE BUTTER SELBST GEMACHT

Zimmerwarmes Schlagobers in eine Schüssel gießen und mit dem Handmixer auf höchster Stufe schlagen, bis sich Butterklumpen und -milch voneinander trennen. Die Buttermilch abgießen und beiseitestellen, die Butterklumpen mindestens 2-mal mit kaltem Wasser abspülen und auf ein Arbeitsbrett legen und mit den Händen drauf klatschen, damit das restliche Wasser austritt. In eine Schüssel geben und nach Wunsch salzen oder mit Kräutern vermischen.

Der Abenteurer erlernt den Schwertkampf – neue Herausforderungen und Schatten der Vergangenheit

Alexander hatte im Auftrag seines Meisters einige Zeit alleine mit seinem neuen Schwert geübt. „Damit du dich gut an Größe und Gewicht gewöhnen kannst." hatte dieser gesagt. „Wenn du soweit bist, werde ich dich unterweisen." Die Wochen vergingen und Alexander nutzte jede Möglichkeit zu üben. Der junge Mann hatte sich schon zu fragen begonnen, wann die Unterweisungen denn endlich beginnen würden.

Eines Tages war es dann soweit. „Hol dein Schwert und folge mir!" Der Schmied stand plötzlich mit einem Schwert in der Hand vor dem jungen Mann. Dieser war eben dabei, die Klingen der Schwerter, die vom Waffenmeister des fürstlichen Schlosses in Auftrag gegeben worden waren, zu schärfen. Er war voll der Vorfreude, würde er doch in wenigen Tagen seine Mutter nach vielen Monaten wiedersehen. Er hatte vom Schmied die Zusage bekommen, dass er die bestellten Schwerter ins Schloss bringen dürfe. Nur selten hatte er in den Jahren seit Beginn seiner Lehre, die Gelegenheit gehabt, seine Mutter zu sehen. „Die Schwerter sind so gut wie fertig", fuhr der Schmied fort, „es ist Zeit, dich in die wahre Kunst des Schwertkampfes einzuführen!" „Ich bin bereit, Meister!", rief Alexander, ließ alles liegen und stehen und rannte aus der Schmiede, um sein Schwert zu holen. „Immer mit der Ruhe, junger Mann!", rief der Schmied lachend hinterher. Dieser jedoch war nicht mehr aufzuhalten.

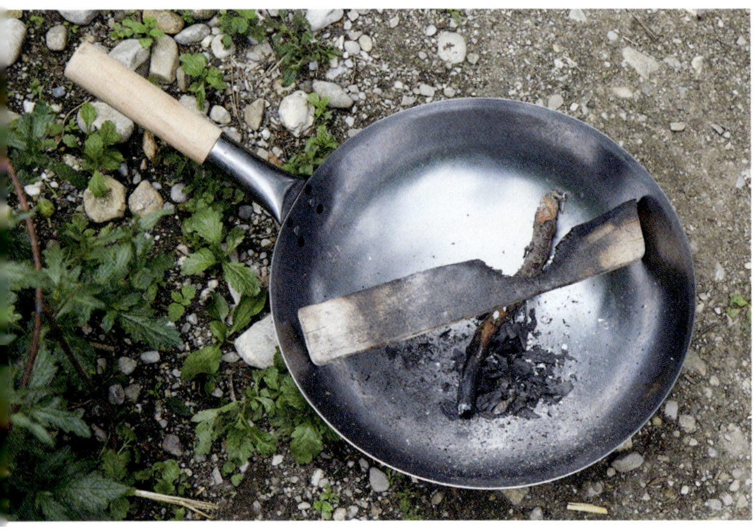

© Heidi Fröhlich

Wie es sein Meister erwartet hatte, lernte Alexander schnell und entwickelte sich rasch zu einem guten Kämpfer. Eines Tages, die Klingen prallten wuchtig, klirrend aneinander, brachte der Schmied den jungen Mann im Kampfe in starke Bedrängnis. Da kam eine alte Bekannte zu Tage. Jene unkontrollierbare Wut, die Alexander schon in seinem Jünglingsalter geplagt hatte. Er schickte sich an, wild um sich zu schlagen, und ging mit Mordlust in den Augen auf seinen Meister los. Dieser wusste sich gottlob zu verteidigen und entwaffnete den Wütenden im Handumdrehen. Dies entfachte die Wut des Jüngeren noch mehr. Ungeachtet dessen, dass sein Gegenüber seine Waffe noch in Händen hielt, stürmte er mit bloßen Händen auf diesen los. Der Schmied wich blitzschnell zur Seite und versetzte dem jungen Mann einen mächtigen Fausthieb auf die Brust. Der stolperte nach hinten und kam zu Fall. Er prallte auf eine Wurzel, die ihm den Atem nahm. Alexander lag schmerzgeplagt auf dem Rücken. Sein Meister stand über ihm. So fand er sich zum zweiten Mal in der Situation wieder, dass ihn der Schmied, mit einer Schwertspitze an der Kehle, in Schach hielt.

Entsetzt über sein eigenes Verhalten, starrte er sprachlos seinen Meister an. „Entschuldigt, Meister", stammelte der junge Mann, nachdem er etwas Luft bekam, „ich weiß nicht was ..." „Es ist deine

Angst!", unterbrach ihn der Angesprochene. „Diese Angst hat dich immer noch in ihrem Griff. Es ist an der Zeit, dich dieser Angst zu stellen. Sie ist dein mächtigster und gefährlichster Gegner!" „Aber ..." Alexander suchte nach Worten, „... aber ich fühle nur Wut! Eine Wut, die mich in ihren Bann zieht." Der Schmied ließ sein Schwert zu Boden sinken. „Du musst hinter diese Wut blicken, junger Mann! Hinter jener Wut findest du den wahren Kern dessen, was dich antreibt." Er reichte dem Jüngeren seinen Arm und half ihm hoch. Alexander konnte sich kaum aufrichten. „Hast du Schmerzen?" „Mein Rücken schmerzt, ich kann kaum atmen." „Komm mit ins Haus." Der Schmied reichte Alexander dessen Schwert. „Wir haben bestimmt noch etwas von der Salbe, die wir für deine Verletzung mit dem Hammer gerührt hatten." Der Schmied schickte sich an, voranzugehen. „Danach gibt's Abendbrot. Das wird uns guttun." Missmutig ging Alexander gesenkten Hauptes hinter ihm her.

„Wie kann ich hinter diese unbändige Wut blicken, wenn sie mich befällt?", fragte Alexander, nachdem die beiden das Mahl zu sich genommen hatten und er sich etwas besser fühlte. „Nutze jene Zeit, in welcher du gelassen bist, um hinter deine Gefühle zu blicken. Die Wut ist wie ein Strohfeuer. Sie entzündet sich schnell, verzehrt alles und bildet Rauchschwaden, welche man nur schwer durchdringen kann." Die Augen des Schmieds starrten ins Leere. Er schien nachzudenken. Alexander wagte nicht, das Schweigen zu unterbrechen. Nach einer Weile sprach der Schmied weiter. „Solange dein Rücken schmerzt, können wir mit dem Schwertkampfe nicht weiter fortfahren. Du bekommst von mir folgenden Auftrag. Hinter dem Hügel", er deutete aus dem Fenster, „befindet sich eine kleine Kapelle. Du nimmst dein Schwert und gehst jeden Abend vor dem Abendbrot dorthin. Um diese Zeit wird dich dort niemand stören. Du legst dein Schwert vor den Altar, kniest dich hin und sprichst folgende Worte: ‚Ich knie vor dir, Herr, und lege mein Schwert und all meine Wut zu deinen Füßen. Schenke mir die notwendige Einsicht, um das alles verzehrende Feuer der Wut zu löschen und inneren Frieden zu gewinnen. Amen.' Dann lausche der Stille. Tu dies jeden Tag bis kurz vor Einbruch der Dunkelheit, sodass du rechtzeitig zum Abendbrot wieder hier sein kannst." „Wie lange soll ich dies tun, Meister?", fragte Alexander, sichtlich verwirrt von dem unerwarteten Auftrag. „So lange, bis du die Gnade der Einsicht erhalten hast. Erst dann werden wir mit dem Schwertkampf fortfahren." Der junge Mann war sichtlich enttäuscht. Diese Enttäuschung grub sich tief in seine Eingeweide, gepaart mit kleinen, schmerzhaften Stichen. Stiche, die er nur allzu gut kannte ...

„Wie lange soll ich das noch tun, Meister?" Alexander war gerade eben von der Kapelle zurückgekehrt. „Seit unzähligen Tagen gehe ich zu dieser alten, hässlichen Kapelle, um diese Aufgabe zu erfüllen. Und was passiert? Nichts!" Der Schmied blickte hoch, während er weiter das Abendbrot bereitete. „Ungeduld ist wie ein Nagetier unter den Dielen eines Hauses. Sie zerfrisst dein Fundament und du kannst nichts mehr darauf bauen." „Was hat dies mit meinem Fortkommen mit dem Schwerte zu tun? Wenn mich Wut überkommt, bin ich umso stärker. Ich muss nur lernen, die Waffe richtig zu führen!", rief Alexander streitlüstern.

Der Schmied unterbrach seine Tätigkeit und wandte sich dem jungen Manne zu. „Wenn du nicht Herr deiner Gefühle bist, herrschen sie über dich! Wer beherrscht dann dein Schwert? Gefühle, deren Wurzel du nicht kennst, sind wie Dämonen, die in dir wüten. Wenn du in einem solchen Moment ein Schwert führst, wirst du zu einem Dämon, der eine Waffe in Händen hält." „Und wenn schon!", schrie der junge Mann. „So kann ich im Kampfe viele Männer besiegen!" „Und wirst zum Gefolgsmann des Bösen. Nichts Gutes kann daraus erwachsen!", rief der Schmied mit warnender Stimme. „Mir ist es egal, ob ich im Kampfe zum Dämon werde, solange ich siegreich bin und für die richtige Sache einstehe." Der junge Mann blickte seinen Meister herausfordernd an. „Du verstehst es nicht, Lehrling! Niemals kann eine Sache gut sein, wenn du von Angst und Wut geleitet bist. Du würdest das Andenken deines Vaters, dessen Namen du trägst, entehren!", polterte der Schmied mit ungewohnter Wucht.

Da ergriff unbändige Wut den jungen Mann „Ich bin nicht Euer Lehrling! Schon lange nicht mehr! Habt Ihr das etwa vergessen? Und was wisst Ihr schon über meinen Vater! Ich habe keinen Vater! Ich hatte niemals einen Vater! Und wisst Ihr, warum? Weil er im Kampfe besiegt wurde! Wäre mein Vater in diesem Kampf zu einem Dämon geworden, hätte ihn wohl keiner besiegt!" „Vergiss nicht, junger Mann, jedes Mal, wenn diese Wut dich ergriff, habe ich dich wohl besiegt! Deine inneren Dämonen haben dir da nicht viel geholfen." erwiderte der Schmied. „Das war nur, weil ich nicht genug Erfahrung mit dem Schwerte habe! Ihr wollt mir Euer Wissen auch weiterhin vorenthalten! Wahrscheinlich habt Ihr Angst, dass ich eines Tages besser sein werde als Ihr! Darum schickt Ihr mich zum Gebet, anstatt mich im Kampfe zu unterweisen! Darum lasst Ihr nicht zu, dass ich das Schwert in Händen halte, welches mir von Geburt an zusteht!" Alexander schäumte vor Wut. „Nun komm zur Ruhe, Alexander", sagte der Meister beschwichtigend, „du bist zu jung und zu unerfahren, um diese Dinge zu verstehen ..." „Nun schweigt Ihr! Ich fordere das Schwert! Hier und jetzt! Gebt es mir!", schrie der junge Mann. „Nein!" entgegnete der Schmied mit fester Stimme. „Wie Ihr wollt! Dann muss ich wohl gehen! Von Euch werde ich wohl nichts mehr lernen. Ich kann Euch noch nicht besiegen. Aber ich werde wiederkommen und mir holen, was mir zusteht."

Am nächsten Morgen verließ Alexander das Haus des Schmiedes. Dieser hatte die ganze Nacht gewacht und gebetet, wusste aber, dass er den jungen Mann ziehen lassen musste. Mit Tränen in den Augen blickte er dem jungen Mann hinterher. „Herr, lass ihn diese schwere und gefährliche Zeit gut überstehen. Begleite und führe ihn und lass ihn gesund und mit Einsicht wiederkehren."

Einige Monde waren ins Land gegangen, der Schmied war eben auf dem Weg von der Schmiede zu seinem Haus, um seine Mittagsrast zu machen, als er von der Ferne jemanden auf sich zukommen sah. Er blieb stehen, um zu sehen, wer wohl etwas von ihm begehren würde. Als die Person besser zu erkennen war, trat ein breites Lächeln in sein Gesicht. „Welch freudige Überraschung!", rief er, als Anna nahe genug war ihn zu hören. Diese winkte ihm zu. „Guten Tag, werter Herr Schmied." grüßte Anna, als sie bei ihm angekommen war. „Auch ich freue ich sehr, Euch zu sehen!" Sie war etwas älter geworden. Ein paar graue Strähnen hatten sich unter ihre schwarzen Locken gemischt. „Kommt ins Haus! Ihr seid sicher hungrig und habt Durst."

„Leider ist der Anlass meines Besuches kein freudiger." sagte Anna, nachdem sie das Mittagsmahl beendet hatten. „Es geht um Alexander. Habt Ihr das Gerede schon gehört?" „Nein!", antwortete der Schmied. „Ihr wisst, ich komme nicht oft unter die Leute. Was reden denn die Menschen über ihn?" „Es wird erzählt, er treibe sich viel herum und habe einen Gefährten. Dieser sei ein älterer, erfahrener Schwertträger, dem nichts Gutes nachgesagt wird. Die beiden sollen absichtlich Männer beleidigen, um sich dann mit ihnen zu prügeln. Es sei auch schon zu einigen Duellen mit dem Schwert gekommen." Anna hatte nun Tränen in den Augen „Ich habe große Sorge um ihn! Was ist passiert, Herr Schmied? Er hatte doch so eine gute Lehrzeit bei Euch!" „Das hatte ich befürchtet." sagte dieser kopfschüttelnd. „Es sind die Schatten seiner Vergangenheit, die ihn plagen. Ich hatte ihm den Weg gewiesen, er hat ihn jedoch nicht angenommen und ist gegangen." „Was kann ich tun?", fragte Anna verzweifelt. „Dies ist eine Zeit der Prüfung für uns alle. Ihr, werte Anna, und auch so mancher im Schloss habt unzählige Samen des Guten in ihm gesät. Auch ich habe, so gut ich es vermochte, meinen Teil dazu beigetragen. Jetzt ist es an uns, darauf zu vertrauen, dass diese Samen sich auswachsen und Früchte tragen." „Ihr sprecht von ihm wie ein Vater und Ihr habt wohl Recht." Auch der Schmied hatte nun Tränen in den Augen. „Es ist, wie ihr es sagt. Ich liebe Alexander wie ein Vater seinen Sohn. Schon am Tag seiner Geburt hat er seinen Weg in mein Herz gefunden. Jedoch war es nicht nur er, der ..." Der Schmied unterbrach sich mitten in seinen Worten und blickte beschämt zu Boden. „... auch ich sorge mich sehr um ihn." sagte er rasch. Trotz des Ernstes des Gesprächs machte Annas Herz einen Sprung. „Konnte es sein, dass ..." Sie wagte es nicht, den Gedanken zu Ende zu denken. Schnell wechselte sie das Thema und sie sprachen über angenehmere Dinge. Wenige Stunden später musste sie die Rückkehr antreten, um vor Einbruch der Dunkelheit wieder im Schloss zu sein.

Nicht lange danach wurde Anna schreckliche Kunde zugetragen. Alexander war schwer verwundet aufgefunden worden. Angeblich hatte er sich mit seinem Gefährten gestritten. Es sei auf offenem Felde zu einem Duell mit dem Schwerte gekommen, bei dem Alexander beinahe zu Tode gekommen war. Der andere hätte den schwer Verwundeten in seinem Blut liegen lassen und sei weitergezogen. Eine junge Frau hätte Alexander aufgefunden und zu sich nach Hause bringen lassen, um seine Wunden zu versorgen.

Anna packte eilig ein paar Sachen und Kräuter. Kurz darauf begab sie sich auf den Weg zu dem Ort, von dem es hieß, dass all dies passiert sei. Drei Tage und Nächte war sie unterwegs, schlief oder aß kaum und verscheuchte alle Sorgen um die Gefahren auf den Wegen.

In dem Dorf angekommen, konnte sie rasch herausfinden, wo ihr Sohn hingebracht worden war. „Isabella, die Hebamme, kümmert sich um ihn", hieß es und jemand zeigte ihr den Weg. Anna kam zu einem kleinen Haus am Waldesrand. Sie klopfte an die Tür, die von einer jungen Frau mit langen, roten Haaren und tiefblauen Augen geöffnet wurde. Sie war mittelgroß und hatte ein freundliches, schmales Gesicht. Neugierig blickte sie Anna direkt in die Augen. „Was führt Euch zu mir?", fragte sie mit einer angenehm warmen Stimme. „Mein Sohn ... er ist verwundet und es hieß, er sei bei Euch." beeilte sich Anna zu sagen. „Ah, ihr seid seine Mutter. Ja, er liegt hier in meinem Haus. Tretet ein." Anna ließ sich nicht lange bitten und betrat das Innere des Häuschens.

Alexander lag in einem abgedunkelten, kleinen Raum und war nicht bei Bewusstsein. Es roch nach Salbei und Lavendel, seine Wunden waren mit in Kräutersud getränkten Lappen abgedeckt und auf einem Kästchen neben seinem Lager stand ein Gefäß mit pechschwarzem

Inhalt. Anna begriff, dass ihr Sohn in besten Händen war. „Wie geht es ihm?", fragte Anna die junge Frau, die nach ihr den Raum betreten hatte. „Er ist über den Berg! Seit gestern fiebert er weniger und sein Atem hat sich beruhigt." antwortete diese mit Blick auf Alexanders Brustkorb. Anna nahm beide Hände der Fremden in die ihren. „Ich bin Euch zu tiefem Dank verpflichtet! Ihr habt meinem Sohn das Leben gerettet." Die Hebamme nickte. „Ihr müsst müde von der Reise sein. Seid mein Gast und gönnt Euch ein wenig Ruhe. Ich richte Euch ein Lager." „Euer Gast will ich gerne sein und mich nun auch um meinen Sohn kümmern. Aber ruhen kann ich jetzt nicht. Doch Ihr sollt ruhen. Ich sehe es an Euren Augen, Ihr habt wohl meines Sohnes wegen viel gewacht." „Das will ich gerne tun! Aber speisen solltet ihr noch ein wenig, bevor ich ruhe. Es ist gut, dass Ihr hier seid! So können wir abwechselnd für ihn sorgen", antwortete die junge Frau, während sie aus dem Raum ging.

THEMEN

Sehnsucht, Freiheit, Aufbruch, Lehrer-Gelerntes und Grenzen prüfen, die Komfortzone verlassen.

IMPULS FÜR DIE FRÜHLINGS-TAG-UND-NACHT-GLEICHE

Impuls „Reparaturreise nach Verletzungen"

Jede Verletzung löst in unserem Körper eine Stressreaktion aus. Je nach Schwere der Verletzung fällt diese Reaktion unterschiedlich stark aus. In seiner intensivsten Form stellt dieser Stress eine Traumatisierung mit allen sich daraus ergebenden Folgen dar.

Nach einer Verletzung liegt es an der Selbstheilungsfähigkeit unseres Körpers, diese wieder erfolgreich auszuheilen. Dies gilt insbesondere auch nach eventuell notwendigen, medizinischen Maßnahmen. Diese Selbstheilungsfähigkeit lässt Knochen wieder zusammenwachsen, Nähte und Wunden wieder verheilen. Sie kann mit der „Reparaturreise nach Verletzungen" effizient und nachhaltig unterstützt werden.

Verletzungen gehen immer mit einem Verlust der Kontroll- und Handlungsfähigkeit einher. Bei schweren Verletzungen gilt dies auch für eine oft lange Zeit danach.

Ein Aspekt des hier vorgestellten Impulses ist es, diese Handlungsfähigkeit wiederzuerlangen. Nach schweren Verletzungen ist es sinnvoll, den Reparaturimpuls regelmäßig immer wieder durchzuführen.

Vorbereitung

Sorge dafür, dass Du den Impuls in einer bequemen Postition und ungestört durchführen kannst.

Ausführung

Beginne mit dem im Kapitel Herbst-Tag-und-Nachtgleiche vorgestellten Aktivierungsimpuls für das Gehirn (siehe S. 170). Dieser hilft Dir, den die Selbstheilung blockierenden Stresslevel zu reduzieren.

Dann richte Deine Aufmerksamkeit mit geschlossenen Augen zu dem verletzten Körperteil. Stell Dir vor, Du könntest diesen in Überlebensgröße aus der Nähe betrachten. Sollte die Verletzung im Körperinneren sein, kannst Du durch eine Türe in Deinen eigenen Körper gelangen und die Verletzung begutachten. Neben Dir steht ein großer Werkzeugschrank. In diesem Schrank befindet sich alles an Werkzeugen, die Du zur Reparatur brauchen wirst. Lass dabei Deiner Fantasie freien Lauf – gerne kannst Du bisher nicht gekannte Werkzeuge erfinden. Schau Dir das Schadensbild genau an und mach Dich an die Arbeit. Nimm Dir genug Zeit, um die Reparatur genau und zuverlässig auszuführen.

Abschluss

Reinige den bearbeiteten Bereich, auch dafür stehen Dir alle Mittel zur Verfügung. Das Werkzeug verstaust Du wieder im Schrank, dieser löst sich nun auf. Du verlässt die „Baustelle" und vertraust darauf, dass Dein Körper den Rest erledigt.

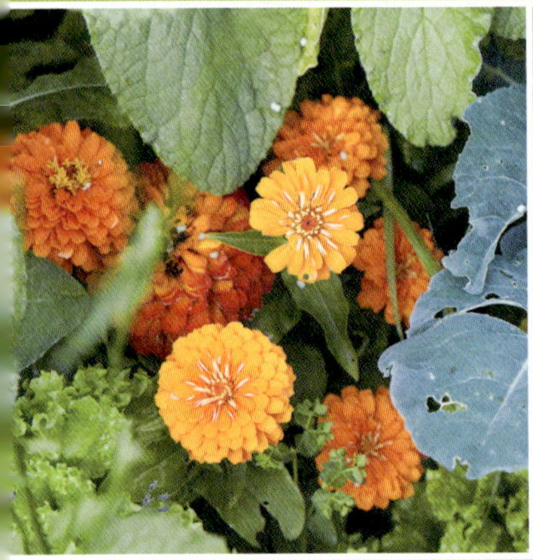

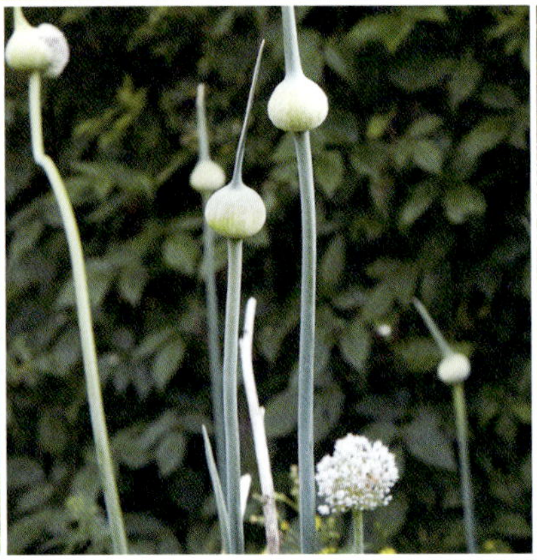

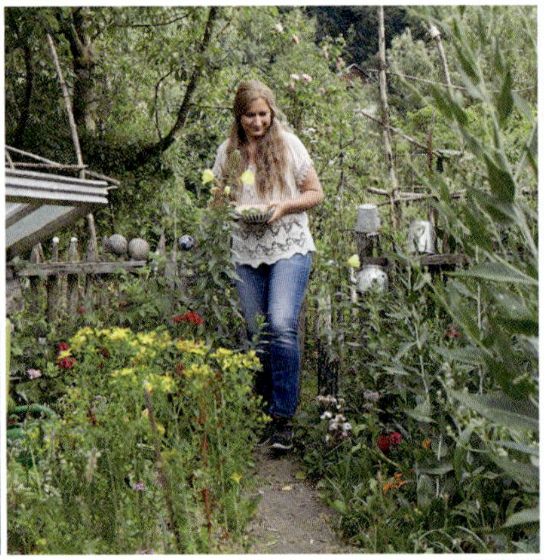

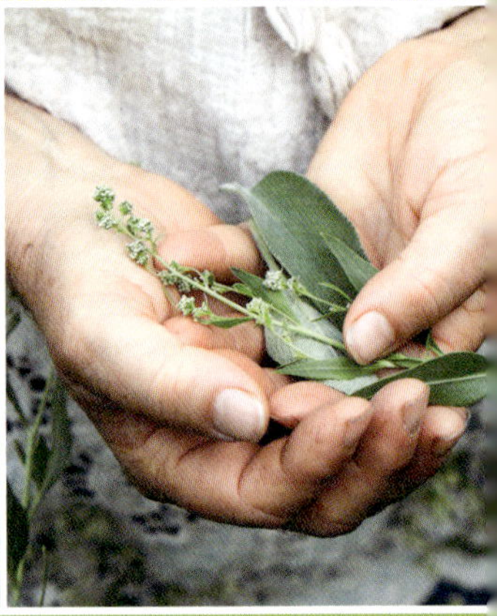

Maifest – 1. Mai

DER KRIEGER
DER KRIEGER SETZT DAS SCHWERT (FÜR DIE GUTE SACHE) EIN

BESCHREIBUNG DER QUALITÄT UND DES CHARAKTERS DIESER ZEIT

Der „grüne Mann" steht als Symbol für die junge Liebeskraft, für die Fruchtbarkeit der Natur, die wiedergeboren wird, in der Welt und in uns selbst. Alle Lebewesen verbinden sich wieder mit der sinnlichen Kraft der Erde. Die Erde erblüht als wunderschöne Maibraut. Im Maibaum-Brauchtum zeigt sich diese Entfaltung der Liebeskraft der Erde bis heute.

Der junge Mann hat viele Erfahrungen gemacht. Er hat gelernt, Schmerzen und Verantwortung zu tragen. Er kennt seine Aufgabe und arbeitet daran, diese bestmöglich zu erfüllen. Sein Gespür für Richtig und Falsch ist geschärft. Das befähigt ihn, auf Blender und Verführer nicht mehr hereinzufallen. Er widmet seine Fähigkeiten einer Sache, welche größer ist als er selbst, und er kennt dabei seine Grenzen.

Ist diese Reflexionsfähigkeit nicht entwickelt, besteht die Gefahr, „dem falschen Herrn" zu dienen. Fähigkeiten und Kraft werden dann für destruktive Ideen und Ziele eingesetzt. Einer dieser „falschen Herren" kann das Ego sein. Dann folgt der Mann nur sich selbst. Eine andere Variante ist, sich zwar für die richtige Sache einzusetzen, wenn jedoch die eigenen Grenzen nicht bewusst sind, sich dabei auszubrennen.

FARBE DIESER ZEIT

Hellgrün – das zarte, frische Hellgrün der Frühlingswiesen und Laubbäume.
Grün ist die Hoffnung, die neue Welt.
Jahreszeit: FRÜHSOMMER

GESUNDHEITSTHEMEN: HERZ, GEFÄSSE, GALLENBLASE, LEBER, MAGEN, NIERENSTEINE

Einfache Maßnahmen für Herz und Gefäße

Unser Herz ist im wahrsten Sinne des Wortes ein zentrales Organ. Es bewegt gemeinsam mit den Blutgefäßen unser Blut durch den Körper und versorgt so alle Bereiche. Herzerkrankungen sind in westlichen Ländern seit Langem die Todesursache Nummer eins. Und dies vor allem bei Männern. Auch hier spielen Lebensführung und Ernährung die größte Rolle.

Das Herz steht allerdings auch für unsere Beziehungen zu uns selbst und anderen gegenüber. Lang andauernde Konflikte können unser Herz nachhaltig belasten. Eine gute Pflege Deiner Beziehungen sowohl im Arbeits- als auch im privaten Umfeld sind aus diesem Grund eine wesentliche Maßnahme, um gut für Dein Herz zu sorgen. Löse vorhandene Konflikte pro-aktiv und schone so Dein Herz! (Du kannst dazu gerne den Innenschauimpuls aus dem Kapitel Allerheiligen, Allerseelen, S. 190 f., zu Hilfe nehmen.)

Halte Deine Versprechen! Dein Herz wird durch gebrochene Versprechen sehr belastet. Dabei spielt es keine Rolle, ob es sich um ein Versprechen sich selbst oder einer anderen Person gegenüber handelt. Darum überlege gut, bevor Du Dich auf ein Versprechen einlässt. Übe Dich mit dem in diesem Kapitel vorgestellten inneren, verbindlichen Vertrag, S. 107.

Das Herz liebt ein ausgewogenes Verhältnis zwischen Aktivität und Entspannung. Was es auf Dauer gar nicht mag, ist Stress. Die wichtigste Maßnahme zur Pflege Deines Herzens ist daher Stressreduktion und Stressvermeidung (siehe dazu die Beschreibung im Kapitel Schnitterin, S. 134 f.). Entspannung und ausreichender Schlaf sind Streicheleinheiten für unser Herz! (Siehe dazu den Entspannungsimpuls im Kapitel Schnitterin, S. 154.) Im Wechsel dazu sorge dafür, dass Du ausreichend, sanfte Ausdauerbewegung an der frischen Luft hast. Auch Deine Blutgefäße lieben das! (Siehe dazu den sanften Ausdauerimpuls im Kapitel Schnitterin, S. 152 f.) Kaltwasseranwendungen (siehe diese im Kapitel Lichtmess, S. 65 f.) sind bei Herz und Gefäßen gleichermaßen beliebt.

Einfache Maßnahmen für Leber und Gallenblase

Die Leber ist eine Art Superorgan. Sie ist der „Recyclinghof" in unserem Körper. Die Leber verwertet alles, was aus dem Darm über das Blut zu ihr gelangt. Sie zerlegt Stoffe in ihre Bestandteile, entsorgt Unbrauchbares und baut Brauchbares so um, dass es für unseren Körper verwendbar ist.

Die Gallenblase speichert jenen Verdauungssaft, den die Leber produziert. Die beiden sind daher als funktionelle Einheit zu betrachten.

Pflanzenschutzmittel, Alkohol, Medikamente, aber auch Umweltgifte, wie Feinstaub oder toxinbelastete Arbeitsplätze, schwächen die Leber. Die wichtigste Maßnahme, um die Leber zu unterstützen, ist es daher, diese Toxine so gut wie möglich zu vermeiden.

Auch aufgestaute Wut belastet dieses Organ. Sorge also dafür, dass eventuell auftauchende Wut einen konstruktiven, gewaltfreien Weg nach außen findet. (Nutze hierfür den Innenschauimpuls im Kapitel Allerheiligen-Allerseelen, S. 190 f.)

Die Leber ist ein hochaktives Organ und mag regelmäßige Bewegung am Tag und die Einhaltung der nächtlichen Ruhephase ab 23 Uhr. Davor hilft ein feuchter, warmer Leberwickel, diese zu entspannen. Vergönne Deiner Leber morgens, auf nüchternen Magen ein heißes Zitronenwasser. Vermeide am Abend schweres, fettes Essen.

Einfache Maßnahmen, um den Magen zu unterstützen

Was uns „im Magen liegt", schwächt diesen auch. Stell Dir bei Magenproblemen die Frage, was dies sein könnte oder ob es etwas gibt, was Dich „sauer" macht. Ansonsten beachte alle im Kapitel 21. Dezember beschriebenen Maßnahmen für die Verdauung (siehe S. 24).

Einfache Maßnahmen für die Nieren

Die Nieren stehen in engem Zusammenhang mit unserer grundlegenden Lebensenergie. Die wichtigste Maßnahme ist es, erschöpfende und dauerhaft ausbrennende Lebensführung zu vermeiden. Bei einer lang anhaltenden, derartigen Lebensweise können sich vor allem bei jungen Männern Nierensteine bilden, deren Abgang schmerzhafte Koliken hervorruft. In einem solchen Fall ist sofortige ärztliche Hilfe notwendig.

Deine Nieren stärkst Du mit folgenden Maßnahmen:

- Ausreichend sauberes Wasser trinken!
- Sorge für ausreichenden, erholsamen Schlaf!
- Einmal am Tag in liegender Position 10 bis 30 Minuten ruhen (ohne Handy, Zeitung o. Ä.).
- Den Nierenbereich warmhalten und sanft wärmen (Thermophor, Infrarot, Heizkissen …).

Nierenreiben: Reibe Deine Handflächen so lange kräftig gegeneinander, bis sie warm sind. Nun lege sie auf Höhe der Nieren auf den Rücken und massiere diesen Bereich sanft auf und ab.

FRÜHSOMMERPFLANZEN UND DEREN BEDEUTUNG UND VERWENDBARKEIT

Löwenzahn

Taraxacum officinale

Blatt und Blüte des Löwenzahnes bieten jede Menge Vital- und Gesundheitsstoffe, er wirkt entwässernd, entgiftend und anregend für die Verdauungsorgane, dabei kräftigend und anreichernd mit Mineralstoffen, vor allem Kalium. Löwenzahn ist bekannt für seinen positiven Einfluss auf sämtliche Verdauungsorgane – Magen, Darm, Galle, Leber, Milz und

Bauchspeicheldrüse –, seine Wirkung ist insbesondere auf die enthaltenen Bitterstoffe zurückzuführen, die die Verdauungssäfte anregen und den Fettstoffwechsel unterstützen. Zudem kommen noch Inhaltsstoffe, die ausleitend und entgiftend wirken. Er regt die Nierentätigkeit an und versorgt gleichzeitig den Körper mit wichtigen Mineralstoffen, sodass es nicht zu Mangelerscheinungen kommen kann. Seine entwässernden Eigenschaften helfen bei Rheuma und Gicht und Harnwegsinfekten.

Eine sechswöchige Kur mit Löwenzahntee lindert die Beschwerden nachhaltig. Dabei zu jeder Tasse Tee ein Glas Wasser trinken.

Vor allem aber hat Löwenzahn herausragende kulinarische Qualitäten. Die zarten Blätterrosetten im Frühling sind ein Hochgenuss als Salat, die sattgelben Blüten mit viel Blütenfarbstoff und Blütenstaub ein wahrer Immunsystembooster.

7-Tage-Leberkur mit Lebertee und Lebertrunk für Regenerierung und Aktivierung der Leber

Die Leber ist ein stark beanspruchtes Organ und liebt Bitterstoffe, um sich zu regenerieren. Versuche eine Kur aus den beiden folgenden Rezepten über 7 Tage. Dabei trinke morgens auf nüchternen Magen den Lebertrunk und 15 Minuten später 1 Tasse vom bitteren Lebertee, der die Leber aktiviert, die Galle in Fluss bringt und wärmt.

Lebertrunk

1 Glas Bio-Apfelsaft
2 Bio-Knoblauchzehen
Saft von 2 Bio-Zitronen
1 Stück Bio-Ingwer
2 TL Bio-Olivenöl
1 Glas Mineralwasser

Alle Zutaten im Smoothiemixer cremig mixen und morgens auf nüchternen Magen trinken.

Lebertee

4 Handvoll Löwenzahnblätter
3 Handvoll Pfefferminze
2 Handvoll Schafgarbe
1 Handvoll Rosmarin

Die Kräuter mischen und jeweils 1 TL auf ¼ l heißes Wasser anwenden, 10 Minuten ziehen lassen und 15 Minuten nach dem Lebertrunk genießen.

Wiesenbärenklau

Heracleum sphondylium

Bärenklau wird auch „Ginseng der Europäer" genannt, im asiatischen Raum gilt er als Aphrodisiakum, er wirkt blutdrucksenkend und verdauungsfördernd. Vom Frühjahr bis zum Herbst können immer wieder verschiedene Pflanzenteile gesammelt und verwendet werden: Im Frühjahr die jungen, noch zusammengefalteten Blätter, im Frühsommer die jungen Blattstängel, beides kann roh und ungeschält verzehrt werden. Im Sommer werden die saftigen Stängel wie Rhabarber geschält, da sie dann rau behaart sind. Die jungen, noch knospigen Blüten sind das köstlichste Wildgemüse, das man sich vorstellen kann. Die noch grünen Samen, fein gehackt, eignen sich zum Würzen und duften nach Limetten. Er gehört zur Familie der Doldenblütler und ist hier einer der stattlichsten in der Familie.

Der Geschmack des Bärenklaus ist stark würzig, sellerieartig, aber mild. Die knackigen, saftigen Blattstängel sollten unbedingt frisch in Rohkost und Salaten landen.

Bärenklau-Frühlingssuppe

ergibt 4 Portionen
150 g junge Bärenklaublätter
10–15 Bärlauchblätter
300 g weich gekochte Kartoffeln
2 große Zwiebeln
20 g Butter
1 ¼ l Gemüsebrühe
1 Becher Crème fraîche
Salz

Die Kartoffeln schälen, würfeln und mit den gehackten Zwiebeln und den gehackten Bärenklaublättern in der zerlassenen Butter 1–2 Minuten leicht rösten, dann mit der Brühe aufgießen und 15–20 Minuten köcheln lassen. Die Suppe pürieren und salzen. Mit der Crème fraîche aufgießen, etwas eindampfen lassen, jetzt erst den gewaschenen und nudelig geschnittenen Bärlauch zugeben, etwas ziehen lassen und mit frischem Brot servieren.

Kaffee

Coffea

Einer Legende nach hat der Erzengel Gabriel dem ermatteten und erkrankten Propheten Mohammed eine dunkelbraune Flüssigkeit gereicht. Dieses Getränk gab ihm Kraft, ließ ihn gesunden und das Reich zusammenführen. Aus dem Arabischen stammt auch die Bezeichnung dieses Wundertrankes: *Qahwa*, was „anregendes Getränk" bedeutet.

Dies ist auch die wesentliche Wirkung dieses heute weltweit verbreiteten braunen Gebräus. Es sind jedoch auch andere positive Wirkungen des Kaffees bekannt. Er fördert unter anderem den Stoffwechsel, ist antioxidativ und wirkt Depressionen entgegen. Aber Vorsicht! Die Dosis macht das Gift! Kaffee kann zwar regelmäßig, jedoch nicht in rauen Mengen genossen werden! 1–2 Tassen pro Tag sind ein gutes Maß. Wird Kaffee darüber hinaus getrunken, verlieren sich nahezu alle positiven Wirkungen und wandeln sich in vielen Fällen sogar in das Gegenteil um. Der Kaffee verliert dann sogar seinen Muntermacher-Effekt.

Tipp!

Der Kaffeesud ist in geringen Mengen ein hervorragender Pflanzendünger und eignet sich auch als Kraftreiniger für's Küchenwaschbecken. Ein Wickel aus Kaffeesud wirkt entzündungshemmend und hilft bei depressiver Verstimmung und Erschöpfung.

Kalt gebrauter Kaffee

1 l kaltes Wasser
100 g grob gemahlener Kaffee

Den Kaffee in einem geeigneten Gefäß gut in das Wasser einrühren und 12–24 Stunden im Kühlschrank ziehen lassen. Danach den Sud durch einen Kaffeefilter oder ein geeignetes Tuch abseihen. Der Kaffee kann in einem gut verschlossenen Gefäß 10–14 Tage im Kühlschrank aufbewahrt werden.

Der so genannte „Cold Brew" ist eine herrliche Zubereitungsart für die warme Jahreszeit. Dabei wird der Kaffee 12–24 Stunden lang kalt gezogen. Durch diese besonders schonende Zubereitung wird das Aroma blumiger und der Kaffee bekömmlicher. Daraus ergibt sich ein Sommergetränk, das entweder pur oder auch mit fruchtig-herben Fruchtgetränken, wie etwa Zitrone, gemixt werden kann. Selbstverständlich ist der „Cold Brew" auch eine perfekte Basis für einen wunderbaren Eiskaffee.

Zinnkraut

Equisetum arvense

Das Zinnkraut, auch Ackerschachtelhalm genannt, bildet vom Frühling bis zum Sommer zwei völlig unterschiedliche Triebe: von März bis April sind es gelblich-braune Stängel mit braunen Blattzipfeln, die an der Triebspitze an einen pilzartigen Hut (Samenbehälter) haben, ab Mai sprießen neue, grüne Stängel, die viele Etagen mit harten Zweiglein besitzen. Diese grünen Sommertriebe sind es, die in der Kräuterkunde genutzt werden, sie fühlen sich fest und kratzig an, was durch den hohen Gehalt an Kieselsäure bedingt ist. Dies macht Zinnkraut sehr interessant für die Naturkosmetik, indem es das Bindegewebe stärkt und die Hautelastizität und -durchblutung verbessert.

Kieselsäure ist essenziell beim Aufbau neuer Knochen, für gesunde Zähne und Haare und harte Nägel. Die innerliche Anwendung erfolgt als Zinnkraut-Tee, der sehr stärkend für Haut, Haar und Nägel wirkt. Seine Wirkung wird noch verstärkt, indem eine Teemischung mit Brennnesseln und/oder Spitzwegerich getrunken wird.

Zinnkraut wird als Strauß geerntet, man trocknet es am besten an einem schattigen, gut gelüfteten Platz zusammengebunden und aufgehängt.

Zinnkraut ist auch eine wichtige Notfallmedizin, zerstampft und auf Wunden aufgelegt, hat es eine derart starke Wirkung, dass auch sehr tiefe Wunden wieder völlig verheilen.

Vorsicht!

Verwechslungsgefahr mit dem giftigen Sumpfschachtelhalm.

Linde

Tilia cordata und *Tilia platyphyllos*

Im antiken Griechenland galt die Linde als Symbol der Heiler. Schon damals erkannte man die Heilkraft der

Lindenblüten, die bis ins Mittelalter und auch heute noch mit gutem Erfolg als Hausmittel verwendet werden. Die schweißtreibende, schleimlösende und reizlindernde Wirkung von Lindenblütentee hilft gut bei Erkältungen. Lindenblütentee mit Honig hilft bei Stress und Schlafproblemen und auch zur Linderung von trockenem Reizhusten. Lindenblüten enthalten einen wertvollen Mix aus verschiedensten Inhaltsstoffen, die sich wahrscheinlich untereinander begünstigen. Zu den wichtigsten zählen Flavonoide und Hydroxyzimtsäurederivate, die fiebersenkende Eigenschaften besitzen, Schleimstoffe, Gerbstoffe, Glykoside und ätherische Öle.

All diese Inhaltsstoffe lassen sich gut als Tee verabreichen. Setze hierzu einen Teelöffel voll zerkleinerte Lindenblüten in einer Tasse (150 ml) kalten Wassers an und bringe die Mischung langsam zum Sieden. Den Tee 10 Minuten ziehen lassen, dann die Blüten absieben und warm trinken, bis zu 3 Tassen täglich.

Lindenblütentee schmeckt köstlich und wirkt schmerzlindernd, als leichter Kräutertee zubereitet, wirken die Blüten beruhigend, krampflösend, schweißtreibend und herzstärkend. Verwendet man für den Tee aber zu viele Blüten oder lässt man ihn zu lange ziehen, verkehrt sich seine Wirkung und er wirkt anregend.

Ganz besonders interessant an diesem Baum sind für die Ernährung jedoch die Blätter.

Junge Lindenblätter sind im Frühjahr, wenn sie sich gerade entfalten, durchscheinend, ausgesprochen zart und von mildem Geschmack. Sie enthalten viele Proteine, jede Menge Pflanzenschleime, Vitamin C und Mineralsalze. An den Wurzeltrieben kann man bis spät in den Sommer hinein noch junge, zarte Blätter ernten. Die voll entfalteten Blätter können getrocknet und in einer Kaffeemühle zu grünem Pulver vermahlen, gesiebt und mit Mehl vermischt werden. Aus dieser Mehlmischung lassen sich schmackhafte und gleichzeitig nährstoffreiche Brote, Palatschinken etc. zubereiten.

Lindenblüten-Inhalation

40 g Lindenblüten
¾ Liter Wasser
30 g Kamillenblüten
je 15 g Salbeiblätter und Thymian

Einen großen, breiten Topf mit etwa ¾ Liter Wasser füllen, aufkochen, ins heiße Wasser 2–3 Esslöffel der Kräutermischung streuen, zudecken und 5 Minuten ziehen lassen. Zur Inhalation den Topf auf eine feste Unterlage (Tisch) stellen, ein großes Handtuch über den Kopf legen und die warmen – jedoch nicht kochendheißen – Kräuterdämpfe tief einatmen. Bei Erkältung, Schnupfen oder einer leichten Bronchitis ist eine Inhalation sehr heilkräftig.

Stärkender Frühjahrstee

Je 1 kleine Handvoll getrocknete Brennnesseln, Schafgarbe, Ringelblumen, Zitronenmelisse, Zinnkraut und Rosenblüten, dazu die gleiche Menge junge Blätter von Walnuss und Birke miteinander vermischen und als Tee zubereitet als Kuranwendung 6 Wochen lang trinken. Dazu 4 EL der Teemischung in einen Topf geben, mit kochendem Wasser aufgießen, die Mischung ganz kurz aufkochen und 10 Minuten ziehen lassen. 1 Liter am Tag davon trinken.

Knoblauch

Allium sativa

Knoblauch ist ein echter Alleskönner. Dank seiner vielen sekundären Pflanzenstoffe, wie Polyphenole oder Sulfide, wirkt sich Knoblauch besonders gesund auf unsere Blutfette aus, was Herzerkrankungen vorbeugt. Knoblauch enthält Schwefelverbindungen, wie Ajoen und Allicin, die blutdrucksenkend und antioxidativ wirken und das Risiko von Gehirnerkrankungen, wie Demenz und Alzheimer, verringern. Heute gilt als bewiesen, dass Knoblauch abwehrstärkend, desinfizierend, blutdruck- und cholesterinsenkend wirkt. Regelmäßiger Knoblauchkonsum verbessert die Durchblutung der Herzkranzgefäße und schützt auch durch die blutverdünnende Wirkung vor Arteriosklerose, hilft Blutfettwerte zu senken und wirkt im Darm antibakteriell und antimykotisch. Knoblauch ist eine Wohltat für die Leber. Allicin, Selen und Schwefelverbindungen aktivieren Leberenzyme, die wichtig für die Entgiftung sind.

Vorsicht vor zu viel Knoblauch!

Zu viel Knoblauch (Allicin), auch in Form von Nahrungsergänzungsmitteln, kann zu Schwindel, Blutdruckabfall und Übelkeit führen, außerdem kann Allicin den Magen-Darm-Trakt reizen, Magenschmerzen und Sodbrennen verursachen. Knoblauchkonsum führt meist zu einer trockenen Mundschleimhaut, wodurch man durstig wird, also nicht abends verzehren!

Achtung!

Die gerinnungshemmende Wirkung von Ajoen (Schwefelverbindung) im Knoblauch kann Wechselwirkungen mit blutdrucksenkenden und blutverdünnenden Medikamenten haben.

Info!

Gegen Knoblauchgeruch von Körper und Atem helfen übrigens Milch, Petersilie und Giersch!

TIPP VON DER Kräuterfee

Der in der süßen wie salzigen Küche eingesetzte, sehr gesunde Ingwer verstärkt die gesundheitsfördernden Kräfte des Knoblauchs.

Jungbrunnen-Kur

für 1 Person für 21 Tage
½ l Wasser
3 Bio-Zitronen
15 Bio-Knoblauchzehen
2 Büschel Bärlauch

Die Zitronen abwaschen und samt Schale vierteln, den Knoblauch schälen und mit dem grob geschnittenen Bärlauch im Standmixer mit etwas Wasser zu einem Brei vermixen, in einem Topf mit dem Wasser mischen und einmal kurz aufkochen, vom Herd nehmen und durch ein feines Teesieb abgießen, dabei mit einem Löffel die Paste durch das Sieb streichen. Die entstandene Flüssigkeit in Milchflaschen (Glasflaschen mit weitem Hals) füllen und kühl lagern. Den Fruchtrückstand im Sieb kann man gut als gesunde Würzbeigabe zum Kochen, z. B. als Salatmarinade, verwenden.

Die Jungbrunnen-Kur dauert 21 Tage. Schüttle die Flasche vor dem Öffnen kräftig. Täglich 25 ml (ein Schnapsglaserl) nach dem Frühstück oder Mittagessen trinken, pur oder etwas verdünnt. Die Kur kann viermal hintereinander mit jeweils 1 Woche Pause wiederholt werden und wird traditionell nur einmal pro Jahr zur Bärlauchzeit gemacht.

Power-Shot

250 g Ingwer
150 Kurkuma, frisch
2 TL Hagebuttenpulver
3 TL Engelwurzsamen, zerstoßen
1 TL schwarze Pfefferkörner
3 Knoblauchzehen
1 Bio-Zwiebel samt Schale
2 rote Chilis
1 Zimtstange
je 1 TL Gewürznelken, Anis, Fenchel
1 Bio-Orange und 1 Bio-Zitrone mit unbehandelter Schale
300 ml Blütenhonig
3 EL Holunderblütensirup

Ingwer und Kurkuma samt Schale fein hacken, in eine saubere Milchflasche füllen, Orange und Zitrone in feine Scheiben schneiden und samt Saft in die Flasche füllen. Gewürze, Samen, die grob geschnittene Zwiebel und die angequetschten Knoblauchzehen ebenso in die Flasche füllen. Mit Honig und Holunderblütensirup auffüllen, sodass noch etwa 4 cm nach oben hin frei bleiben. Das Glas verschließen und bei Zimmertemperatur stehen lassen. 1–2 Monate fermentieren lassen, dabei immer wieder umrühren, bis sich der Honig ganz aufgelöst hat. Kühl und dunkel gelagert, ist der Power-Shot 1 Jahr haltbar. Als Shot pur oder aufgespritzt mit Wasser genießen!

Info!

Die Kur hilft, Kalkablagerungen im Körper (an den Arterienwänden (Arteriosklerose), in Gelenken oder im Gehirn) abzubauen. So eine Kur wird deshalb auch als „Jungbrunnen" bezeichnet, weil sie den Körper verjüngen und lästige Beschwerden lindern soll.

Hafer

die kultivierte Form: *Avena sativa*
die wilde Form: *Avena fatua*

Vom Hafer werden reife und unreife Samenkörner (milchige Ähren) als auch das Haferstroh verwendet. Er wirkt nährend und stärkend, reizlindernd, leicht anregend und wundheilend, ist antidepressiv und stärkt die Nerven und wirkt wärmend und feucht.

Hafer ist ein wichtiges Stärkungsmittel für die vielen, ganz unterschiedlichen Menschen, die sich immer wieder mit ihren Kräften verausgaben und dann ausgezehrt und ausgebrannt zurückbleiben oder deren Lebensstil häufig von völliger Hektik geprägt ist. Er ist ein Nerventonikum für alle, die gerade einen Absturz hinter sich haben oder das Gefühl haben, kurz davor zu stehen. Hafer ist süß, energieliefernd, nahrhaft und aufbauend, er kräftigt das Nervensystem bei all jenen, die es überbeansprucht haben oder es zu wenig nähren, aber er ist auch für jene gut, die sich von stimulierenden Mitteln, wie Drogen, Koffein, Computerspielen u. Ä., erholen. Dazu muss Hafer jedoch zumindest ein halbes Jahr lang auf dem täglichen Speiseplan stehen, idealerweise in Kombination mit Brennnesselsamen oder Ginseng.

Alle nervenstärkenden Heilpflanzen lassen sich gut mit Hafer kombinieren, und zwar unabhängig davon, ob die Rezeptur zur Anregung oder zur Entspannung genutzt wird. Zusammen mit Helmkraut und Kamille wirkt Hafer gut gegen Depressionen, in Kombination mit Weißdorn entsteht ein gutes Tonikum für Herz und Blutgefäße. Haferstroh, das reich an Kieselerde und Calcium ist, wird zur Zubereitung eines mineralreichen, stärkenden Tees verwendet. 3-mal täglich eine Tasse zu trinken, reicht aus.

Eine Tinktur wird am besten aus den noch milchigen, frischen, grünen Ähren hergestellt. Davon reichen 30–50 Tropfen 3-mal täglich.

Die reifen Haferkörner werden in Form von Hafergrütze, Hafermark und Haferflocken zur Zubereitung eines sehr nahrhaften, schleimigen Haferbreis (auch Porridge genannt) verwendet, indem sie mit Milch, Milchersatz oder Wasser verkocht werden. Haferflocken gelten übrigens als Superfood, weil sie komplexe Kohlenhydrate, pflanzliche Proteine, zahlreiche Mineralstoffe und Omega-3-Fettsäuren enthalten. Da beim Walzen der Haferflocken die Randschichten, inklusive Kern, erhalten bleiben, gelten die Flocken als Vollkornprodukt. Ihr hoher Anteil an Ballaststoffen macht die Haferflocken gut verdaulich, verdauungsanregend und sie gelten als Hausmittel bei Bauchschmerzen, sorgen für eine gut funktionierende Darmtätigkeit und gesunde Darmflora. Zudem machen Haferflocken lange satt. Hafermilch hat viele Pluspunkte: Sie ist regional erhältlich, sehr nährstoffreich, gesund, leicht selbst zu machen und köstlich! Sie verursacht kaum Probleme mit Allergien und Verdauung, senkt den Cholesterinspiegel und wirkt positiv (langsam erhöhend) auf den Blutzuckerspiegel. Hafermilch hat sehr viele Kalorien.

TIPP VON DER *Kräuterfee*

HAFERMILCH SELBST MACHEN

100 g zarte Haferflocken
1 Liter Wasser
Zimt oder Vanille nach Belieben
1 Prise Salz

Das Wasser zum Kochen bringen, die Haferflocken dazugeben, kurz köcheln lassen (nicht zu stark, sonst wird es schleimig) und kräftig umrühren. Diesen nun in einen Mixer/Blender geben und 3 Minuten auf höchster Stufe mixen. Bei milchiger Konsistenz mit einem engmaschigen Sieb filtern.

Nach Belieben noch mit dem Salz würzen, nachsüßen und Zimt oder Vanille beifügen. Meiner Meinung nach braucht Hafermilch gar keine Verbesserungen, sie schmeckt nur aus Wasser und Haferflocken zubereitet schon köstlich. Die Milch noch mal aufkochen und heiß in Milchflaschen abfüllen, so hält sie im Kühlschrank ca. 1 Woche.

REZEPTE BESONDERS FÜR MÄNNER - HAFER FÜR DEN HENGST IN DIR

DAS GUTE ALTE PORRIDGE UND OVERNIGHT OATS, SÜSS UND PIKANT

Porridge

Schneller, süßer Haferbrei

ergibt 2 Portionen

250 ml Milch oder eine pflanzliche Alternative (Mandeldrink, Sojadrink …)
50 g Haferflocken
1 Prise Salz
2 TL Honig
½ TL Zimt

Die Haferflocken mit der Prise Salz in der Milch oder dem Pflanzendrink unter ständigem Rühren aufkochen. Den Brei zudecken und 10 Minuten quellen lassen. Den Honig unterrühren, den Brei in einer Schale anrichten und mit Zimt bestreuen. Genießen!

Kardamom-Beeren-Porridge

ergibt 2 Portionen

1 Apfel
2 Spritzer Zitronensaft
3 Kardamomkapseln
je 125 ml Milch und Wasser
60 g Feinblatt-Haferflocken
Salz
200 g gemischte Beeren
2 TL Pistazien, natur
1 Msp. Zimt
Zucker oder Honig nach Geschmack

Den Apfel waschen, vierteln und das Kerngehäuse entfernen. Daraus kleine Stückchen schneiden und mit etwas Zitronensaft mischen. Die Kardamomkapseln im Mörser leicht quetschen und im Milch-Wasser-Gemisch in einem Topf aufkochen lassen. Die Haferflocken, 1 Prise Salz und die Apfelstückchen dazugeben. Alles bei ganz kleiner Hitze 10 Minuten garen, dabei umrühren. Falls nötig, etwas Wasser beigeben. Inzwischen die Beeren verlesen und die Pistazien grob hacken. Das Porridge in Schälchen verteilen, mit Zimt bestreuen, mit Honig beträufeln und die Beeren und Pistazien verteilen.

Mohn-Porridge (links) und Porridge mit zweierlei Dörrfrüchten (rechts)

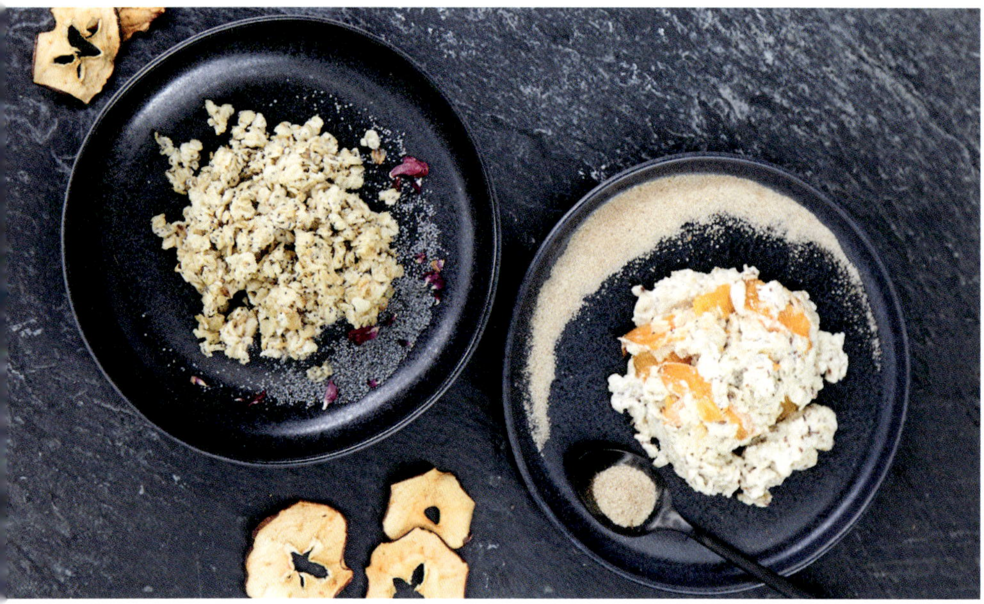

Schoko-Feigen-Porridge

ergibt 2 Portionen

90 g kernige Haferflocken
450 ml Hafermilch
2 EL Kakaopulver
1 Prise Zimt und Salz
2 Feigen
1 Banane

Die Haferflocken mit einer Prise Salz in einen Kochtopf geben und mit der Hafermilch aufgießen. Zimt und Kakao dazugeben, gleichmäßig unterrühren und aufkochen lassen. Den Herd abschalten und für 10 Minuten zugedeckt quellen lassen. Feigen und Banane in Scheiben schneiden, das Porridge in Schüsseln füllen und mit den Fruchtstücken bestreuen.

Hirse-Porridge

ergibt 3 Portionen
150 ml Mandelmilch
je 50 g Hirse (vorgekocht) und Haferflocken, Grobblatt
1 Apfel
1 TL Butter oder Kokosfett
50 ml Wasser
1 Prise Zimt
2 EL Pistazien, gehackt
1 EL Gojibeeren oder getrocknete Himbeeren
1 EL Kokosflocken

Die Hirse mit der Mandelmilch und den Haferflocken in einen Topf geben und aufkochen lassen, 5 Minuten köcheln lassen, dabei häufig umrühren. Den Apfel waschen, vierteln, entkernen und in Stücke schneiden. Die Butter in einem kleinen Topf erhitzen und die Apfelstücke darin kurz anbraten, mit Zimt und evtl. etwas Honig abschmecken. Das Hirse-Porridge in Schalen geben, das Apfelmus darüber verteilen und mit Pistazien, Gojibeeren und Kokos bestreut servieren.

Zimt-Haferbrei mit Fruchtsalat und Brennnesselsamen

ergibt 2 Portionen
35 g Haferflocken
200 ml Milch
1 EL brauner Zucker
etwas Zimt
2 Bananen
1 Mandarine
etwas Granatapfel
1 Birne
3 EL getrocknete oder frische Brennnesselsamen

Haferflocken und Milch in einem kleinen Topf 5 Minuten unter ständigem Rühren köcheln, eine Banane schälen und in Stücke schneiden und auf den Brei legen. Die Brennnesselsamen darüberstreuen. Dann zudecken und quellen lassen, bis der Brei die passende, dickliche Konsistenz hat. Mit Zimt und Zucker bestreuen. Aus den Früchten einen bunten Fruchtsalat zubereiten und auf dem Haferbrei verteilen und servieren oder einpacken und mitnehmen.

Schoko-Haferbrei mit getrockneten Früchten

ergibt 2 Portionen
35 g Haferflocken
200 ml Hafermilch
etwas Kochschokolade, gerieben
1 Banane
4 getrocknete Datteln und Feigen
1 kleine Handvoll getrocknete Cranberries

Haferflocken und Milch in einen kleinen Topf füllen, mit den klein gehackten Trockenfrüchten vermengen, einmal aufkochen lassen und dann 5 Minuten unter ständigem Rühren köcheln. Die Banane schälen, in Stücke schneiden und auf den Brei legen. Dann zudecken, vom Herd ziehen und quellen lassen, bis der Brei die passende, dickliche Konsistenz hat. Nach Geschmack mit der geriebenen Schokolade bestreuen und servieren.

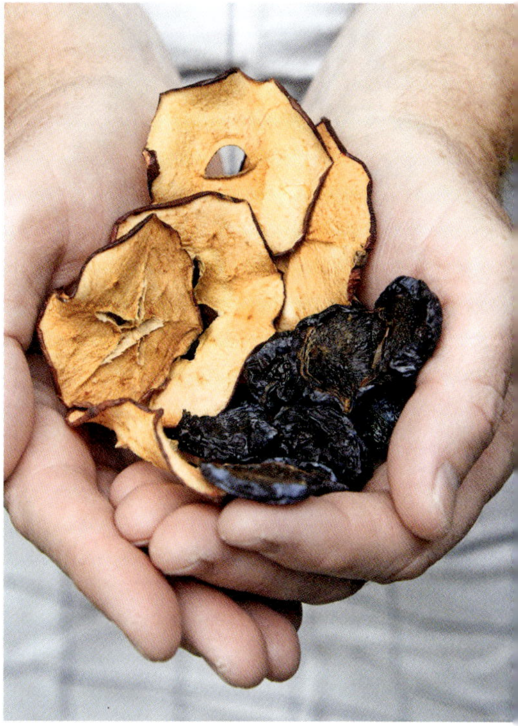

Süßes Kürbis-Porridge

ergibt 2 Portionen
100 g Haferflocken
600 ml Milch
150 g Kürbispüree
Abrieb von 1 Bio-Orange
Waldhonig nach Geschmack
4 TL Mandelmus
4 TL Granatapfelkerne
je etwa 2 EL Kochschokolade und Walnüsse, gehackt

Die Haferflocken mit der Milch in einen Topf geben und unter Rühren aufkochen lassen und ca. 10 Minuten köcheln. Das Kürbispüree und die

Orangenschale unterrühren und einige Minuten cremig gar köcheln. Das Porridge nach Geschmack mit Honig süßen und in Schüsseln verteilen. Mit dem Mandelmus beträufeln und mit Granatapfelkernen, Walnüssen und gehackter Schokolade bestreut servieren.

Mohn-Porridge

ergibt 2 Portionen

100 g Großblatt-Haferflocken
300 ml Mandeldrink
2 EL Mohn
1 EL brauner Zucker
etwas Zimt
Rosinen nach Geschmack
frische Früchte, wie 1 Apfel oder 1 Birne und Beeren

Drink und Mohn in einem Topf aufkochen, die Haferflocken und Rosinen beigeben und nochmals kurz aufkochen lassen. Anschließend vom Herd nehmen und zugedeckt 3–4 Minuten quellen lassen. In Schalen füllen und mit Zucker und Zimt und den frischen, klein geschnittenen Früchten bestreut servieren.

Porridge mit zweierlei Nüssen

ergibt 2 Portionen

100 g Großblatt-Haferflocken
300 ml Mandeldrink
2 EL Walnüsse, gehackt
2 EL Haselnüsse, gerieben
1 EL brauner Zucker
1 Apfel
etwas Zimt nach Geschmack

Den Apfel vom Kerngehäuse befreien und samt Schale in kleine Stückchen schneiden. Den Drink und Haselnüsse in einem Topf aufkochen, die Haferflocken und Apfelstückchen beigeben und nochmals kurz aufkochen lassen. Anschließend vom Herd nehmen und zugedeckt einige Minuten quellen lassen. In Schalen füllen und mit Zucker, gehackten Walnüssen und Zimt bestreut servieren. Zu diesem Porridge passen auch sehr gut Dörrbirnen, die gewürfelt und mitgekocht werden.

Porridge mit zweierlei Dörrfrüchten

ergibt 2 Portionen

100 g Großblatt-Haferflocken
300 ml Reisdrink
je 5 Dörrpflaumen und 3 Dörrbirnen, gehackt
2 EL Walnüsse, gerieben
1 Apfel
etwas Sahne nach Geschmack
gehackte Walnüsse zum Bestreuen

Den Apfel vom Kerngehäuse befreien und samt Schale in kleine Stückchen schneiden. Den Drink, die Dörrfrüchte und die Walnüsse in einem Topf aufkochen, die Haferflocken und Apfelstückchen beigeben und nochmals kurz aufkochen lassen. Anschließend vom Herd nehmen und zugedeckt 15 Minuten im Warmen quellen lassen. In Schalen füllen, mit einigen gehackten Walnüssen bestreuen und mit Sahne beträufeln, darüber etwas Zimt streuen und servieren.

Low-Carb-Beeren-Porridge

ergibt 2 Portionen

100 g Mandeln, fein gehackt
50 g Haferflocken
50 g Kokosraspeln
800 ml Bio-Milch
etwas Zimtpulver
nach Geschmack Xylit
2 Handvoll frische, gemischte, rote Gartenbeeren

Die Mandeln mit den Haferflocken und Kokosraspeln in einem heißen Topf anschwitzen und leicht anrösten. Die Milch angießen, mit Zimt würzen und unter Rühren ca. 10 Minuten dicklich einkochen lassen. Nach Geschmack mit Xylit süßen, die Beeren unterrühren und in Schälchen verteilen. Mit einigen frischen Beeren bestreut servieren.

Low-Carb-Porridge mit Zimt

ergibt 2 Portionen

100 g Walnüsse, fein gehackt
50 g Haferflocken
50 g Kokosraspeln
800 ml Hafermilch
etwas Zimtpulver
nach Geschmack Xylit
2 Handvoll Marillen/Aprikosen, in feine Streifen geschnitten

Die Walnüsse mit den Haferflocken und Kokosraspeln in einem heißen Topf anschwitzen und leicht anrösten. Die Milch angießen, die Marillenstückchen unterrühren, einmal aufkochen, mit Zimt würzen und unter Rühren ca. 10 Minuten zu einem dicklichen Brei einziehen lassen. Nach

Geschmack mit Xylit süßen und in Schalen verteilen. Mit einigen frisch geschnittenen Marillenstreifen und Beeren bestreut servieren.

Schneller, salziger Haferbrei

ergibt 2 Portionen
250 ml Wasser
100 g Haferflocken
1 EL Butter
1 TL Olivenöl
1 Prise Kräutersalz

Die Butter in einem Topf schmelzen lassen, die Haferflocken dazugeben, kurz anrösten und mit dem Wasser aufgießen, sodass es zischt. Unter ständigem Rühren aufkochen und mit dem Salz abschmecken. Den Brei zudecken und 5 Minuten quellen lassen. Den fertigen Haferbrei in einer Schale anrichten und mit dem Olivenöl beträufeln und genießen!

Overnight Oats

Oat bedeutet zunächst Hafer, *Overnight*, also über Nacht, in einer Flüssigkeit nach Wahl (Wasser, Milch, Pflanzenmilch oder auch Joghurt) quellen zu lassen. Der kalte Haferbrei wird im Glas zubereitet und über Nacht im Kühlschrank kaltgestellt, so ist ein schnelles und gesundes Frühstück am Morgen griffbereit, das breiähnlich ist und gelöffelt wird. Je nach Rezept kommen weitere Zutaten, wie frische Früchte, Kakao, Nussmus, Gewürze oder Honig, hinzu. Morgens können noch frische Toppings beigefügt werden, zum Beispiel Kakaonibs, Nüsse oder Kerne, ein paar Scheiben Banane oder frische Beeren. Durch das Einweichen wird die in den Haferflocken enthaltene Phytinsäure gespalten, sie bindet die in Haferflocken enthaltenen Mineralstoffe und Spurenelemente (Eisen, Calcium, Magnesium, Zink ...). Durch das ausreichend lange Einweichen können sie vom Körper leichter aufgenommen werden.

Overnight Oats entfalten über Nacht ihren ganz besonderen Geschmack und werden direkt aus dem Glas genossen! Unterschiedliche Kreationen entstehen durch Toppings aus getrockneten Früchten, Obststückchen, Beeren, Nussvariationen, Pops, Crunch oder Samen. Honig, Fruchtzubereitungen oder Joghurt geben dem ganzen Glas einen weiteren Akzent. Auch können Aromen, wie Zimt, Vanille, Kakao oder Mohn, schon bei der Zubereitung mit Hafer und Milch verrührt werden, so entstehen farbige Aromavarianten.

Overnight Oats lässt man am besten in Gläsern mit Schraubverschluss über Nacht reifen, so kann man sie dann direkt verzehren oder für unterwegs mitnehmen. Die Zubereitung geht schnell und über Nacht fast wie von alleine, langwieriges Frühstückmachen ist Geschichte.

Grundrezept Overnight Oats

ergibt 2 Portionen
100 g Grobblatt-Haferflocken
300 ml Mandeldrink oder Kuhmilch
2 TL Chia-Samen
etwas Zimt
einige Beeren oder anderes Obst als Topping
2 Gläser mit Schraubverschluss
Essblüten oder Kräuter

Die Haferflocken mit Milch oder Drink, Chiasamen und Gewürzen in ein Glas geben, das Glas verschließen und gut durchschütteln oder mit einer Gabel vermischen. Das verschlossene Glas über Nacht in den Kühlschrank stellen.

Am nächsten Morgen die Beeren oder das mundgerecht geschnittene Obst in das Glas geben und servieren oder mitnehmen. Natürlich sollten auch die Essblüten und Kräuterblättchen für den zusätzlichen Frischekick nicht fehlen!

Oats mit Früchten und Sirup

ergibt 2 Portionen
80 g Feinblatt-Haferflocken
2 EL geschrotete Leinsamen
80 g Naturjoghurt
200 ml Sojamilch oder Milch
2 TL Honig
1 Banane
1 kleiner Apfel
Früchte nach Wahl
Nüsse oder Amaranth-Pops zum Bestreuen
etwas Lindenblütensirup oder Blütenhonig zum Darüberträpfeln
Essblüten nach Lust und Laune

Am Vorabend Haferflocken, Leinsamen, Joghurt, Sojamilch und Honig in ein verschließbares Gefäß geben, gut durchrühren oder schütteln und über Nacht in den Kühlschrank stellen.

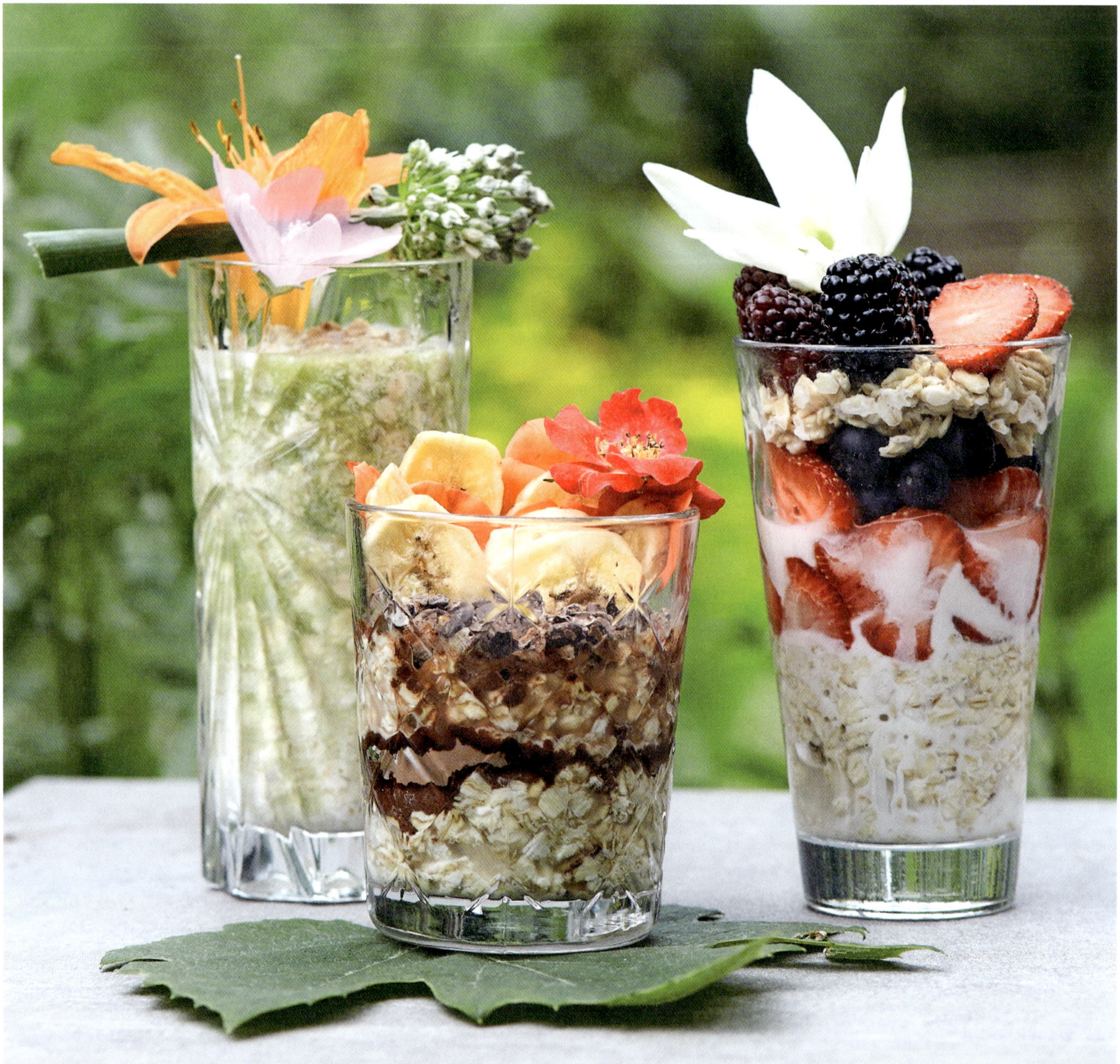

Von links nach rechts: Wildkräuter-Overnight-Oats, Kakao-Banane-Oats, Beerige Overnight Oats

Die Früchte würfelig schneiden, die Banane schälen und in Scheiben schneiden und über die in Schalen verteilten Overnight Oats verteilen, etwas Honig darübertröpfeln und mit den Essblüten und Nüssen bestreuen.

Kakao-Overnight-Oats

ergibt 2 Portionen

80 g Großblättrige Haferflocken
20 g Dinkelflocken
120 ml Hafermilch oder Wasser
1 TL Chia-Samen
1 TL Kakaopulver, natur
2 Bananen
2 Handvoll reife Dirndln (Kornelkirschen), Kirschen oder Wildkirschen
1 Handvoll Minzeblättchen zum Drüberstreuen

Die Banane wird geschält und in kleine Stücke geschnitten und zusammen mit den anderen Zutaten in einem verschließbaren Glas vermischt. Marmeladengläser eignen sich hervorragend. Ist alles vermischt, wird das Glas verschlossen und über Nacht in den Kühlschrank zum Quellen gestellt. Vor dem Verzehr mit den Früchten bestreuen!

Oats nach Birchermüsli-Art

ergibt 4 Portionen

250 g Haferflocken, grobblättrig und fein gemischt
350 ml Milch
je 50 g gehackte Mandeln und Haselnüsse
50 g Rosinen
2 EL brauner Zucker oder Honig
2 große Äpfel
Gartenbeeren und kleine Blüten als Deko

Die Haferflocken in eine Schüssel geben, die Rosinen waschen und mit den gehackten Nüssen, dem Honig und der Milch gut verrühren. Die beiden Äpfel vierteln, entkernen und mitsamt der Schale reiben (große Löcher), der Mischung hinzufügen und nochmals verrühren. Nach Geschmack mit etwas Zimt abschmecken. Abgedeckt über Nacht in den Kühlschrank stellen und servieren.

Gut dazu passen gemischte Gartenbeeren und kleine Blüten, wie etwa vom Hornveilchen.

Espresso-Oats

ergibt 3 Portionen

150 g feine Haferflocken
400 ml Milch oder Pflanzendrink
2 TL Chia-Samen
2 TL geschrotete Leinsamen
1 EL Springkrautsamen, falls vorhanden, ansonsten Sonnenblumenkerne
1 Msp. Kakao und Zimt
2 TL Mandelmus
Salz
2 TL Waldhonig
1 doppelter Espresso

Haferflocken, Milch, Chia-Samen, Leinsamen, Vanille, Zimt, Mandelmus und 1 Prise Salz in einer Schüssel gut miteinander verrühren, dann abdecken und über Nacht durchziehen lassen.

Am nächsten Tag die Mischung in Portionsgläschen umfüllen, den Waldhonig und den frisch gebrühten Espresso darübergießen und gleich genießen.

Kakao-Banane-Oats

ergibt 4 Portionen

Oats

80 g Haferflocken
220 ml Reismilch
2 EL Chia-Samen
2 EL Brennnesselsamen
5 getrocknete Datteln
20 g gehackte Walnüsse
je 2 EL Kokoschips und Springkrautsamen
1 Prise Salz

Schokoschicht

½ Apfel
2 EL Roh-Kakaopulver
2 EL Waldhonig

Bananenschicht

½ reife Banane
1 TL Vanillesirup

Die Haferflocken, Chia- und Brennnesselsamen in die Reismilch mischen. Die Datteln klein schneiden und mit den Mandeln und 1 EL zerbröselter Kokoschips dazurühren, etwas salzen. Nun zudecken und im Kühlschrank quellen lassen.

Am nächsten Morgen die Masse teilen. In die eine Hälfte den geraspelten Apfel, den Honig und den Kakao mischen. In die andere Hälfte der Masse die klein geschnittene Banane und den

Vanillesirup rühren. Nun beide Mischungen abwechselnd in hohe Gläser füllen und mit den restlichen Kokoschips und Springkrautsamen betreut servieren.

Beerige Overnight Oats

ergibt 4 Portionen

200 g gemischte Beeren,
wie Erdbeeren, Himbeeren, Johannisbeeren, Heidelbeeren, Brombeeren, frisch aus dem Garten
½ Honigmelone
140 g Haferflocken
40 g Hirseflocken
1 Handvoll getrocknete Maulbeeren oder Rosinen
2 TL Bourbon-Vanillepulver
500 ml Sojadrink oder Milch
3 EL Holunderblütensirup
2 EL geröstete Kokosraspeln
1 Handvoll Holunderblüten und Rosenblüten, auch getrocknet, zum Darüberstreuen
4 kleine Weckgläser (je ca. 300 ml Inhalt)
einige Zweiglein Zitronenverbene

Haferflocken und Maulbeeren/Rosinen mit der Milch-Vanillepulver-Mischung verrühren, dazu den Holunderblütensirup geben und auf 4 Gläser verteilen. Die Melone schälen, entkernen und in mundgerechte Würfelchen schneiden, mit den Beeren mischen und mit den getrockneten Rosenblüten bestreuen und die Gläser verschlossen über Nacht in den Kühlschrank zum Quellen stellen. Gut dazu passen einige Zweiglein Zitronenverbene.

Himbeer-Kokos-Oats

1,5 TL Chiasamen
10 g Kokoschips
50 g Haferflocken
170 ml Kokosdrink
50 g Himbeeren

Haferflocken, Chiasamen und Kokoschips mit dem Drink vermischen, in verschließbare Gläschen füllen und über Nacht im Kühlschrank quellen lassen. Am nächsten Morgen die Himbeeren darauf verteilen, einige Kokoschips dazugeben und servieren.

Hanf-Oats

ergibt 2 Portionen

80 g zarte Haferflocken
250 ml Milch oder Pflanzendrink
70 g Apfelmus
2 EL Hanfmehl
1 Prise Zimt
1 Apfel
½ Zitrone
1 EL Honig
je 2 EL geschälte Hanfsamen und Gojibeeren

Die Haferflocken mit Milch und Apfelmus in eine Schüssel geben und gut verrühren. Hanfmehl und Zimt beifügen, durchrühren und zugedeckt über Nacht quellen lassen. Am nächsten Morgen den Apfel waschen und reiben, den Saft einer halben Zitrone auspressen, zum geriebenen Apfel dazugeben und alles gut vermengen. Das Apfelmus unter die Overnight Oats heben, auf zwei Schalen verteilen, mit Honig beträufeln und mit Hanfsamen und Gojibeeren garniert servieren.

Info!

Dieses Frühstück liefert eine ordentliche Ladung Eiweiß. Gleichzeitig schmeckt es um Längen besser als ein herkömmlicher Eiweiß-Shake.

TIPP VON DER Kräuterfee

Hanfmehl entsteht bei der Pressung von Hanföl, ist also naturbelassen und – weil es ja quasi ein Nebenprodukt ist – auch relativ günstig. Zugleich enthält es wie Hanfsamen hochwertiges Protein mit allen essenziellen Aminosäuren. Teures Proteinpulver ist also nicht zwingend notwendig – Hanfmehl besteht nämlich zu etwa 30 Prozent aus Eiweiß und lässt sich wunderbar ins Müsli oder in den Smoothie mischen.

Overnight Oats Marille-Pfirsich

ergibt 2 Portionen

100 g Haferflocken
40 g Hirseflocken
125 g Sojajoghurt
125 ml Mangosmoothie, fertig gekauft oder selbst gemixt
1 EL Limettensaft
1 EL Blütenhonig
1 EL Mandelmus
1 TL Bourbon-Vanillezucker
6 reife Marillen/Aprikosen
4 reife Pfirsiche
2 EL Mandeln oder Cashewkerne, etwas gehackt
3 Weckgläschen mit 300 ml Inhalt

Am Vorabend Flocken, Sojajoghurt, Smoothie, Honig, Mandelmus und Vanillezucker verrühren und in die Gläser füllen. Aus den Marillen und Pfirsichen einen Fruchtsalat herstellen, evtl. mit etwas Honig abschmecken und als zweite Schicht in die Gläser füllen, verschließen und über Nacht in den Kühlschrank stellen. Morgens die Oats mit den gehackten Mandeln oder Nüssen bestreuen und mit einigen Essblüten garniert servieren.

Overnight Oats nach Apfelstrudelart

ergibt 4 Portionen

100 g Haferflocken, kernig
200 g Naturjoghurt
200 ml Milch
2 Äpfel
400 g Apfelmus
2 EL Rosinen
1 TL Zimt
1 Vanilleschote
etwas Zimt und Zucker zum Betreuen
Weintrauben zum Garnieren

Die Äpfel vierteln, entkernen und in kleine Stücke schneiden. Alle Zutaten miteinander in einer Schüssel vermischen und zugedeckt über Nacht im Kühlschrank ziehen lassen. Am nächsten Morgen einfach umrühren, erneut mit Zimt-Zucker bestreuen und mit den Weintrauben garnieren.

Tipp!

Diese Mischung im Brotbackofen erwärmen und zum Frühstück warm oder heiß genießen.

TIPP VON DER Kräuterfee

Anthocyane färben Früchte und Blüten kräftig bunt und zählen zu den sekundären Pflanzenstoffen. Sie sind kraftvolle Antioxidantien und schützen und regenerieren unsere Zellen, bekämpfen Fältchen und stärken den Körper.

Lila Brennnessel-Overnight-Oats

ergibt 2 Portionen

Oats

150 g Waldheidelbeeren (auch tiefgekühlt)
150 ml Reisdrink
1 Prise Zimt
80 g Haferflocken

Grüne Sauce

1 Banane
2 Handvoll Brennnesselblätter
1 EL Weizengraspulver, wenn gewünscht
1 EL Leinsamen

Topping

einige Heidelbeeren und Essblüten
2 EL Haselnüsse, gehackt

Den Reisdrink mit den Heidelbeeren und dem Zimt im Standmixer mixen.

Damit die Haferflocken übergießen, gut umrühren und zum Quellen in den Kühlschrank stellen.

Für die Sauce alle Zutaten mit etwa 3 EL Wasser (oder weniger) im Standmixer zu einer cremigen, eher festen als flüssigen Sauce vermixen. Die lila Oats nochmal durchrühren, auf Schüsseln verteilen, mit etwas grüner Sauce toppen und mit einigen Heidelbeeren, Haselnüssen und Essblüten garnieren.

Wildkräuter-Overnight-Oats

ergibt 3 Portionen

Oats

100 g Haferflocken
40 g Hirseflocken
125 g Joghurt
125 ml Wildkräutersmoothie aus Vogelmiere, Brennnesseln, Spitzwegerich und Äpfeln
1 EL Limettensaft
1 EL Mandelmus
1 Prise Salz
3 Weckgläschen mit 300 ml Inhalt

Topping

2 EL Walnüsse, gehackt
einige Triebe Vogelmiere und Essblüten

Am Vorabend aus den Wildkräutern einen Smoothie zubereiten, dann alle Zutaten miteinander in einer Schüssel verrühren und dann in die 3 Gläser füllen.

Verschließen und über Nacht in den Kühlschrank stellen. Morgens die Oats mit den gehackten Nüssen bestreuen und mit einigen Trieben Vogelmiere und Essblüten garniert servieren.

Volle-Power-Oats

ergibt 2 Portionen

je 3 EL Lupinen- und Haferflocken
je 1 EL Brennnessel-, Springkraut- und Hanfsamen

2 EL getrocknete Cranberries
250 ml Mandeldrink
1 kleiner Apfel
2 TL Zitronensaft
je 1 EL Mandeln, Sonnenblumen- und Kürbiskerne, fein gehackt
1 EL Blütenhonig
je 125 g schwarze Johannisbeeren und Stachelbeeren

Die Flocken, Samen und Cranberries in einer Schüssel mischen und mit der Mandelmilch verrühren, zudecken und über Nacht zum Quellen in den Kühlschrank stellen. Am Morgen dann den Apfel grob reiben, mit Zitronensaft und Honig mischen und den Oats beifügen, in Schalen füllen und mit den Beeren garnieren. Darüber noch die Kerne streuen und genießen.

Grüne Detox-Overnight-Oats

ergibt 4 Portionen

Oats

150 g Blattspinat
50 g Brennnesselblättchen
1 Staudensellerie mit Grün
1 Banane
400 ml Mandeldrink oder Milch
2 TL Limettensaft
¼ TL Vanillemark
1 EL Blütenhonig
150 g kernige Haferflocken

Topping

je 1 Handvoll Himbeeren, Brombeeren und Heidelbeeren
1 Banane
4 EL Apfelchips

Spinat und Brennnesseln waschen, verlesen und grob zerteilen, ebenso mit dem Staudensellerie verfahren. Aus Banane, Gemüse, Brennnesseln, Mandelmilch, Limettensaft und Vanille einen Smoothie mixen, mit Honig abschmecken und die Haferflocken einrühren. Die Mischung in eine Schüssel füllen und über Nacht im Kühlschrank quellen lassen. Zum Servieren die Oats in 4 Schalen verteilen, mit den Beeren, den Bananenscheiben und den Apfelchips betreuen und servieren.

Kürbis-Oats, pikant

ergibt 2 Portionen

70 g Haferflocken
2 EL Chia-Samen
1 EL Hagebuttenpulver
je 100 ml Wasser und Reisdrink
1 Prise Salz
2 TL Honig
160 g Hokkaidokürbis
2 Feigen
2 EL Olivenöl, nativ
30 g Joghurt
etwas Minze und Zitronenmelisse
Kürbiskerne

Den Kürbis samt Schale grob schneiden, dabei die Kerne entfernen und im heißen Backofen bei 180 °C etwa 30 Minuten weich backen. Das Kürbisfleisch abkühlen lassen und mit der Gabel zerkleinern, mit Salz und Minze abschmecken und kühl stellen. Die restlichen Zutaten außer den Kürbiskernen und den Feigen in einer Schüssel vermischen, gut umrühren und über Nacht zugedeckt quellen lassen. Zum Servieren in Gläsern abwechselnd Kürbismus und Oat-Mischung schichten und mit den Feigen und den Kürbiskernen bestreut servieren.

Gemüse-Overnight-Oats

ergibt 2 Portionen

100 g 5-Korn-Flocken
200 ml Haferdrink
je 2 TL Walnüsse und Sonnenblumenkerne
½ Gurke
1 gelber Paprika
250 g Cocktailtomaten
1 EL Leinöl
250 ml Joghurt
1 Handvoll Tulsi-Basilikumblätter
Salz und Pfeffer nach Geschmack

Die Kornflocken mit der Hafermilch verrühren und etwas salzen und zugedeckt in den Kühlschrank stellen. Die Walnüsse und Sonnenblumenkerne grob hacken und in etwas Öl goldbraun rösten und in einer kleinen Schüssel beiseitestellen. Gurke, Paprika und Tomaten waschen, putzen, entkernen und in etwa 1 cm große Würfel schneiden, mit dem Leinöl mischen und kühl stellen. Das Basilikum fein hacken und mit dem Joghurt vermischen, einige Blättchen als Deko aufheben.

Zum Servieren Gemüse und Oats schichtweise in Gläser füllen, das Basilikumjoghurt obenauf füllen und mit der Kernmischung und den Blättchen bestreuen.

Der Krieger setzt das Schwert (für die gute Sache) ein – im Dienste des Königs

Alexander ging den mittlerweile schon gewohnten Pfad durch den Wald. Seine Wunden waren verheilt und von den Schwellungen war nichts mehr zu sehen. Lange Zeit war er nicht gut bei Kräften und diese Ausflüge waren anstrengend gewesen. Nach und nach konnte er weiter und leichter gehen. Seit Kurzem war er auch wieder in der Lage, schwere Arbeiten zu verrichten. Trotzdem war er nicht bei guter Laune. Alexander wusste, dass es Zeit war, diesen Ort zu verlassen. Er hatte mit seiner Mutter am Vorabend darüber gesprochen. Zu lange hatten sie schon unter dem Dach der jungen Hebamme gelebt. Er hatte großen Gefallen an dieser selbstbewussten, jungen Frau mit ihren geheimnisvollen, tiefblauen Augen und dem roten Haar gefunden. Nur allzu gerne folgten seine Augen ihren anmutigen Bewegungen, wenn sie ihren Besorgungen nachkam. Sie schien sich nicht daran zu stören und warf dem jungen Mann hin und wieder einen kecken Blick zu oder schenkte ihm ein strahlendes Lächeln.

Anna war dieses Spiel zwischen den beiden jungen Menschen nicht entgangen. „Immerhin hat er einen guten Geschmack!", dachte sie bei sich. Auch die Veränderung ihres Sohnes seit der Tragödie war ihr nicht entgangen. Er hatte die Schmerzen zu Beginn seiner Genesung mit Geduld ertragen und wirkte nun ruhig und gelassen. Er hatte ohne Widerspruch getan, wie ihm geheißen, wenn es um die Einnahme der Heilkräuter ging, und hatte täglich daran gearbeitet, seinen Körper wieder zu Kräften zu bringen. Es war, als wäre er von einem bösen Fluch befreit. „Die Samen sind aufgegangen! Die Hoffnung des guten Schmiedes hat sich erfüllt." hatte Anna sich eines Tages erleichtert gedacht. „Der gute Schmied …" Sie dachte oft an diesen Mann, der ihr Herz von Anfang an so tief berührt hatte. „… diese Ruhe und gleichzeitig so viel Kraft. Das hat Alexander letztendlich wohl von ihm gelernt. Sein Vater war auch von dieser Art." Die tiefe Trauer nach dem Verlust ihres Mannes war längst vorüber. Sie erinnerte sich gerne an ihn und fühlte Dankbarkeit für die Zeit, die sie mit ihm hatte. Für sie war es, als würde er wohlwollend über ihre Geschicke wachen. „Ob er wohl einverstanden wäre, wenn ich noch einmal …" Anna dachte diesen Gedanken nicht zu Ende. Sie musste laut auflachen und sprach zu sich selbst: „Du bist ja schlimmer als die beiden Turteltauben unter diesem Dach."

Der Tag des Abschieds rückte näher und die Stimmung im Haus der Hebamme war gedrückt. Am Vorabend der Abreise wollte kei-

© Heidi Fröhlich

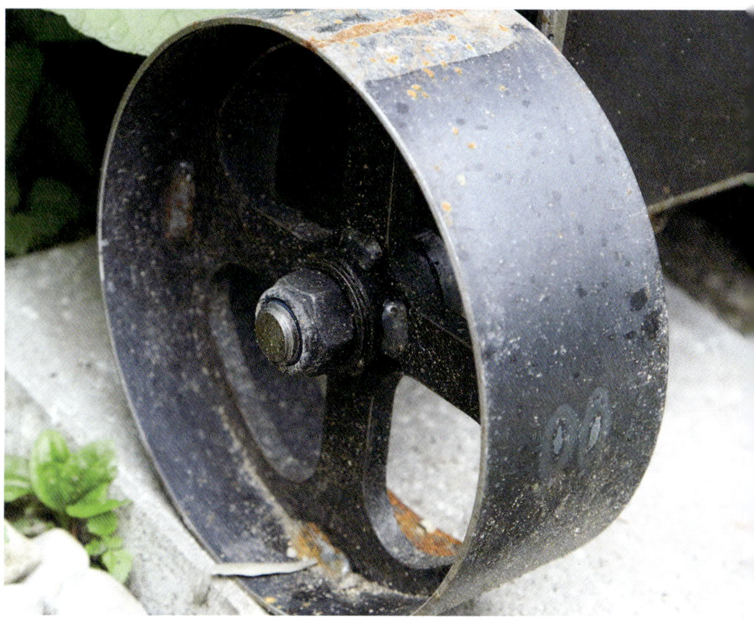

nem das Abendmahl schmecken und in der Nacht fanden sie keinen Schlaf. Zum Abschied umarmte Anna die junge Frau lange und innig. Sie waren in der Zeit zu guten Freundinnen geworden. „Ich stehe tief in deiner Schuld, meine liebe Isabella." „Keineswegs stehst du in meiner Schuld. Ihr beide seid das größte Geschenk, das mir das Leben jemals gemacht hat." Während sie dies sprach, wanderten ihre Augen zu jenen des jungen Mannes. Anna lächelte und trat zurück. Die beiden jungen Menschen fassten sich an den Händen und blickten tief in die Augen des anderen. Mit zitternder Stimme sprach Alexander: „Ich komme zurück, wenn ich soweit bin. Aber zuerst muss ich …" „Ich weiß mein Liebster!", unterbrach ihn Isabella, während Tränen über ihre Wangen rollten. „Ich werde da sein."

Der Schmied inspizierte gerade ein fertiggestelltes Schwert, als ein Schatten in der Türe der Schmiede ihn aufsehen ließ. „Wollt Ihr einen Kampf, Meister?", fragte eine Stimme, welche ihm das Herz höherschlagen ließ. „Nimm dich in Acht, junger Mann, ich kann dich immer noch im Handumdrehen besiegen!", rief er laut und ging mit ausgebreiteten Armen auf Alexander zu. „Daran habe ich nicht den geringsten Zweifel, Meister!" Die beiden Männer umarmten sich herzlich. „Zeige mir, was du gelernt hast, und dann wird gegessen und gefeiert!", sprach der Schmied, während er nach einem Schwert griff und ins Freie trat. Alexander lächelte und folgte seinem Meister.

Nach dem Abendbrot stellte der Schmied zwei gefüllte Bierkrüge auf den Tisch. „Lass uns auf deine Rückkehr anstoßen, junger Mann. Mögen gute Zeiten vor uns liegen!" Die beiden stießen ihre Krüge gegeneinander und tranken genussvoll einige Züge. „Meister, wie könnt Ihr Euch nach allem, was geschehen ist, so über meine Rückkehr freuen? Ich habe Euch großes Unrecht getan und würde eine schlechte Behandlung, ja sogar Abweisung oder eine Strafe verdienen." sprach Alexander. „Ich bereue zutiefst, was ich Euch angetan habe. Und ich bereue, was ich in der Zeit getan habe, nachdem ich Euch verlassen habe." fügte er mit zitternder Stimme hinzu.

Der Schmied nippte kurz an seinem Krug. „Es ist gut, dass du Reue fühlst. Das reinigt deine Seele. Und ja, es ist wahr, du würdest eine schlechte Behandlung und auch Strafe verdienen. Aber abweisen, mein Sohn, abweisen kann ich dich nicht. Zu sehr habe ich dich in mein Herz geschlossen. Du bist Teil dieser Schmiede wie ich selbst und deine Rückkehr ist ein großer Freudentag für mich." „Ihr habt mich ‚mein Sohn' genannt, Meister. Das habt Ihr nie getan." sagte Alexander irritiert. „Ja, Alexander, so habe ich dich genannt. Denn du bist wie ein Sohn für mich, schon seit dem Tag deiner Geburt!" Dem jungen Mann liefen die Tränen herab. „Das ist es, was ich nach diesem … diesem unsäglichen Kampf erkannt habe. In jener Zeit, als ich nur liegen und mich kaum bewegen konnte, habe ich viele Stunden, das Schwert zu meinen Füßen, mit jenem Gebet verbracht, das Ihr mich gelehrt habt. Eines Tages, ganz plötzlich, mitten im Gebet, sah ich einen Mann vor mir. Ganz so, als stünde er wirklich vor mir in dem Raum. Ich wusste sofort, dass dies, obwohl ich ihn nie gesehen hatte, mein Vater war. ‚Was hast du getan, mein Sohn?', fragte er mich ohne Umschweife. ‚Ich habe gekämpft und verloren, so wie du!', war meine Antwort und Wut stieg in mir auf. ‚Wofür hast du gekämpft, mein Sohn? War es für eine gute Sache? Bist du für andere eingestanden? Hast du jemanden retten wollen?' ‚Nein!', schrie ich ihn an, ‚ich habe gekämpft, um allen zu beweisen, dass ich dich nicht brauche! Dich niemals gebraucht habe und auch sonst keinen brauche!' Plötzlich fühlte ich keine Wut, sondern unendlich tiefen Schmerz und ich schrie so laut ich konnte: ‚Warum hast du mich alleine gelassen, Vater?!' Da sagte mein Vater: ‚Du warst nie alleine, mein Sohn', und trat zurück. Und plötzlich sah ich all die Menschen vor mir, die mich getragen, begleitet und gelehrt hatten. Menschen aus dem fürstlichen Schloss, den Fürsten selbst, meine Freunde dort, von denen ich mich abgewandt hatte. Und allen voran meine Mutter und Euch, mein Meister. Und ich erkannte, dass ich Euch liebe. Ich liebe Euch, wie ein Sohn einen Vater liebt."

Die Männer sahen sich mit Tränen in den Augen an. Für eine Weile war keiner der beiden eines Wortes mächtig. Nach einem langen Schweigen fragte Alexander: „Meister, Ihr sagtet, dass Ihr mich seit meiner Geburt kennt? Wie kommt das?" „Hat dich deine Mutter niemals über die Umstände deiner Geburt unterrichtet?" „Nein!" Alexander schüttelte den Kopf „Das kam nie zur Sprache." „Nun dann ist es wohl an mir, dir davon zu erzählen …"

Die beiden saßen bis tief in die Nacht hinein und der junge Mann lauschte den Worten seines Meisters. Als sie sich endlich zur Ruhe begaben, sagte der Schmied plötzlich: „Deine Strafe musst du noch erfahren!" Alexander blickte diesen fragend an. „Du weißt schon, deine Strafe", sagte der Schmied verdächtig lächelnd, „ich verdonnere dich dazu, die nächsten fünf Tage alleine die Schmiede zu bedienen. Obendrein musst du selbst für Speis und Trank sorgen. Ich breche morgen zum Schloss auf und werde erst in fünf Tagen zurückkehren." „Das ist doch keine Strafe, Meister!", rief der junge Mann lachend. „Ich freue mich schon sehr darauf, den Hammer wieder zu schwingen!"

Während er sich zum Schlafen legte, fragte sich der junge Mann dann doch, was der Schmied fünf Tage lang im Schloss zu schaffen hatte. Es kam ihm der Gesichtsausdruck seines Meisters, während dieser die Umstände seiner Geburt schilderte, in den Sinn, wenn dieser auf seine Mutter zu sprechen kam. Etwas an der Art, wie er von ihr sprach, hatte Alexander irritiert. Der Schmied würde sie im Schloss wohl auch treffen. „So ein Unsinn!", dachte Alexander und seine Gedanken glitten zu einer jungen Frau mit rotem Haar, die in einem Häuschen am Waldrand lebte. Mit einem Lächeln schlief er ein.

Der Schmied war tatsächlich fünf Tage lang verreist gewesen und bei bester Laune zurückgekehrt. Von da an hatte er den jungen Mann jeden Tag frühmorgens und abends im Schwertkampf unterwiesen. Alexander entwickelte sich rasch zu einem starken Gegner und sein Meister musste nun schon alle Kraft und Geschicklichkeit aufwenden, um ihm noch Herr zu werden. Eines Tages, nach langem, hartem Gefecht, kam plötzlich Alexanders Klinge am Hals des Schmieds zu stehen. Beide waren völlig außer Atem. Der junge Mann wirkte erschrocken, doch sein Meister lächelte zufrieden. „Es ist nicht nur ein guter Schmied aus dir geworden, mein Sohn. Du bist der würdigste Gegner, gegen den ich seit langer Zeit zu fechten hatte. Es ist soweit, du hast gelernt, was ich dich lehren kann." „Meister!", rief Alexander erschrocken. „Sagt nicht so etwas. Ich hatte nur Glück und ...!" „Nein, nein Alexander." unterbrach ihn der Schmied, der noch immer nach Luft rang. „Deine Schwertführung ist perfekt, du blockierst meine Angriffe erfolgreich und hast mich besiegt. Du bist nun Meister deines Schwertes und das gehört ordentlich gefeiert." Er stützte sich auf die kräftige Schulter seines Gegenübers. „Außerdem bin ich zu alt für diese täglichen Waffenübungen." Die beiden gingen Arm in Arm zum Haus zurück. „Ihr seid nicht alt, Meister, nur ein wenig ...!" „Schweig, Lehrling! Ich will nichts hören!", rief der Schmied mit gespieltem Unmut. Alexander lachte laut auf. Der Schmied blickte den jungen Mann lächelnd von der Seite an, erinnerte ihn dieses Auflachen doch an zwei Begebenheiten vor vielen, vielen Jahren ...

Der Fürst hatte zu den Waffen gerufen. Ein Herrscher, der für seine Bösartigkeit bekannt war, hatte mit seinen Mannen Dörfer am Rande des Fürstentums überfallen, gebranntschatzt sowie Frauen und Kinder verschleppt. Gerüchte, dass dies in benachbarten Gebieten passieren würde, hatten sich schon seit Längerem hartnäckig gehalten. Nun kam diese Bedrohung ins eigene Land. Der Fürst sah sich gezwungen, dem entgegenzutreten.

Alexander und der Schmied packten ihre Sachen und machten sich umgehend auf den Weg zum Schloss. Dort waren schon unzählige Zelte aufgeschlagen und die klirrenden Geräusche der Waffenübungen zu hören. Anna hatte schon länger Ausschau nach den beiden gehalten. Sie hatte die Männer vor den Zelten immer wieder nach zwei großen, kräftigen Schmieden gefragt. Sie hatte die beiden schon von Weitem auf das Schloss zukommen sehen und eilte ihnen entgegen. Atemlos fiel sie ihrem Sohn um den Hals, ließ diesen wieder los und schickte sich an, Gleiches bei dem Schmied zu tun. In letzter Sekunde besann sie sich und trat erschrocken einen kleinen Schritt zurück. „Seid auch Ihr gegrüßt, werter Herr Schmied." sagte sie mit sanfter Stimme. Der Schmied verneigte sich. Dann wandte sie sich wieder ihrem Sohn zu. „Alexander, ich freue mich so sehr, dich zu sehen, aber ich bitte dich, du musst dich nicht beweisen. Es sind schon so viele Männer, die kämpfen werden. Du bist in diesen Dingen nicht geübt." „Mutter", antwortete dieser ernst. „Ich weiß, dass dies schwer für dich ist. Aber du weißt, was passiert ist. Du weißt, dass es jeden Mann braucht. Mein Meister hat mich gut ausgebildet und ich bin es dem Andenken meines Vaters schuldig. Auch dem Fürsten bin ich es schuldig, der uns immer gut behandelt hat." Verzweiflung stand Anna ins Gesicht geschrieben. Sie wandte sich dem Schmied zu: „Herr Schmied!". Ohne dass es ihr bewusst war, nahm sie seine beiden Hände in die ihren. „Auch Euch bitte ich, nicht zu gehen. Ich habe schon einmal einen geliebten Mann auf dem Schlachtfeld verloren!" Tränen bahnten sich ihren Weg über Annas Wangen. „Wenn solches noch einmal geschieht, ich wüsste nicht, wie ich ..." Da nahm der Schmied Anna in seine Arme. Die schmiegte mit einem tiefen Seufzer ihr genässtes Gesicht an seine Brust. „Tief in Euch wisst Ihr, dass wir beide gehen müssen. Das üble Tun muss aufgehalten werden. Auch zu Eurem Wohle. Ich verspreche Euch hier und jetzt, dass ich dafür Sorge trage, dass wir beide wohlbehalten zurückkommen werden."

Wenig später schritten die beiden Männer auf das Lager zu. Anna hatte sich ins Schloss begeben, um ihren Aufgaben nachzukommen. „Meister?", fragte Alexander mit schelmischem Gesichtsausdruck. „Meine Mutter und Ihr? Als Ihr ganze fünf Tage im Schloss zu schaffen hattet, habt Ihr ..." „Schweig, Lehrling!", rief der Schmied mit gespielter Autorität. Und wieder musste der Jüngere laut auflachen.

Am dritten Morgen nach deren Ankunft im Lager brachen Alexander und sein Meister gemeinsam mit all den anderen kampfbereiten Männern auf, um sich dem Eindringling zu stellen. Nach wenigen Tagen erreichten sie die Stellung an einem Grenzfluss. Dort warteten einige Hundert Mann, die schon vorausgezogen waren. Der Feind hatte sich auf einem Hügel auf der gegenüberliegenden Seite gesammelt. In dieser Nacht hatte wohl keiner der Männer in beiden Lagern Schlaf gefunden. Im Morgengrauen wurde dann zum Kampf geblasen. „Es ist soweit." Der Schmied legte seine Hände auf Alexanders Schultern. „Hier herrschen andere Regeln als bei unseren Zweikämpfen oder den Waffenübungen im Schloss. Wir kämpfen Schulter an Schulter und du weichst nicht von meiner Seite. Mein Leben liegt in deinen Händen und das meine in den deinen." Der junge Mann nickte. „Ich habe es deiner Mutter versprochen, mein Sohn. Wir kehren beide zu ihr zurück!", fügte er bekräftigend hinzu. Dann zogen die beiden ohne weitere Worte in den Kampf.

„Die Schlacht ist geschlagen! Der Feind ist besiegt!", rief der Bote immer und immer wieder, während er durch das Schloss lief. So konnte sich die frohe Kunde bis in die letzte Kammer ausbreiten. Einige Tage später kamen die ersten Truppen zurück und schlugen ihre Zelte auf. Nach und nach kamen immer mehr und das Lager wurde größer. Anna lief immer wieder zu den Neuankömmlingen und hielt Ausschau nach den beiden Männern, die sie so sehnlich erwartete. Doch keiner der beiden war zu sehen. Und es wusste auch niemand über ihren Verbleib Bescheid. Auch der Fürst war noch nicht zurückgekehrt. Die Gerüchteküche brodelte. Angeblich war der Fürst verwundet worden. Vielleicht konnten Alexander und der Schmied aus diesem Grund nicht schneller zurückkehren?

Dann, endlich! Die Fahnen des Fürsten waren in der Ferne auszumachen. Der Tross bewegte sich langsam auf das Schloss zu. Anna konnte sich nicht halten, sie eilte, so schnell sie konnte, den Männern entgegen. Tatsächlich war es der Trupp mit den Verwundeten. Unter ihnen war auch der Fürst, der ohne Bewusstsein auf einem Wagen lag. Fieberhaft suchte sie weiter. Da endlich, konnte sie die große Gestalt ihres Sohnes ausmachen. Er humpelte neben einer Trage einher. „Alexander!", rief sie und lief ihm entgegen. Der breitete seine Arme aus, in welche sie sich gerne fallen ließ. „Was ist passiert, bist du verwundet? Du humpelst. Und wo ist ..." Anna sah sich verzweifelt um. „Es ist nur ein Kratzer, Mutter! Das wird wieder." „Was musst du auch meinen Dickschädel vor diesem Riesen von einem Mann retten. Du solltest dich nicht mit Gegnern anlegen, die so stark sind!", hörte Anna plötzlich eine schwache Stimme neben sich. Anna fuhr herum, es war der Schmied, der in der Trage lag. „Herr Schmied!" Anna lachte und weinte gleichzeitig „Auch Ihr seid am Leben! Dem Himmel sei Dank! Und Ihr seid so ein ... ein Hornochse! Warum begebt Ihr Euch in solche Gefahren!" „Auch ich freue mich, Euch zu sehen, werte Anna!", sagte dieser mit einem schwachen Lächeln. Da beugte sie sich über ihn und küsste ihn sanft auf die Stirn. „Was ist mit ihm? Wie schwer sind seine Verwundungen?", fragte Anna ihren Sohn. „Er hat einige Hiebe abbekommen, doch er hält sich gut. Er fiebert ein wenig, aber ich denke, mit deiner Hilfe wird er wieder zu Kräften kommen."

Alexander erholte sich rasch und auch die Genesung des Schmiedes ging gut voran. Der Fürst allerdings rang lange Zeit mit dem Tod. Nachdem die Ärzte nicht recht weitergewusst hatten, hatte der Fürst in einem wachen Moment nach Anna rufen lassen. Zuerst schienen auch die Kräuterwickel und Tränke nicht zu helfen. Eines Tages jedoch begann das Fieber zu sinken und der Fürst kam langsam wieder zu Sinnen. Die Heilung seiner Knochen aber dauerte noch lange. Es wurde klar, dass der Fürst des Gehens nicht mehr mächtig sein würde.

Alle fragten sich, wie es wohl zugegangen sei, dass der Fürst trotz seiner Leibwache angegriffen werden konnte. Viele Gerüchte machten die Runde. Einer glaubte sogar zu wissen, dass es der Leibhaftige selbst war, der dem Fürsten so zugesetzt hatte. Immer wieder war auch die Rede von zwei großen, kräftigen Männern, die den Angreifer bezwungen hätten. Als Anna davon hörte, schöpfte sie einen Verdacht. Weder ihr Sohn noch der Schmied wollten so recht Auskunft geben, wie es zu deren Verwundungen gekommen war.

Als der Fürst halbwegs bei Kräften war, rief er ein großes Fest aus, um den Sieg und seine Genesung zu feiern. Es gab einen großen Festakt, bei dem Würdenträger aus fern und nah zugegen waren. Und es hieß, der Fürst würde eine Ehrung jener Menschen vornehmen, die ihm das Leben gerettet hätten. Eine Fanfare wurde geblasen und ein Sprecher trat hervor. „Die Schlacht ist geschlagen, der Feind ist besiegt, sodass er nicht mehr wiederkehrt. Unser geliebter Fürst hat mit seinen Gebeinen dafür bezahlt. Fortan wird er das Land im Sitzen regieren und keine Schlacht mehr schlagen. Beinahe hätte unser geliebter Fürst diesen Sieg mit dem Leben bezahlt, doch es ist Gottes Gnade und zwei Männern und einer Frau zu verdanken, dass dies nicht geschehen ist. Es war eine List des Gegners, die es einem Hünen, der zwei Männer mit einem Schlag töten konnte, ermöglichte, durch die Leibwache hindurch zu unserem geliebten Fürsten vorzudringen. Der Fürst kämpfte heldenhaft gegen diesen an und erlitt in diesem Kampfe schwerste Verwundungen. Gerade als der Hüne zum tödlichen Hieb ausholen wollte, stellten sich ihm zwei wagemutige Männer in den Weg und konnten den Gegner unter Einsatz ihres Lebens bezwingen. Diesen Männern gebührt die höchste Ehre. Es mögen bitte vortreten: Hellwig, der Schmied, und Alexander, der Schmied!"

Die beiden genannten traten unter tosendem Applaus vor und begaben sich vor den Thron. „Wenn ich das gewusst hätte, hätte ich mich *etwas besser gekleidet." murmelte der Ältere. Alexander grinste. „Ihr seid gut gekleidet, Meister ... für Eure Verhältnisse!" „Schweig, Lehrling!", murmelte der Schmied mit unterdrücktem Lachen.*

„Wie ich schon sagte, waren die Verwundungen unseres geliebten Fürsten tief und folgenreich." fuhr der Sprecher nun fort. „Unser Dank gilt auch der allseits beliebten Anna, deren Wissen über die Heilkraft der Kräuter dafür gesorgt hat, dass unser geliebter Fürst noch unter uns weilt. Möge auch sie hervortreten!"

Wiederum erschallte lautstarker Applaus und Anna begab sich zum Thron. Dem Schmied wurde aufgetragen, vor dem Fürsten niederzuknien. Dieser ergriff ein mit Juwelen besetztes Schwert, welches neben ihm gelegen hatte. „Hellwig, der Schmied, senke dein Haupt." Der tat, wie ihm geheißen. Der Fürst bewegte die Klinge des Schwertes von Schulter zu Schulter und dann zum Haupt des Schmiedes.

„Ich schlage Euch hiermit zum Ritter. Erhebt Euch und Euer Name sei fortan Hellwig, der Kühne!" Wieder ertönte feierlicher Applaus. Alexander war an der Reihe, sich niederzuknien. Der Fürst wiederholte die Zeremonie, vergab aber zur Verwunderung aller keinen Namen. War dies doch üblich, wenn jemand aus dem gemeinen Volk in den Ritterstand erhoben wurde.

Nachdem Alexander sich erhoben hatte und als Dank noch einmal sein Haupt senkte, tat es der Fürst ihm gleich. Auch dies verwunderte, da dieses nicht der höflichen Etikette entsprach. Ein Fürst tat dies nur gegenüber seinesgleichen. Auch als Anna an der Reihe war, die Ehrung des Fürsten zu empfangen, tat dieser Seltsames. Er entband sie aller Verpflichtungen ihrer Anstellung gegenüber, erhob sie in den Stand der Edelfrauen und gab ihr alle damit verbundenen Privilegien. Noch niemals war eine aus dem gemeinen Volk zu solchen Ehren gekommen. So mancher fragte sich, ob der Fürst noch im vollen Besitz seiner Sinne war. Dieser zeigte in weiterer Folge jedoch keine Anzeichen von Verwirrtheit. Die Veränderungen nach seiner schweren Verwundung waren anderer Art. Seine Beine waren nicht mehr in der Lage seinen Leib zu tragen. Er aber setzte seine Regentschaft mit mehr Geduld, Weisheit und Klarheit fort.

THEMEN

Entscheidungen treffen, sich verpflichten, Einsatz von Kraft, um zu dienen

IMPULSE ZUM MAIFEST ZUR KRÄFTIGUNG DES KÖRPERS

Der Begriff Kraft beschreibt beim Menschen die Fähigkeit, den eigenen Körper gegen einen Widerstand bewegen oder halten zu können. Je mehr Kraft wir haben, umso leichter agieren wir gegen die Schwerkraft und mit Gewichten.

Die Errungenschaften des industriellen und jetzt im speziellen des digitalen Zeitalters haben dem Menschen besonders in diesem Bereich viel abgenommen. Arbeit steht in vielen Bereichen nicht mehr im Zusammenhang mit körperlicher Bewegung und Belastung. Dies hat, neben einer Unzahl von anderen Effekten, einen massiven Kraftverlust beim modernen Menschen zur Folge. Unsere Knochen, Sehnen und Muskeln brauchen Zug- und Druckreize.

In der Folge sind Erkrankungen des Bewegungsapparates im letzten Jahrhundert nicht seltener geworden, sondern haben deutlich zugenommen. Dies ist mittlerweile leider auch bei jungen Menschen zu beobachten. Regelmäßige Kräftigungsimpulse sind daher für Menschen, die keine körperliche Arbeit verrichten, eine unumgängliche Notwendigkeit.

Stehen wie ein Baum zur Förderung der inneren Kraft im ganzen Körper

Vorbereitung

Wenn Du in einem Innenbereich übst, positioniere Dich, wenn möglich, so, dass Du ins Freie blicken kannst.

Ausführung

Nimm die Grundstellung ein. Im Folgenden verwendest Du Vorstellungen, um spezifische Wirkungen hervorzurufen: Du stehst bis zu den Schultern in angenehm warmem Wasser und sanfte

Wellen bewegen Deinen Körper behutsam vor und zurück. Genieße ein Weilchen diese entspannende Vorstellung. Hebe Deine Arme nach vorne hoch, als ob Du vor Deiner Brust einen großen Wasserball umarmen würdest. Die Hände befinden sich in Schulterhöhe, die Handflächen sind zu Deiner Brust hingewandt, die Ellbogen ein paar Zentimeter tiefer. Deine Arme fühlen sich leicht und vom Wasserball getragen an. Die Schultern sinken nach unten. Fingergelenke und Ellbogen sind entspannt. Genieße für einige Momente diese Position. Nun presst Du den Wasserball während Du vom Wasser nach vor bewegt wirst, etwas zusammen. Gleichzeitig drückst Du den Ball ein wenig nach vorne und nach unten. Spüre dabei den sanften Widerstand, den Dir Ball und Wasser bieten. Bei der Rückwärtsbewegung ziehst Du den Ball gegen einen leichten Widerstand auseinander und bewegst ihn nach hinten und oben. So als würde er an Deinen Armen und Händen kleben und sich nicht von selbst wieder ausdehnen. Sobald Dich das Wasser wieder nach vorne bewegt, drückst Du den Ball wieder nach vorne, unten, innen. Bei der Rückwärtsbewegung ziehst Du den Ball wiederum nach hinten, oben, außen. Die Bewegung ist nur wenige Millimeter groß und von außen kaum zu sehen. Achte darauf, dass Du die gegebenen Widerstände in Deiner Vorstellung gut fühlen kannst. Sobald Dir dies gelingt, stellst Du Dir noch einen weiteren, kleineren Ball zwischen Deinen Knien vor. Diesen drückst und ziehst Du analog zu dem großen Ball zwischen Deinen Armen. Fühle auch hier den Widerstand in beide Richtungen. Führe diese Bewegung 5–7 Minuten lang aus. Konzentriere Dich gut auf die beiden Bälle und den Widerstand, den sie bieten.

Pferdestand

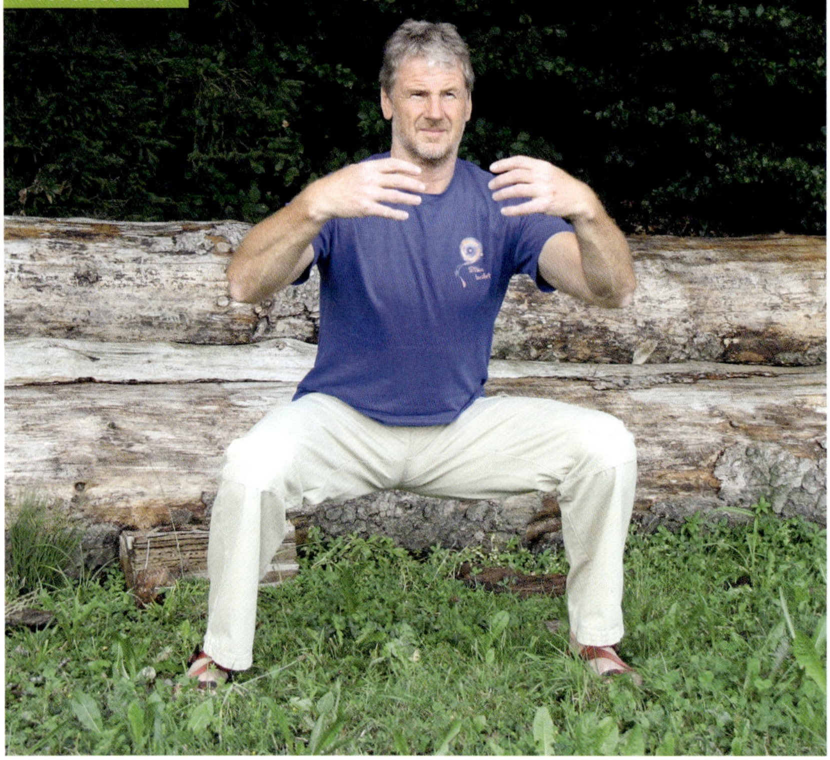

© Martin Wundsam

Abschluss

Beende die Vorstellung von den Bällen, lass die Arme sinken und seitlich neben dem Körper locker hängen. Genieße die sanfte Wellenbewegung, die langsam weniger wird und zum Stillstand kommt. Schließ für einen Moment die Augen und spüre Deinen Körperreaktionen nach.

Pferdestand zur Kräftigung von Becken und Beinen

Vorbereitung

Der Pferdestand ist anstrengend und schweißtreibend, es empfiehlt sich daher, entsprechende Kleidung zu tragen.

Ausführung

Stell Dich aufrecht hin, die Füße berühren sich. Drehe die Fersen nach außen. Dann dreh die Zehen nach außen. Wiederhole beide Bewegungen noch einmal. Zum Schluss bewege noch einmal die Fersen nach außen. So gelangst Du in einen breitbeinigen Stand mit leicht nach innen rotierten Füßen. In dieser Position hebst Du Deine Arme vor die Brust, als wolltest Du einen großen Luftballon umarmen. Deine Hände sind in Schulterhöhe, die Handflächen zu Deiner Brust hingewandt und die Ellbogen ein paar Zentimeter tiefer. Beuge Deine Knie und lass Dein Becken bis zur Kniehöhe in Richtung Fersen absinken. Deine Oberschenkel sind jetzt parallel zum Boden. Wenn möglich, bleib in dieser Position für 30 Sekunden stehen. Deine Atmung bleibt, trotz der Anstrengung, ruhig und tief. Es empfiehlt sich, bei regelmäßigem Üben (4–7-mal in der Woche) die Zeit jede Woche um 10 Sekunden zu erhöhen. Über einen mehrmonatigen Zeitraum kannst Du Dir auf diese Art eine sehr wirksame Stehzeit von 5 Minuten erarbeiten.

Abschluss

Beweg Dich aus der tiefen Position, schüttle Deine Beine abwechselnd aus und laufe kurze Zeit mit lockeren Beinen am Stand.

Mobilisierungsimpuls für die gesamte Körpervorder- und -rückseite

Die Erhaltung der Fähigkeit, das natürliche Bewegungsausmaß unserer Gelenke in vollem Umfang nutzen zu können, ist wesentlich für die Gesunderhaltung unseres Körpers. Bewegungsmangel, einseitige Belastungen, aber auch Stress oder psychisch-emotionale Konflikte verhindern, dass wir unsere Bewegungsmöglichkeiten regelmäßig vollständig ausschöpfen. Dies führt oft schon bei jungen Erwachsenen zu einem weitgehenden Verlust dieser Flexibilität. Männer sind davon häufiger betroffen, da sie grundsätzlich eher zu einer erhöhten Muskelspannung neigen. Es gibt eine große Palette von Methoden, um Beweglichkeit zu erhalten bzw. zu fördern. Der hier vorgestellte Impuls ist sehr allgemein gehalten.

Vorbereitung

Barfuß oder rutschfeste Socken

Ausführung

Stell Dich zwischen hüft- und schulterbreit hin, die Fußaußenkanten sind parallel zueinander. Lege beide Hände auf Deinen Bauch und atme 3-mal tief durch. Strecke nun beide Arme vor Deinem Körper so weit wie möglich nach oben und blicke Deinen Händen nach. Die Finger sind gestreckt, die Handflächen schauen zueinander. Atme 5-mal tief ein und aus. Dann beuge Deine Hüften und führe Deine gestreckten Arme vor dem Körper nach unten. Die Handflächen schauen nach vorne. Die Knie bleiben gestreckt, der Rücken bleibt so lange als möglich gerade und beugt sich zum Schluss. Nähere Deine Handflächen dem Boden so weit, wie es Dir möglich ist. Halte auch diese Position für 5 tiefe Atemzüge. Bring Deinen Körper nach unten, bis Du kniest, und setz Dich auf Deine Fersen. Strecke Deine Arme mit den Handflächen am Boden so weit nach vor, wie Du kannst, während Du auf den Fersen sitzenbleibst. Bleibe in dieser Position für 5 tiefe Atemzüge. Bring Deinen Oberkörper nach vor in den Armstütz. Halte Ellbogen und Knie gestreckt, Die Fußrücken liegen auf dem Boden auf. Lass nun Dein Becken so weit wie möglich zu Boden sinken, drücke die Schultern nach unten und lege Deinen Kopf in den Nacken. Der Blick geht nach oben. Halte diese Position wiederum für 5 tiefe, ruhige Atemzüge.

Danach bring Dein Becken wieder nach hinten, bis Du Deine Vorfüße aufstellen kannst und Du auf Deine Füße kommst. Strecke jetzt bei hängendem Oberkörper Deine Knie. Währenddessen bringst Du Deinen Rumpf bei tiefer Atmung in einer Aufrollbewegung langsam nach oben. Sobald Du aufgerichtet bist, hebst Du die Arme wie zu Beginn vor Deinem Körper nach oben. An dieser Stelle kannst Du entweder den gesamten Ablauf wiederholen oder, wie unten beschrieben, abschließen.

Abschluss

Bring Deine Arme über die Seite nach unten und lege die Hände auf den Bauch. Schließ Deine Augen und fühl nach, wie Dein Körper auf den Mobilisierungsimpuls reagiert.

Mobilisierungsimpuls

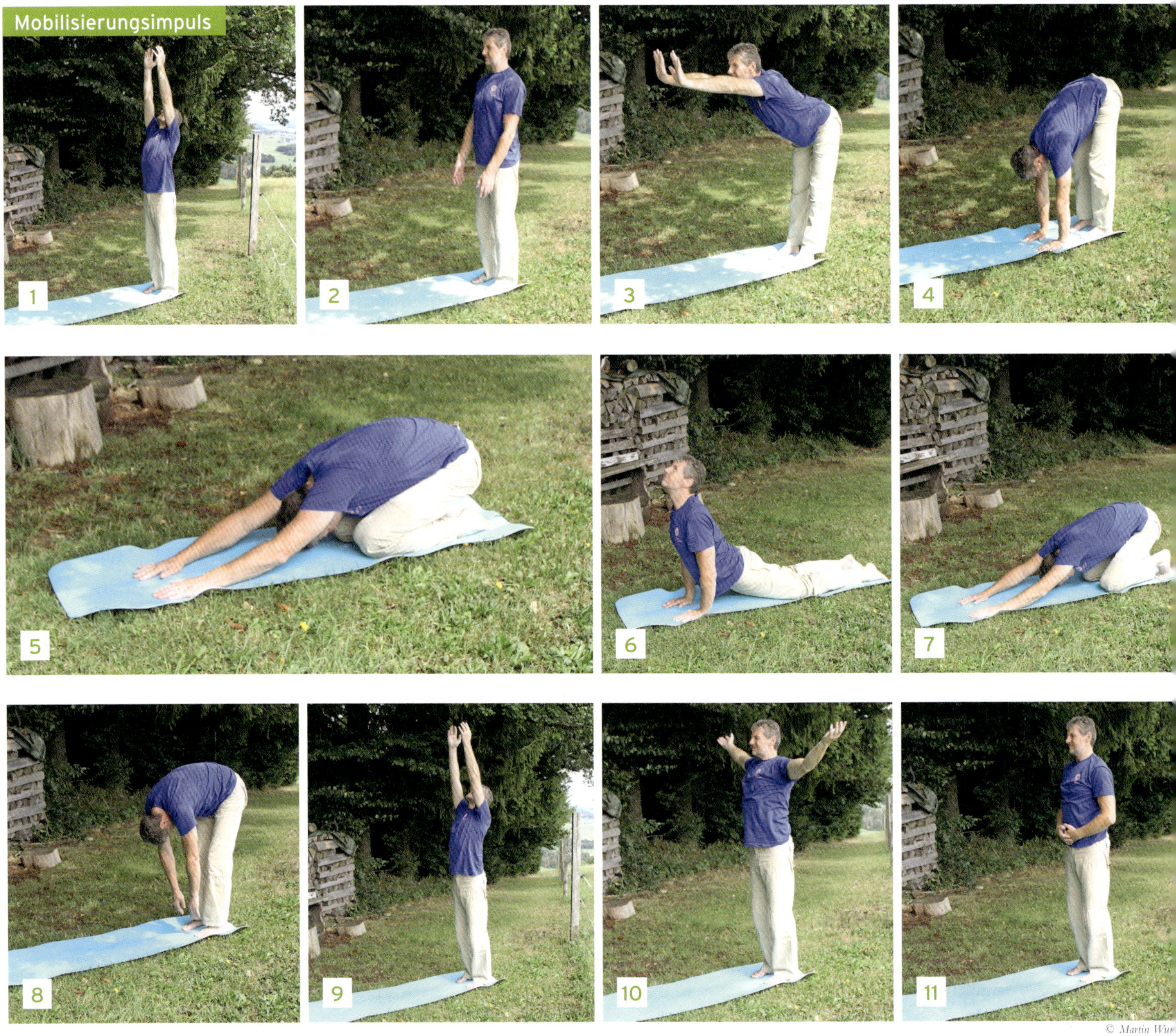

DER INNERE, VERBINDLICHE VERTRAG

Unverbindlichkeit ist leider ein signifikantes Verhaltensmuster unserer Zeit. Sie ist ein selten besprochener, aber wesentlicher Störfaktor in unserer Gesellschaft und maßgeblich mitverantwortlich für die Verwerfungen, die wir in den zwischenmenschlichen Beziehungen beobachten müssen. Insbesondere in einem gesunden, männlichen Sein ist die Fähigkeit, verbindlich zu denken, zu sprechen und zu handeln, ein wesentlicher Faktor. Unverbindliches Verhalten und damit Unverlässlichkeit sich selbst und anderen gegenüber ist eine schwere Verletzung des männlichen Lebensauftrages. Um diese Fähigkeit zu schulen, ist es ein guter, erster Schritt, immer wieder den inneren, verbindlichen Vertrag abzuschließen.

Vorbereitung

Beginne bei Deinem ersten inneren, verbindlichen Vertrag mit einem leicht zu verwirklichenden Thema, wie etwa eine Woche lang keinen Kaffee zu trinken, nichts Süßes zu essen, keine Zeitung zu lesen oder Ähnliches.

Achte darauf, dass Du ungestört an einem Tisch sitzen kannst. Bereite ein Blatt Papier und einen Stift vor.

Ausführung

Setz Dich aufrecht hin, leg die Hände mit den Handflächen nach oben auf Deine Oberschenkel und nimm einige tiefe Atemzüge. Suche Dir nun in Ruhe das Thema für Deinen Vertrag aus. Sobald Du das Thema gewählt hast, formuliere in Gedanken, was genau Du tun wirst. Stell Dir nun ausführlich vor, wie es sich anfühlt, das Vorhaben zu erfüllen. Nutze dafür all Deine Sinne und stell Dir unterschiedliche, realistische Szenarien vor, die daraus entstehen können. Mach Dir bewusst, welche Herausforderungen Deinen Entschluss in Frage stellen könnten, gehe solche Situationen im Detail durch und stell Dir vor, wie Du diese meisterst.

Öffne die Augen und verschriftliche den Vertrag wie folgt: Ich, Vorname Nachname, verpflichte mich verbindlich … schreib nun in Deinen Worten das Vorhaben so präzise wie möglich mit Zeitangaben auf. Mach Dir bewusst, dass Du diesen Vertrag nicht folgenlos brechen kannst. Der Preis für einen Vertragsbruch ist immer die Verletzung Deiner Würde, Deines Herzens und Deiner Seele. Wenn Du bereit bist, diese Bedingungen anzunehmen, unterschreibe den Vertrag mit Angabe von Ort und Datum.

Wenn Du nach reiflicher Überlegung bereit bist, Dich bezüglich großer Lebensthemen mit einem inneren, verbindlichen Vertrag zu verpflichten, ist es ratsam, ein oder zwei Zeugen mit Unterschrift hinzuzuziehen.

Abschluss

Schließ wieder die Augen. Mach Dir bewusst, dass der Vertrag nun gültig ist. Nimm 3 tiefe Atemzüge und fühle die notwendige Entschlossenheit, diesen zu erfüllen. Verwahre den Vertrag so, wie Du es mit anderen wichtigen Verträgen tun würdest. Wenn Du den Vertrag erfüllt hast, feiere dies mit einer kleinen Geste. Lass Dir eine nette Kleinigkeit für Dich selbst einfallen.

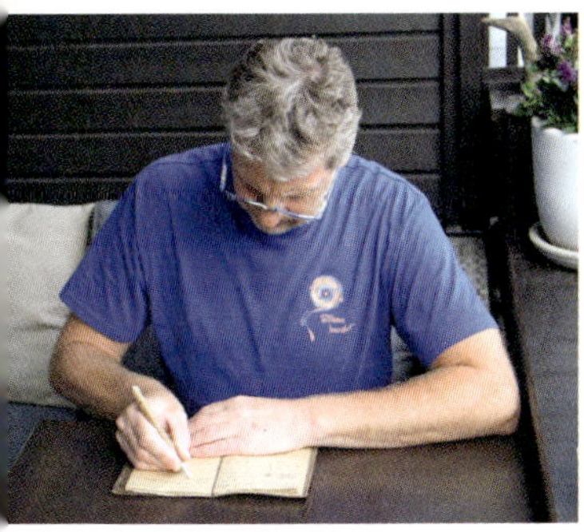
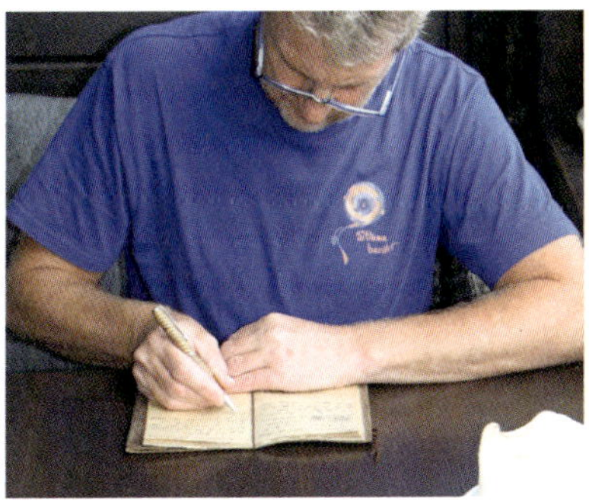
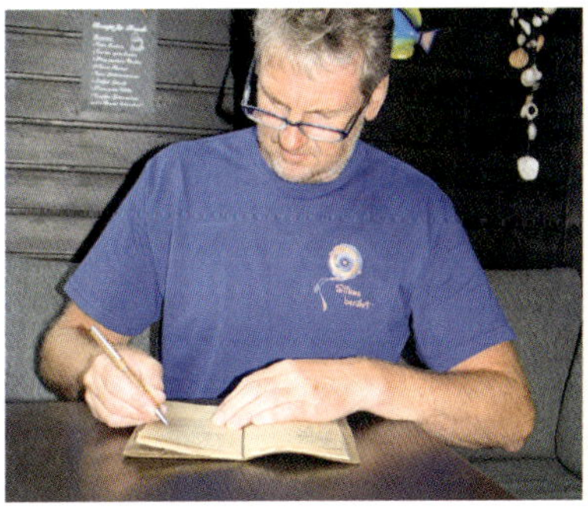
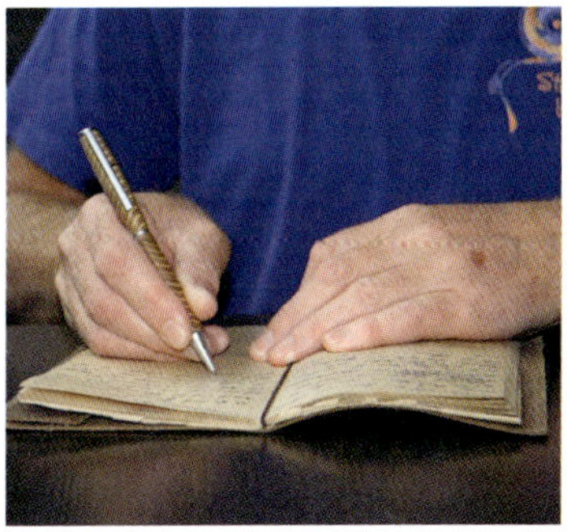

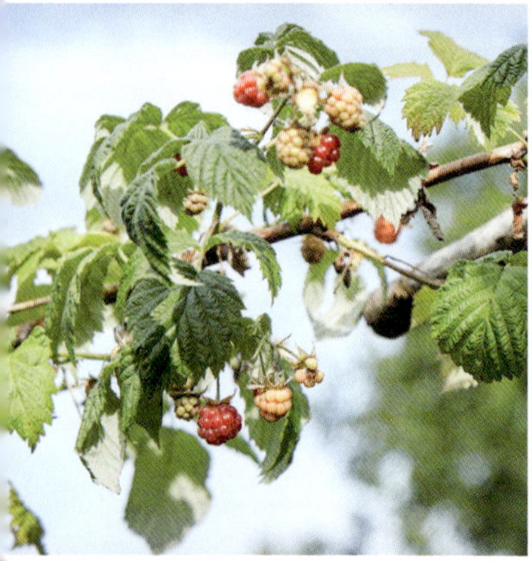
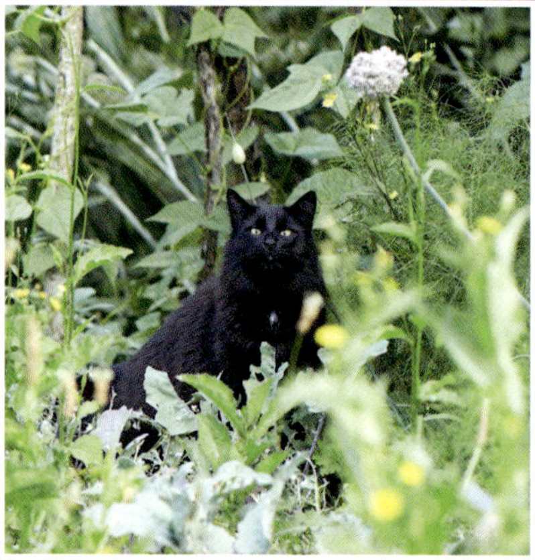
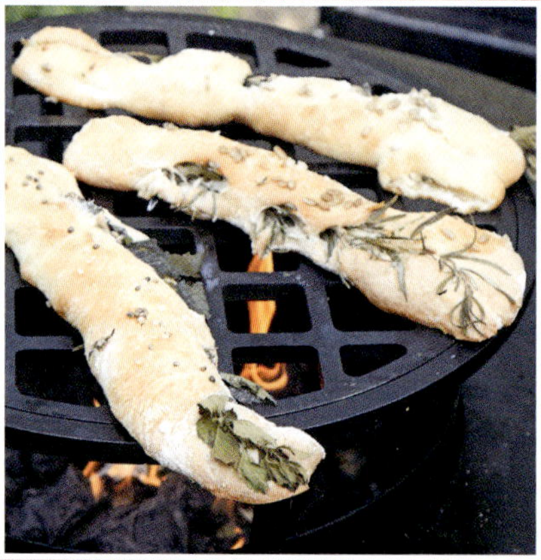
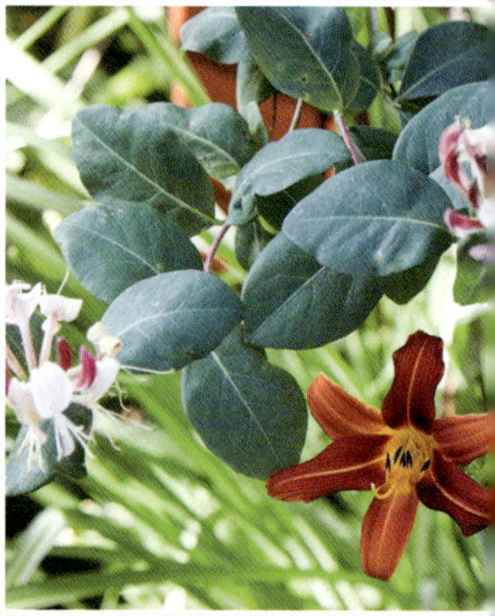

Sommersonnenwende - 21. Juni

DER LIEBHABER
DER LIEBHABER LEGT DAS SCHWERT ZUR SEITE

BESCHREIBUNG DER QUALITÄT UND DES CHARAKTERS DIESER ZEIT

Es ist die höchste Zeit der Liebeskraft in der Welt. Erde und Himmel vereinen sich in Gestalt der Sonne, des Regens, des Windes, die die Erde fruchtbar machen. Rote Früchte und üppige Rosen prägen diese Zeit. Auch im Brauchtum finden sich die Spuren der Verehrung der fruchtbaren Erde. Der Sonnenbogen wendet sich, die dunkle Hälfte des Jahres wird geboren.

Der gereifte Mann kann nun in tiefer Beziehung sein. Er weiß, wer er ist und wofür er steht. Er ist Meister seines Lebens. Er ist in der Lage, seine Errungenschaften zu teilen und zur Verfügung zu stellen. Wenn der Mann nicht gelernt hat, zu dienen, sich anderen außer sich selbst zu widmen, ist tragfähige Beziehung zu anderen Menschen unmöglich. Er muss sich und andere kontrollieren, kann sich nicht fallen lassen und entspannen.

FARBE DIESER ZEIT

Rot – das Rosarot der Rosen, der roten Früchte.
Jahreszeit: SOMMER

GESUNDHEITSTHEMEN: ERKTIONSSTÖRUNGEN, DEPRESSION, UNTERER RÜCKEN, BANDSCHEIBEN

Maßnahmen bei Erektionsstörungen

Dauerhafte Beeinträchtigungen der Erektion beruhen meist auf einer Kombination von körperlichen und psychischen Themen. Auf der physischen Ebene sind Gefäß- und damit Durchblutungsprobleme, Nervenerkrankungen sowie Medikamenteneinnahme (z. B. blutdrucksenkende Mittel) die Hauptursachen. Professionelle Hilfe ist zumeist sowohl auf der körperlichen als auch auf der psychischen Ebene unumgänglich.

Die wichtigste Maßnahme ist es, die allgemeine Durchblutung und im Speziellen die im Beckenbereich zu fördern. Hierbei helfen Kaltwasseranwendungen (siehe dazu den Kaltwasserimpuls im Kapitel Lichtmess, S. 65 f.) oder Wechselbäder. Der in diesem Kapitel beschriebene Beckenbodenimpuls (S. 129) ist sehr hilfreich.

Kreise oder schaukle im Sitzen das Becken in verschiedene Richtungen.

Lerne Dich zu entspannen! (Hierbei hilft beispielsweise der im Kapitel Schnitterin beschriebenen Entspannungsimpuls, S. 154).

Beachte: Auch hier sind die Themen Lebensführung (Stresslevel – siehe dazu die Beschreibung im Kapitel Schnitterin, S. 134 f.) und Ernährung (siehe dazu die Maßnahmen für die Verdauung im Kapitel 21. Dezember, S. 24 f.) grundlegend zu bearbeiten.

Maßnahmen bei Depression

Wir unterscheiden zwischen dem Krankheitsbild einer Depression und einer depressiven Verstimmung. Depression ist eine psychische Erkrankung, die unbedingt professionelle Unterstützung braucht. Es ist nahezu unmöglich, sich in diesem Falle selbst aus der Patsche zu helfen. Symptome, wie Antriebslosigkeit oder eingeschränkte Sinneswahrnehmung, verhindern regelrecht die Eigeninitiative.

Eine depressive Verstimmung dagegen lässt uns immer noch die Möglichkeit, selbst aktiv zu werden.

- Sonne, frische Luft und Bewegung sind ausgesprochen hilfreich.
- Geh in die Natur!
- Triff Dich mit Freunden für eine gemeinsame Unternehmung.
- Hör Dir lebendige, freudvolle Musik an und singe eventuell dazu.
- Kaltwasseranwendungen wirken belebend und stimmungsaufhellend (siehe dazu den Kaltwasserimpuls im Kapitel Lichtmess, S. 65 f.).
- Verzichte einige Zeit auf Nachrichten, Zeitungen und andere Quellen negativer Informationen.

Einfache Maßnahmen für den unteren Rücken

Der untere Rücken ist eine der meist belasteten Körperregionen. Es ist daher kein Wunder, dass es ab einem gewissen Alter kaum jemanden ohne oder zumindest mit zeitweiligen Beschwerden in diesem Bereich gibt. Die Hauptursache liegt dabei in dem Thema der Überlastung. Dies ist sowohl körperlich als auch psychisch zu verstehen.

Der zivilisationsbedingte Verlust von Kraft, Beweglichkeit und natürlichem Körpereinsatz, zum Beispiel durch unsere Sesselkultur, ist wesentlicher Auslöser dieser weitverbreiteten Probleme. Je früher man dem entgegenwirkt, desto erfolgreicher kann man schwere Schädigungen der gesamten Wirbelsäule und damit des unteren Rückens vermeiden.

Das beste Sitzen ist, wenig zu sitzen! Gemäß diesem Spruch versuche, Deinen Alltag zu gestalten. Wenn Du einen sitzenden Beruf hast, steh immer wieder auf, strecke und bewege Dich. Vielleicht kannst Du so manche Nachricht nicht per Computer, sondern per pedes ins benachbarte Büro vermitteln. Wenn lange Stunden am Schreibtisch unvermeidbar sind, organisiere Dir, wenn möglich, einen höhenverstellbaren Schreibtisch. So kannst Du auch im Stehen arbeiten.

Begib Dich immer wieder, soweit es Deine Beweglichkeit zulässt, in die tiefe Hocke und lass Dein Becken nach unten fallen. Dies entlastet den unteren Rücken und ist bei einem gesunden Menschen eigentlich eine Entspannungsposition.

Hängen! Häng Dich, so oft Du die Gelegenheit hast, an eine Stange oder einen passenden Ast und lass die Beine baumeln. Die Schwerkraft entlastet dabei deine gesamte Wirbelsäule.

Vermeide einseitige Bewegungen, wann immer es geht. Probiere die Handlung oder Bewegung einfach einmal mit der anderen Seite aus. Heb zum Beispiel Dinge mit der anderen Hand vom Boden auf oder verwende den Rechen auf der ungewohnten Seite.

Trage schwere Gegenstände, wenn möglich, nicht alleine. Vermeide Drehbewegungen im Rücken unter Belastung – stattdessen dreh Deinen gesamten Körper durch entsprechende Schritte mit den Beinen (die haben mehr Kraft).

Der Beckenboden bildet die muskuläre Brücke zwischen Bauch- und unterer Rückenmuskulatur. Wenn dieser gesund und kräftig ist, dann ist auch der Rücken entlastet (siehe dazu den Beckenbodenimpuls in diesem Kapitel, S. 129).

TIPP VON DER *Kräuterfee*

Unterschätze nie die Bitterkräuter in ihrer Wirksamkeit!

SOMMERPFLANZEN UND DEREN BEDEUTUNG UND VERWENDBARKEIT

Arnika

Arnica montana

Als Wundkraut wirkt Arnika schmerzlindernd und entzündungshemmend.

Die lindernde Wirkung von Arnika beruht auf den Inhaltsstoffen Helenalin, Flavonoiden, Gerbstoffen, Cumarinen und wenig ätherischem Öl, die in ihren Blüten enthalten sind. Sie helfen, das Gewebe zu regenerieren, und zur äußerlichen Behandlung von stumpfen Verletzungen, wie Prellungen, Blutergüssen und Verstauchungen bei unverletzter Haut. Arnika entspannt das Gewebe und findet daher auch Anwendung bei Muskelbeschwerden und zur wohltuenden Massage bei Verspannungen.

Es wächst in europäischen Gebirgen auf Wiesen und Weiden bis in Höhenlagen von mehr als 2.000 Metern und steht unter Naturschutz. Verwendet werden ausschließlich die Blüten und dies äußerlich. Im Altertum war Arnika übrigens nicht bekannt, erstmals findet sie Erwähnung bei Hildegard von Bingen.

Arnika-Dost-Gelenksöl

Je 1 Handvoll getrocknete Dost- und Arnikablüten in 250 ml Weizenkeimöl einlegen, langsam erhitzen, jedoch nicht kochen und 30 Minuten darin ziehen lassen, dabei die Temperatur halten. Dann zum Auskühlen beiseitestellen. Am nächsten und übernächsten Tag ebenso verfahren. Dann abgießen, die Kräuter gut auspressen und in kleine Braunglasflaschen abfüllen. Das Öl wirkt bei Sehnenentzündungen und Gelenksschmerzen wahre Wunder, am besten nach einem heißen Bad einmassieren.

Rose

Rosa sp.

Rosenöl gehört zu den teuersten, wertvollsten und feinsten ätherischen Ölen (100 kg Rosenblütenblätter ergeben 20–30 g Rosenöl).

Rosenöl besänftigt den Geist, schenkt mehr Geduld, öffnet das Herz für die Liebe und macht uns offen für die Schönheit der Welt und für die Freuden des Lebens. Rosenöl lindert Schmerzen und löst Krämpfe. Für Kompressen oder Waschungen wird eine Lösung selbst hergestellt: maximal 20 Tropfen in 250 ml abgekochtem Wasser.

Rosenöl ist antiseptisch und hat eine sehr pflegende Wirkung auf die Haut. Es erhellt die Stimmung bei Liebeskummer und Enttäuschung, hilft, gebrochene Herzen zu heilen, regt die Sinne an, mindert nervöse Spannungen und depressive Verstimmungen, dämpft seelischen Schmerz und Schock und hilft bei Schlaflosigkeit. Dazu 2-mal täglich 1–2 Tropfen Rosenöl mit 1 TL Honig in eine Tasse lauwarmes Wasser mischen oder in Rosenblütentee geben.

Einige Tropfen ätherisches Rosenöl, in Mandelöl gerührt, wird zur Hautpflege angewandt und stärkt den Astralkörper. Seit jeher ist die Rose ein Sinnbild der Erotik und in den meisten vorchristlichen Religionen einer Fruchtbarkeits- und Liebesgottheit zugeordnet.

Achtung!

Arnika kann unter Umständen allergische Hautreaktionen hervorrufen (Korbblütler-Allergie). Dies äußert sich durch gereizte, gerötete Haut, Schwellungen oder es bilden sich kleine Bläschen. Arnika sollte nicht innerlich eingenommen werden, denn diese Art der Anwendung ist in Vergessenheit geraten, und wer nicht über die Dosis Bescheid weiß, riskiert Herzrhythmusstörungen. Es gibt jedoch eine homöopathische Zubereitung in C200, die als absolute Notfallessenz bei Unfällen gilt.

Kühlender Rosen-Dost-Körperspray

1 Handstrauß frischen Dost samt Blättern und Blüten
2 Handvoll frische Rosenblüten
2 EL Lavendelblüten
je 1 Zweig Rosmarin und Zitronenverbene

Alle Zutaten 15 Minuten in einen Topf mit heißem Wasser (gerade so viel, dass die Pflanzen bedeckt sind) legen. Den Topf zudecken, dann abseihen und warten, bis der Absud abgekühlt ist, zuletzt in eine Sprühflasche umfüllen. Als kühlenden Körperspray auf die Haut aufsprühen.

Dost

Oreganum vulgare

Der heimische Dost ist ein sehr geschmacksvolles Gewürzkraut der heimischen Wildkräuterküche und genauso aromatisch, wie der echte Oregano ist. Wie auch bei Salbei und Thymian gilt: Je länger das Kraut am Standort stehenbleibt, umso mehr Heilkräfte und Sonnenwärme kann es speichern, um sich in seiner Heilkraft entfalten zu können. Seine ätherischen Öle, Bitter- und Gerbstoffe und Flavonoide wirken keimtötend, pilzwidrig, krampflösend, schweißtreibend, blutbildend und nervenstärkend. Der Dost war schon bei den alten Griechen ein bekanntes Heilmittel, im Mittelalter war er eines der meist gebrauchten Heilkräuter.

Tee aus Dost ist verdauungsfördernd, entblähend, leber- und nierenanregend, er soll Wunder wirken bei Bauchschmerzen, Blähungen und Candida-Infektionen und ist schweißtreibend und blutbildend. Ein weiteres, klassisches Anwendungsgebiet sind Erkältungskrankheiten, Schnupfen, Husten und Mandelentzündungen.

Dost-Hustensirup

Je 1 Handvoll frischen Dost und Thymian in 1 l kaltem Wasser ansetzen. Am nächsten Tag aufkochen und etwa 15 Minuten köcheln lassen. Die Kräuter herausnehmen und mit 500 g braunem Zucker einkochen. Bei Bronchialerkrankungen und Reizhusten löffelweise einnehmen oder den Tee damit süßen.

Schafgarbe

Achillea millefolium

Die Schafgarbe ist eines unserer wertvollsten Wiesenheilkräuter und wichtigstes Bitterkraut und wird auch „HeilalleWelt" genannt. Die urtümlichste Methode der Anwendung ist die Frischpflanzenauflage: Dafür werden frische Schafgarbenblätter je nach Möglichkeit zerkaut, zerrieben oder im Mörser zerstampft und auf Wunden, Blutungen und Quetschungen aufgebracht und mit der Auflage verbunden oder anderweitig fixiert. Sie dient als Notfallmedizin und wirkt blutstillend und wundheilend. Besonders häufig wird Schafgarbe auch im Zusammenhang mit Verdauungsorganen, Darmkrankheiten und Frauenleiden eingesetzt, ihre Wirkung gilt gemeinhin als beruhigend, blutstillend, entkrampfend und wundheilend.

Schafgarbe fördert als klassische Bitterpflanze den Gallenfluss und regt die Verdauung an, senkt Fieber und dient als Diuretikum. Klassisch wird die Schafgarbe als Tee verabreicht, um ihre positive Wirkung optimal nutzen zu können. Eine besonders wohltuende Wirkung haben auch Schafgarbenumschläge mit Tüchern, die in heißem Tee getränkt werden. Sehr wohltuend ist auch ein Sitzbad in Schafgarbentee, insbesondere bei Darmerkrankungen, aber auch bei Krämpfen aller Art. Am täglichen Speiseplan können die jungen, bitter schmeckenden Schafgarbenblättchen roh gegessen werden oder auch getrocknet in Kräutersalz oder Würzpaste. In manchen Kulturen wird die Schafgarbe auch geraucht und die wertvollen Heilstoffe inhaliert. Aufgrund des recht bitteren Geschmacks beim Rauchen wird sie jedoch häufig mit Tabak gemischt, was ihre Heilkraft vermindert.

Männer-Sommer-Tee

Mische Schafgarbenblüten und -blättchen, Brennnesselblätter, Löwenzahn, Himbeerbätter, Spitzwegerich und Gundelrebe zu gleichen Teilen und lass die Kräuter an einem schattigen Ort gut trocknen. Für eine Teezubereitung verwende 2 EL der Mischung auf 250 ml heißem Wasser, 15 Minuten ziehen lassen und genießen! Der Männer-Sommer-Tee kann natürlich auch im Winter genossen werden.

Beifuß

Arthemisia annua und *A. vulgaris*

„Die Blätter des Beifuß können wie Fahnen hundertfach Segen herbeirufen.", lautet ein chinesisches Sprichwort. Beifuß ist ebenso wie

Wermut, Weinraute und Schafgarbe ein klassisches Bitterkraut. Bitterkräuter wirken besonders stark entgiftend und leberstärkend und wirken so auch antidepressiv. Die „Mutter aller Heilkräuter" wärmt „zur dritten Potenz", daher der volkstümliche Name „Mugwurz", abgeleitet vom germanischen *mug* = wärmen.

Seine Wärme dringt bis tief in das Zellgewebe ein, weshalb er in gepresster Form in der chinesischen Medizin auch als Moxapflanze verwendet wird. Wer sich von der unmittelbaren, stark wärmenden Wirkung direkt überzeugen will, nimmt einfach eine Handvoll getrocknetes Kraut und reibt es zwischen den Händen, wenn er fröstelt oder kalte Füße hat.

Beifuß wirkt sehr entspannend auf die Füße (Fußbad aus Beifußtee oder Beifußöl zum Massieren). In der Hildegard-Medizin wird er als zentrale Pflanze bei allen Magen- und Darmbeschwerden eingesetzt, da er die Verdauung anregt und verstärkt Verdauungssäfte gebildet werden. Beifuß enthält Gerbstoffe, Bitterstoffe, ätherische Öle und Thujon.

Neue Studien belegen, dass *Artemisia annua* sogar bei Diabetes, Krebs und HIV-Infektion vielversprechende Wirkungen zeigt. Die „Wunderpflanze" enthält über 400 heilsame Inhaltsstoffe, die u. a. antibakteriell, antiviral, antioxidativ sowie immunstimulierend wirken und nahezu nebenwirkungsfrei sind.

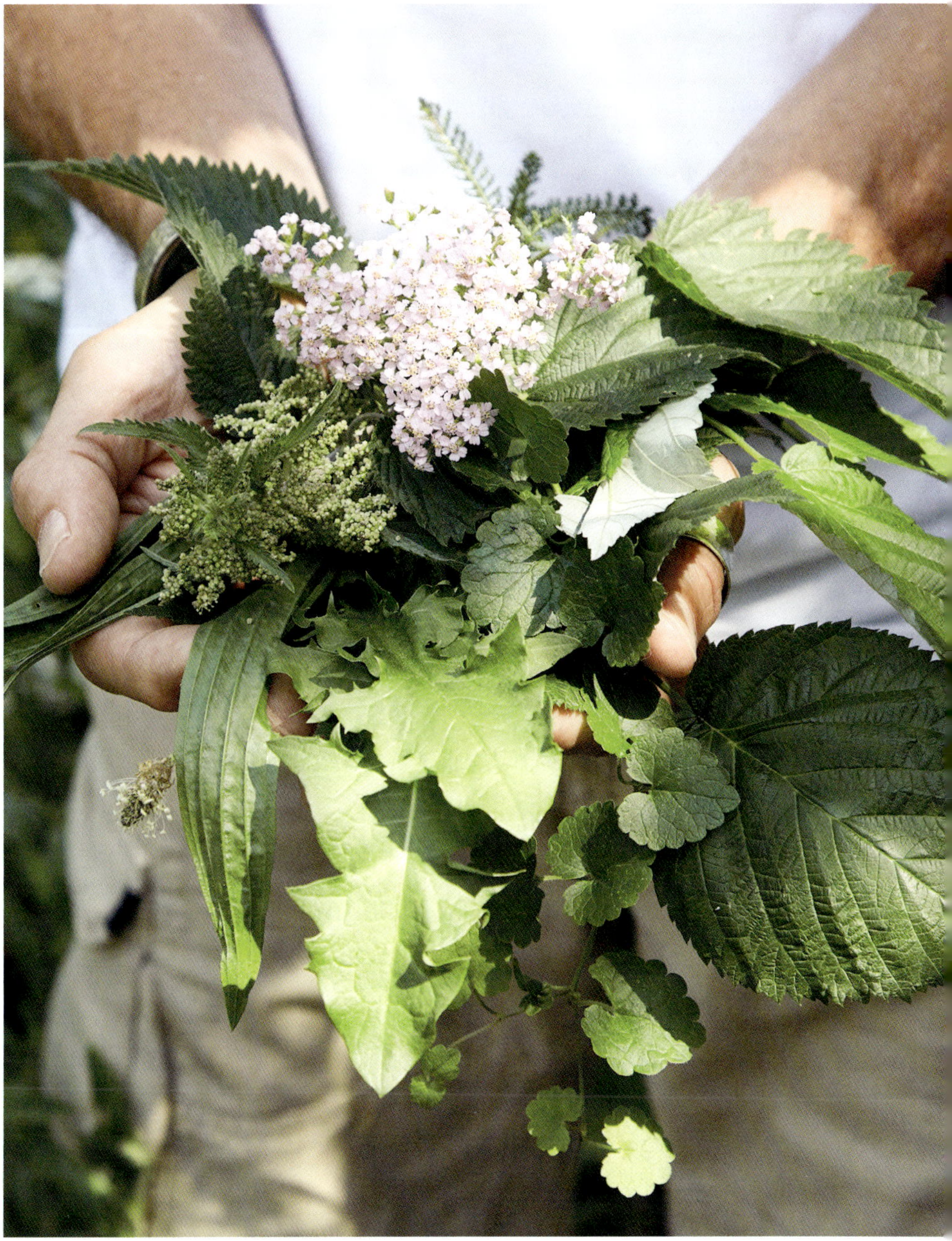

Zutaten für den Männer-Sommer-Tee

TIPP VON DER
Kräuterfee

Bitterpflanzen, wie Beifuß und Eisenkraut, regen die innere Lebenskraft an, was zur Linderung von Depressionen von Nutzen sein kann. Als Antidepressiva wirken auch Johanniskraut, Lavendel und Zitronenmelisse, besonders wenn sich die Depression als Symptom von lange anhaltendem Stress entwickelt hat.

Räuchermischung „Winterlicht"

Je 1 Espressotasse voll getrockneter Beifuß, klein geschnittener Tannenzweige, Rainfarn, Lavendelkraut und Mädesüß und je 1 Stamperl voll Minzekraut, Wacholderbeeren und Kiefernspäne werden vermischt und trocken aufbewahrt. Streue einen halben Teelöffel der Mischung auf die frische Glut oder auf die heiße Herdplatte. In der dunkleren Jahreszeit hat die Fantasie große Flügel und mit ein paar feinen Düften und dem gemütlichen Knistern der verglühenden Kräuter und Harze werden sie zu großen Schwingen heranwachsen.

Beifuß-Tinktur

Ein Schraubglas zu einem Drittel mit frischem Beifußkraut füllen. Mit hochprozentigem Alkohol aufgießen. Das verschlossene Glas 2–3 Wochen in die Sonne stellen. Dann den Ansatz abseihen und in einer dunklen Flasche aufbewahren. Dreimal täglich ein Glas Wasser mit 5 Tropfen der Tinktur trinken. Hilft sehr gut bei Magen- und Darmproblemen. 1 : 1 verdünnt als Einreibemittel für müde Beine, bei Muskelkater oder bei Neuralgien.

Wermut

Artemisia absinthium

Das Getränk Wermut ist ein mit Gewürzen und Kräutern aromatisierter Wein mit Alkoholgehalt zwischen 14,5 und 21,9 Vol.-% Alkohol und unterschiedlich hohem Zuckergehalt. Seinen Namen hat dieses Kultgetränk vom Wermutkraut, das durch seine bitteren Aromastoffe den Geschmack deutlich prägt. Die Mischung von Wein mit Wurzeln, Rinden, Blüten und diversen Süßmitteln ist auch aus der Antike und dem alten China bekannt.

Absinth ist ein Schnaps der mit Wermut, Fenchel, Anis und anderen Kräutern angesetzt wurde. Das in den Kräutern enthaltene Chlorophyll bewirkt die typische grüne Farbe, daher sein Spitzname „Die grüne Fee". Absinth gilt als legendäres, euphorisierendes und aphrodisierendes Getränk der Künstlerkreise der Jahrhundertwende, es wirkt zum Alkoholrausch auch noch psychoaktiv. Dies wird durch das im ätherischen Öl des Wermuts enthaltene Thulon verursacht, dem stark gehirnschädigendes Potential zugeschrieben wird (Nervengift, das zu Verwirrtheit, epileptischen Krämpfen, Schwindel, Halluzinationen und Wahnvorstellungen führt). Deshalb wurde er gegen 1920 in vielen europäischen Ländern und Amerika verboten. Ob diese gefährliche Wirkung nur am Thulongehalt liegt oder auch am oftmals schlecht oder gar nicht geläuterten Alkohol, der als Basis verwendet wurde, sei dahingestellt. Thujone finden sich nämlich auch in den ätherischen Ölen des Echten Salbeis (*Salvia officinalis*), des weißen Salbeis (*Salvia apiana*), in Thuja und Rainfarn.

Wermutkraut wirkt anregend und tonisierend auf das zentrale Nervensystem, stärkend auf Magen und Gallenwege, antibakteriell, blähungswidrig, gallenflussfördernd, entzündungshemmend und krampflösend. Es kann als Tee oder selbstgemachter Bitter verwendet werden.

Glückstee

Wermut zählt zu den Bestandteilen eines echten „Glückstee". Dazu braucht es: 2 Prisen Minze, 2 Prisen Lindenblüten, 2 Prisen Eisenkraut, 2 Prisen Kamille, 1 Prise Wermut. Übergieße die Kräuter mit kochendem Wasser und lass den Aufguss 10–15 Minuten ziehen.

Weinraute

Ruta graveolens

Auch heutzutage ist die Weinraute in Süd- und Mittelamerika noch eine der populärsten Heilpflanzen, sie wird in der Volksmedizin vor allem bei Magen-Darm-Beschwerden und Atemwegserkrankungen verwendet. Ihr Geruch ist sehr eigenwillig, aromatisch-süßlich und kann mit keinem anderen Gewürz verglichen werden; sie schmeckt ziemlich bitter. Als Tee zubereitet werden nur die Blätter, sie helfen bei Verdauungsbeschwerden (Magenkrämpfe, Blähungen, Reizmagen und -darm), Hitzewallungen während der Wechseljahre, Bluthochdruck, Rheuma und Gicht. Aufgrund ihrer starken und komplexen Wirkungen wird die Weinraute frisch vom Kräuterbeet bei uns kaum noch verwendet. Einige Inhaltsstoffe, wie die hochkonzentrierten Alkaloide, sind als hochgiftig eingestuft. Aus diesem Grund sollte sie innerlich nur bei sehr guten Kräuterkenntnissen eigenverantwortlich verwendet werden. Alternativ bietet sich die homöopathische Verabreichung an!

Besonders wohltuend ist die Weinraute für die Augen. Bei Sehschwäche, Überanstrengung und Augenbrennen verschaffen Kompressen oder Augenbäder mit Tee schnell Linderung.

Die Weinraute ist im spirituellen Volksglauben fest als Allheilmittel verankert, als Schutz vor bösen Geistern, Schlangen, Ratten und anderem Ungeziefer, vor allem aber gegen den „Bösen Blick" wurde sie als duftendes Amulett verarbeitet.

Beifuß-Weinraute-Fußbad

2 Handvoll getrocknetes Beifußkraut und 2 EL Weinraute mit kochendem Wasser übergießen, auf Wunschtemperatur abkühlen lassen und die müden, verspannten Füße darin baden. Wirkt wunderbar entspannend und beruhigt übermüdete Füße.

Echtes Eisenkraut

Verbena officinalis

Das Echte Eisenkraut ist eine traditionelle Heilpflanze, die oft mit der Zitronenverbene (*Aloysia citrodora*) verwechselt wird, die zur gleichen Familie (Eisenkräuter) gehört. Wer dran riecht, erkennt den Unterschied sofort: Während die Zitronenverbene intensiv nach Zitrone duftet und schmeckt, riecht das Echte Eisenkraut eher gar nicht, denn es enthält nur ganz wenig ätherisches Öl. Beim Verkosten merkt man gleich: Es enthält viele Bitterstoffe. Eisenkraut, die berühmte Zauberpflanze der Druiden, hatte von der Antike bis zum Mittelalter einen großen Ruf als Heilpflanze, „*Herba sancta*" galt als Wundermittel bei Verletzungen durch Eisenwaffen.

Eisenkraut ist ein klassisches Wundmittel: Zur Erstversorgung frischer Wunden reicht der austretende Saft einiger frisch zerquetschter oder gekauter Blätter aus, die aufgelegt werden. Für die weitere Wundversorgung können Kompressen angewandt werden. Tauche ein Stück Verbandmull in konzentrierten Eisenkrauttee (2 Teelöffel Kraut pro Tasse kochenden Wassers, 10 Minuten zugedeckt ziehen lassen), ausdrücken und etwa eine halbe Stunde auf der Wunde liegen lassen. Das kann beliebig oft wiederholt werden. Auch bei Hauterkrankungen, Juckreiz, Hautausschlägen, Sonnenbrand und leichten Verbrennungen bringen diese Kompressen Erleichterung. Natürlich kann man Eisenkrauttee auch trinken. Die Zubereitung ist einfach: 1 Teelöffel getrocknetes oder 2 Teelöffel frisches Eisenkraut mit ¼ Liter Wasser überbrühen und 10 Minuten zugedeckt ziehen lassen. Der Tee befreit von zähem Schleim in den Nasennebenhöhlen, hilft bei Bronchitis und bei Entzündungen im Mund- und Rachenraum.

Das echte Eisenkraut ist eine wunderbare Hilfe bei Schlaflosigkeit. In seinen Stängeln ist sehr viel Verbenalin enthalten, ein pflanzliches „Hormon", das beruhigt und so sanft den Schlaf bringt. Nimm dazu 2 Teelöffel Eisenkraut auf 250 ml kochendes Wasser und trinke davon zwei Tassen pro Tag (Vorsicht! Nicht überdosieren!).

Eisenkraut-Tee-Digestiv nach schweren Mahlzeiten

1 TL getrocknetes Eisenkraut oder 2 TL frisches Eisenkraut
200 ml Wasser

Das Wasser zum Kochen bringen, das Eisenkraut mit dem kochenden Wasser übergießen und 5–10 Minuten ziehen lassen.

Griechischer Bergtee

Sideritis scardica

Noch ein Verwandter des Echten Eisenkrautes, der zu Heilzwecken verwendet wird: Er ist bei uns nur bedingt winterhart, lässt sich aber leicht als Topfpflanze, die im Winter frostgeschützt steht, kultivieren. Schon in der Antike schätzte man den Griechischen Bergtee wegen seiner erstaunlichen Heilwirkung und neueste Untersuchungen belegen seine Wirkung gegen degenerative Störungen und vorzeitiges Altern des Gehirns. Griechischer Bergtee hat in den letzten Jahren einen regelrechten Boom erlebt, er hat einen angenehm milden, süßlich-zimtigen Geschmack und riecht nach Salbei.

Übrigens soll Eisenkraut, wie sein Name schon sagt, die Aura dicht und undurchdringlich machen und das gilt für alle Mitglieder dieser Gattung!

Anti-Stress-Tinktur

je 200 g getrocknetes oder 300 g frisches Eisenkraut und Zitronenmelisse
150 g Griechischer Bergtee, getrocknet
1 l Wodka

Das Eisenkraut in ein Glas einfüllen und vollständig mit dem Alkohol bedecken, das Glas verschließen, 1–2 Minuten schütteln und 10–14 Tage kühl und dunkel stellen. Den Ansatz alle 1–2 Tage schütteln, dann durch ein Sieb abschütten und die Rückstände gut auspressen, die Tinktur in eine Braunglasflasche füllen, gut verschließen. Die Tinktur hält sich kühl gelagert ca. 2 Jahre und hilft bei Unruhe, Stress und Beklemmung. 3-mal täglich ½ TL in einem Glas Wasser trinken oder einige Tropfen in die Fußsohlen einmassieren.

Vielblütiger Knöterich

Polygonum multiflorum =
Fallopia multiflora

Wusstest Du, dass der sehr schnellwüchsige, heutzutage allenfalls für Begrünungen von Lärmschutzwänden an Autobahnen verwendete *Polygonum multiflorum* in China DAS Anti-Aging-Kraut schlechthin ist *(chin. „He Shou Wu“)*? Die mehrjährige Rankpflanze, die bis zu zehn Meter hoch wird, mit roten Zweigen, hellgrünen Blättern und weißen oder rosafarbenen Blüten, ist eigentlich in Zentral- und Südchina heimisch, jedoch in Europa als schnell wachsende Kletterpflanze, die Unschönes rasch überwuchert, genutzt. Vor allem ihre Wurzeln haben eine tonisierende, verjüngende, stärkende, alternierende (zustandsverändernde, umstimmende), harntreibende und abführende Wirkung. Die Pflanze unterstützt den Körper, dabei die Nieren- und Lebertätigkeit zu normalisieren, sie baut Lebensenergie wieder auf und erhält bei älteren Personen die Körperkräfte, Vitalität und Fruchtbarkeit. Besonders ist seine verjüngende und die Jungendlichkeit bewahrende Wirkung gefragt. Er beugt vorzeitigem Ergrauen der Haare, welker Haut und Seheintrübungen vor, senkt den Cholesterin- und Blutzuckerspiegel und befeuchtet den Darm. Besonders wirksam ist diese Pflanze, wenn sie über einen langen Zeitraum angewandt wird. Es wird so gesundes Blut und Sperma aufgebaut, der untere Rücken, Sehnen, Bänder und Muskeln und auch die Knie werden gekräftigt. Auch hat das Tonikum eine blutreinigende Funktion.

Vielblütiger Knöterich ist eine sichere, ungiftige Heilpflanze, die dabei hilft, körperlicher Schwäche vorzubeugen, und diese ausgefallenen Qualitäten in der Wirkung gegen frühzeitiges Altern sind für alle Konstitutionstypen geeignet. Er wird in Tablettenform (Apotheke) eingenommen oder selbst gesammelt als Tee oder Tinktur zubereitet.

Man kann die Wurzeln nach dem gleichen Rezept wie Engelwurz abkochen und dann verteilt über mehrere Tage trinken oder als Tinktur einnehmen. Das Tonikum (Dekokt) der Pflanze schmeckt bittersüß.

Tinktur vom Knöterich

2 Handvoll etwa 1 cm dicke Stücke von gewaschenen, geputzten Knöterichwurzeln werden in ein sauberes Glas mit Schraubverschluss gefüllt und mit 40 %igem Alkohol (Schnaps) so übergossen, dass alle Pflanzenteile gut bedeckt sind. An einem warmen Platz lässt man den Ansatz nun 4–6 Wochen reifen, wobei das Glas immer wieder einmal geschüttelt wird. Dann kann der Ansatz abgeschüttet und die Tinktur verwendet werden. 3-mal täglich 30–50 Tropfen in einem Glas lauwarmem Wasser sind eine bekömmliche Dosis.

Dekokt (Tonikum) vom Knöterich

2 TL der getrockneten Wurzel werden mit 250 ml Wasser in einem Glas- oder Emailgeschirr bei niedriger Hitze so verkocht, dass etwa 200 ml Dekokt übrigbleiben. Dann wird das Tonikum durch ein Sieb abgeschüttet und in einem gut verschließbaren Gefäß kühl aufbewahrt. Trinke je nach Bedarf 2 TL Knöterich-Dekokt auf eine Tasse Wasser.

MEINE SOMMER-REZEPTE, BESONDERS FÜR MÄNNER

KRÄUTERGEMÜSE, BROTBACKEN AUF OFFENEM FEUER

„Kräuterstyles" für gegrilltes und fermentiertes Kräutergemüse

Klein schneiden, mischen, ansetzen, stehen lassen – fertig zum Genießen! Fermentieren ist kinderleicht, macht Gemüse länger haltbar und ist durch die praktische Portionierung im Glas und das knackig-frische Esserlebnis die perfekte Beigabe zum Essen unter freiem Himmel.

Bei der Fermentierung werden Gemüse und Kräuter ohne Hitze konserviert, so bleiben alle wertvollen Inhaltsstoffe erhalten. Die natürliche Gärung wird mit Hilfe von Salzzugabe erreicht, dadurch beginnen sich die natürlich auf den Pflanzen vorhandenen Milchsäurebakterien zu vermehren, es entstehen Gase und Säuren, die man als Bläschen sehen kann, und ein säuerlicher Geschmack.

Je wärmer dabei die Raumtemperatur ist, desto schneller laufen die Fermentierungsprozesse im Lebensmittel ab. Wichtig ist, dass das Gemüse nicht mit Sauerstoff in Berührung kommt, weil es sonst verdirbt. Daher muss die Zubereitung vollständig von der Salzlake bedeckt sein. Ist die Fermentation abgeschlossen, sind keine Bläschen mehr zu sehen. Dann wird das Glas im Kühlschrank aufbewahrt und ist etwa 6 Monate haltbar.

Kräuter-Zwiebeln

500 g rote Zwiebeln
5 TL Senfkörner
2 TL schwarze Pfefferkörner
1 Büschel Wildkräuter, wie Bärlauch, Giersch und/oder Petersilie, Liebstöckel, Schafgarbe
15 g Salz
750 ml Wasser

Die Zwiebeln schälen und in dicke Ringe schneiden, die Kräuter fein schneiden und zusammen mit den Gewürzen in ein sauberes, steriles Weckglas schichten und beschweren. Aus Salz und Wasser eine Salzlake mischen und bis etwa 4 cm unter den Glasrand so eingießen, dass alle Zutaten unter der Salzlake bleiben. Das Glas gut verschließen und 3 Wochen fermentieren lassen. Dann kann die fertige Mischung portionsweise entnommen werden. Dunkel und kühl gelagert, halten die Kräuter-Zwiebeln etwa 6 Monate.

Sie passen auf Burger, in Sandwiches und zu Salaten.

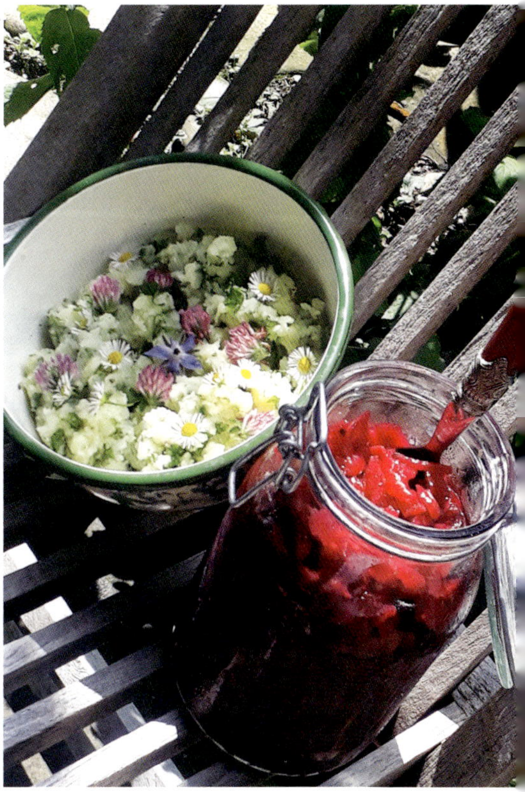

Erdäpfelkas (links) und Räuberkraut (rechts)

Räuberkraut

1 kg Chinakohl oder Kohl
2 Rote Rüben, geschält
2 große Karotten
2 Bio-Äpfel, geviertelt und entkernt
1 Büschel Giersch
1 Bierrettich
1 Staudensellerie, in feinen Scheiben
10 cm Stück Ingwer
je 1 Handvoll Thymian, Schafgarbenblättchen und Spitzwegerich
etwa 1 Handvoll junge Engelwurzblätter, wenn vorhanden
6 EL Sojasauce
je 1 Prise Gewürznelkenpulver und Piment
1 Prise Chili
40 g Salz

Die äußeren Blätter vom Kohl ablösen und beiseitelegen. Halbieren, den Strunk entfernen und den Kohl in Streifen schneiden. Rettich, Rote Rüben, Karotten und Äpfel mit der mittelgroben Reibe in eine Schüssel reiben, die Kräuter fein hacken und beigeben, mit Sojasauce, Gewürzen und Chili gut vermischen und einige Minuten durchkneten. Den Kohl beigeben und nochmals durchmischen, nun das Salz beifügen und alles nochmal gut vermengen und kneten. Die Mischung zudecken und einige Stunden ruhen lassen. Dann verkosten und bei Bedarf noch nachsalzen. Das Räuberkraut portionsweise in sterile Weckgläser füllen, sodass ¾ des Glases gefüllt sind, und gut zusammendrücken, damit keine Luftblasen enthalten sind. Mit den Kohlblättern zudecken und beschweren. Etwa 1 Woche fermentieren und dann servieren. Dunkel und kühl gelagert ist es 6 Monate haltbar. Schmeckt vorzüglich auf getoastetem Brot!!!

Kräuter-Knoblauch

500 g Knoblauchzehen
je 1 Bund Thymian, Bärlauch und Giersch
etwas Salbei und Dost
1 EL Honig
1 EL Pfefferkörner
300 ml Granatapfelsaft, Direktpressung
1 TL Salz

Die Knoblauchzehen schälen, die Kräuter fein schneiden, mischen und in sterilisierte Gläser füllen, sodass diese maximal ¾ befüllt sind. Honig und Salz im Granatapfelsaft verrühren und auf die Gläser verteilen, sodass alle Zutaten vollständig bedeckt sind. Mit einem Gewicht beschweren und die Gläser verschließen, an einem warmen Ort (in der Küche) 2–3 Monate fermentieren lassen. Danach kühl lagern, 1 Jahr haltbar.

Eingelegter Knoblauch

½ Tasse frisch geschälte Knoblauchzehen
½ Tasse Tamari-Sojasauce
¼ Tasse Bio-Honig
¼ Tasse Wasser

Alle Zutaten in ein Glas geben und fest verschließen, in den Kühlschrank stellen und einen Monat reifen lassen. Der Inhalt ist dann unbegrenzt haltbar. Von den eingelegten Knoblauchzehen sollten mindestens 3 am Tag verzehrt werden, um Arteriosklerose vorzubeugen.

Eingelegter Knoblauch schmeckt auch als Antipasti mit Oliven und Käse gut.

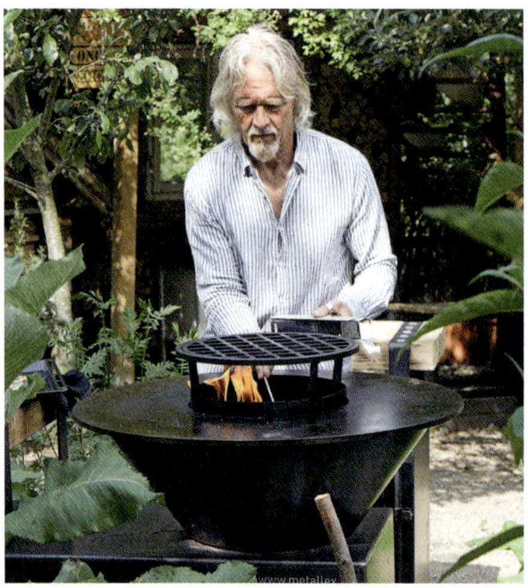

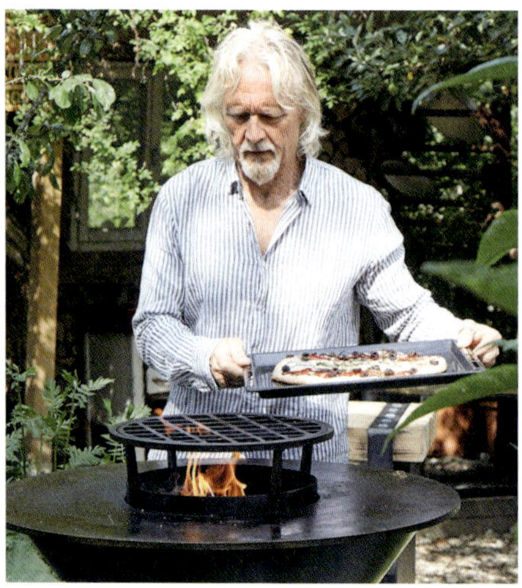

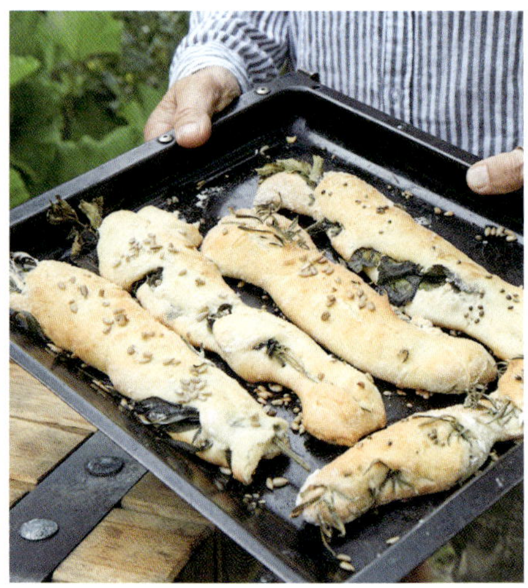

© Heidi Fröhlich

Brotbacken macht glücklich – Brotvarianten für den Grill und die Feuerstelle

Mit dem Brotbacken ist das so eine Sache. Wer einmal damit begonnen hat, nimmt seine Hände nie mehr weg vom Teig und wird jedes Mal mit einem einzigartigen, duftenden Wecken, dem Produkt der eigenen Hände, belohnt. Brotbacken ist Handarbeit, Kneten, Formen, all das beruhigt und erdet und verbindet uns mit den Traditionen unserer Vorfahren. Wer den Teigling nicht im Backofen, sondern an der Feuerstelle oder auf dem Grill bäckt, für den wird es noch ursprünglicher: Es sind Feuer und Rauch, die das Brot entstehen lassen.

Frisches, selbst gebackenes Brot ist ein Hochgenuss für alle Sinne und hat natürlich auch einen gesundheitlichen Aspekt, denn man weiß genau, was drinsteckt, und kann die Zutaten nach Geschmack, Lust und Laune und jahreszeitlichem Angebot verändern. Wer sich fürs Brotbacken begeistert, wird reich an Erfahrung und Wissen, und jeder Wecken ist ein Abenteuer für sich.

Grundteige

Dies sind sehr einfach herzustellende Teigarten, die sich gut zum Backen auf offenem Feuer, am Grill oder auch schnell im Backofen eignen. Für alle folgenden Teigarten sind dies geeignete Mehltypen: Dinkelmehl 1050, 812 oder 630, Weizenmehl 1050, 550 oder 405 oder Vollkornmehl.

Fladenteig

500 g Mehl
1 gestrichener EL Salz
11 g Hefe
285 ml lauwarmes Wasser
1 EL Öl

Info!

Fladenteig enthält weniger Wasser und einen Schuss Öl, um sich gut formen zu lassen. Er eignet sich gut für Feuerstelle und Grill.

Formteig

500 g Mehl
1 gestrichener EL Salz
11 g Hefe
300 ml lauwarmes Wasser
2 EL Öl

Info!

Formteig enthält noch mehr Öl und etwas mehr Wasser als Fladenteig, so lässt er sich dünn ausrollen und formen. Er eignet sich gut für Feuerstelle und Grill, aber auch fürs Backen im Ofen.

Ölteig

500 g Mehl
20 g Hartweizengrieß
1 gestrichener EL Salz
21 g Hefe
290 ml lauwarmes Wasser
50 g Öl

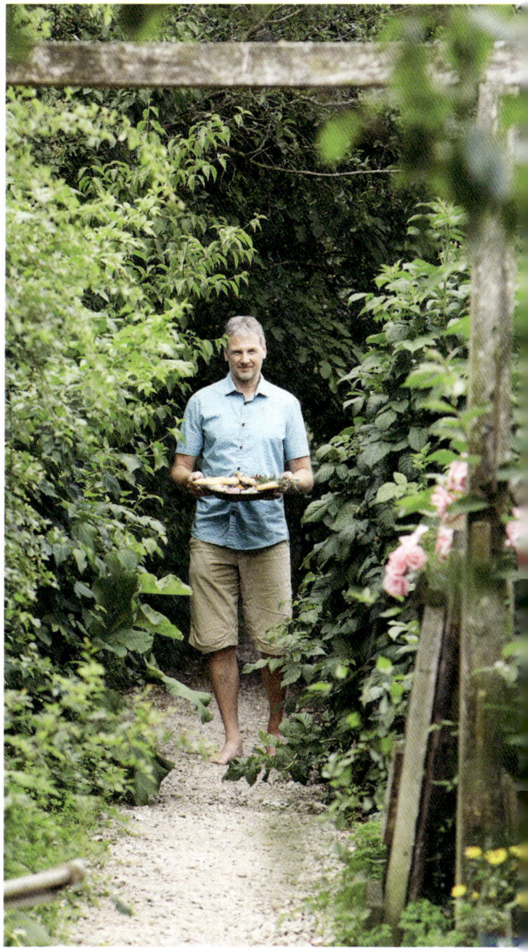

Info!

Ölteig ist sehr geschmeidig und eignet sich für weiche Brote wie Focaccia und Fougasse.

Dieser Teig gelingt gut „Mit Haube" auf dem Grill oder im Ofen.

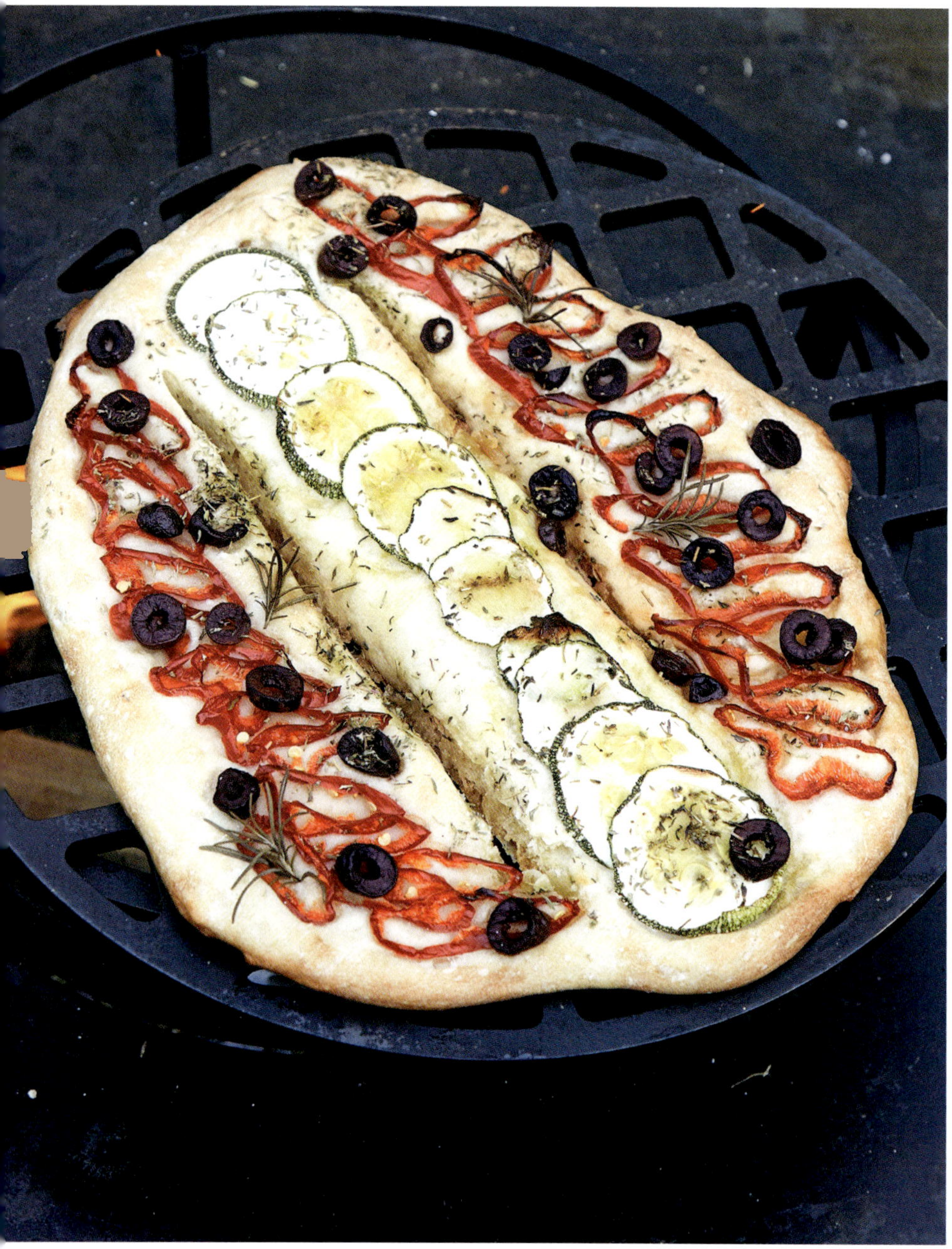

Sommer-Fougasse

Zubereitung der Teige

Mehl und Salz vermengen, die frische Hefe einbröseln, Wasser und Öl dazugeben und alles etwa 10 Minuten lang zu einem geschmeidigen Teig kneten. Die Ränder des flach gedrückten Teiglings immer wieder von außen nach innen einschlagen, dann zu einer Kugel formen, in eine bemehlte Schüssel legen, mit einem Tuch abdecken und 1 Stunde bei 30 °C gehen lassen. Am besten stellt man den Teig samt Schüssel und Tuch in den lauwarmen Backofen. Den aufgegangenen Teig (meist wird er doppelt so groß) aus der Schüssel nehmen, nochmals falten und drücken und dann als Rolle, Brot oder zur endgültigen Form wie Fladen formen.

Nun den Teig ein zweites Mal wieder bei 30 °C ruhen lassen, flache Teigstücke 20–30 Minuten, große Stücke 1 Stunde. Dann kann der Teig gebacken werden, entweder auf der Glut oder im Ofen. Wenn es im Ofen gebacken wird, dann immer vorheizen. In den ersten 15 Minuten der Backzeit auf Unterhitze stellen, so wird der Teig schön flaumig und dazu ein feuerfestes Schälchen mit Wasser in den Ofen stellen, das macht eine knusprige Kruste.

Archaisch backen – über der Glut, am Feuer, am Grill

Das Wissen, über Glut zu backen, ist uralt und seit der Jungsteinzeit praktiziert, wahrscheinlich ist es deshalb so entschleunigend, ja fast ein Ritual. Die Zubereitung von Fladen ist die älteste und heute noch weit verbreitete Form des Backens. Bei Fladen erübrigen sich

Teller und Besteck, sie schmecken am besten warm, von der Hand in den Mund und lassen sich hervorragend mit anderen Gerichten vom Grill kombinieren.

Fladen formen

Aus dem Fladenteig wird zuerst eine Wurst gerollt, daraus handtellergroße Stücke abgetrennt und zu Kugeln geformt (8–12 Stück). Die runden Teigstücke auf einer flachen Unterlage mit einem Nudelwalker, einer Flasche oder einfach mit dem Handballen etwa 7 mm dünn ausrollen bzw. abflachen. Die Fladen können nun ungefüllt gebacken werden, indem sie beidseitig der Glut ausgesetzt werden, dabei können die gewünschten Zutaten klein geschnitten in den Teig eingearbeitet werden. Dazu eignen sich auch Kräuter und Samen gut. Auf dem Rost gelingen auch gefüllte Fladen gut, dazu wird der Teig rund ausgerollt, einseitig belegt und zu einer Tasche umgeklappt, dabei die Ränder gut zusammendrücken. Bei gefüllten Fladen soll der Teig nicht zu dünn ausgerollt sein damit er beim Wenden nicht reißt und ausrinnt. Besonders gut gelingen Fladen, Pizzen oder Teigbällchen mit Oberhitze, d. h., indem man wie beim Kugelgrill eine Metallhaube auf den Rost setzt. Beim Backen mit Oberhitze (Haube) kann Käse, Speck und/oder Gemüse direkt auf den Fladen verteilt werden, Käse schmilzt und Gemüse gart, Speck wird knusprig.

Mit Metallhaube gelingen auf dem Grill auch Pizza, Teigbällchen, Focaccia, Fougasse, Brezeln und Stangenbrote, die sonst im Ofen gebacken werden. Beim Backen am Rost ist es besonders wichtig, einen Teigrand frei zu lassen und einen dicken, stabilen Boden ohne Löcher zu haben, damit kein Belag in die Glut fällt. Alternativ kann auch einfach ein Backblech auf den Grillrost gelegt werden.

Natürlich gelingen all diese Rezepte auch im Backofen!

Beifuß-Minzfladen

Fladenteig
Füllung
200 g Mozzarellakäse, in Minikugeln oder in Würfel geschnitten
je 2 EL frisch gehackte Minze, Beifuß und Dost
etwas Salz und Olivenöl

Aus dem Teig nach dem ersten Ruhen 2–3 Fladen ausrollen, 20 Minuten gehen lassen, die Fladen belegen und mit Öl beträufeln, auf einem befetteten Blech mit geschlossener Metallhaube backen, bis der Boden goldbraun und der Käse geschmolzen ist. Warm servieren.

Haselnussfladen mit Brennnesseln und Beifuß

Fladenteig
Belag
100 g Haselnüsse, grob gehackt
1 Handvoll Brennnesseln, geschnitten
2 EL Beifußkraut
2 EL Öl
Salz und Pfeffer
nach Wunsch auch Fetakäse in Würfeln

Nach dem zweiten Ruhen des Teiges Haselnüsse, den Käse und die Brennnesseln einkneten und aus dem Teig eine Rolle formen. Diese in 12 gleich große Scheiben schneiden und mit der flachen Hand Fladen formen. Einen flachen, gesäuberten Stein auf der Oberseite einölen und in der Glut erhitzen. Die Fladen nacheinander darauflegen und beidseitig knusprig backen. Gelingt ohne Metallhaube auch auf einem Rost oder Blech.

Teigbällchen

Aus dem Fladenteig nach dem ersten Ruhen kleine Bällchen formen (ca. 2–3 cm Durchmesser), nochmals eine halbe Stunde ruhen lassen, auf den Rost legen und hin und her rollen, bis sie knusprig braun gebacken sind. Aufgespießt kann man sie gut dippen.

Gefüllte Teigtaschen

Formteig
Füllung
6 Tomaten
frischer Majoran, Basilikum und Minze
200 g Bergkäse, grob gerieben
Olivenöl

Den Formteig nach dem ersten Ruhen in 10 gleich große Kugeln teilen, zu länglichen, ovalen Fladen ausrollen und diese in der Länge zusammenklappen. Die aufeinanderliegenden Teigränder bis auf eine fingerlange Öffnung gut festdrücken und auf einem Blech oder Rost über der Glut beidseitig halbfertig backen. Die Tomaten für die

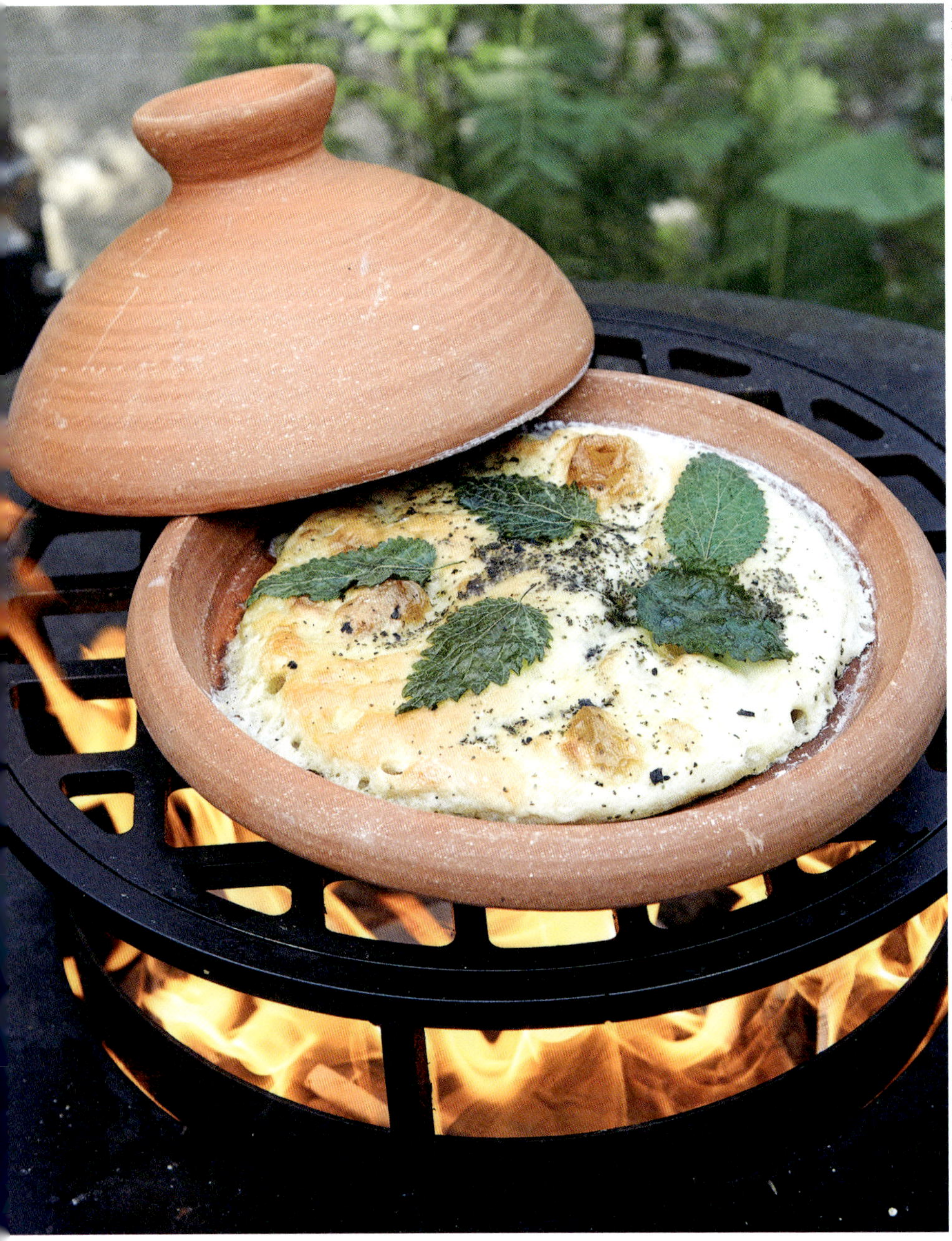

Ölteig mit Brennnesselsamen in der Tajne zubereitet

Füllung klein würfelig schneiden, mit den gehackten Kräutern und dem Käse mischen, etwas Olivenöl beigeben. Die Teigtaschen an der verbliebenen Öffnung aufdrücken und mit der Füllung befüllen und nochmals für kurze Zeit auf die Glut unter die Haube legen, bis die Tomaten weich sind.

Teigtaschen mit Frühlingskräuterfüllung

Formteig
Füllung
150 ml Crème fraîche
150 g Fetakäse oder Ziegenkäse, in kleinen Stücken
je 2 Handvoll Bärlauch, Brennnesseln, Giersch, nudelig geschnitten

Den Formteig nach dem ersten Ruhen in 8 gleich große Kugeln teilen, zu länglichen, ovalen Fladen ausrollen, diese mit den Zutaten der Füllung bestreichen bzw. bestreuen und in der Länge zusammenklappen. Die aufeinanderliegenden Teigränder gut festdrücken und auf einem Blech oder Rost über der Glut beidseitig fertigbacken. Heiß servieren.

Kartoffeltaschen

Fladenteig
Füllung
7 mittelgroße Kartoffeln, vorgekocht, geschält und würfelig geschnitten
80 ml rotes Pesto
250 g schwarze Oliven
2 Handvoll Giersch, Pastinaken, Stangensellerie oder Liebstöckel

2 EL getrockneter Beifuß
3 EL Olivenöl
200 g Käse nach Wahl in Würfeln
2 EL Rosmarin

Die Kartoffeln kurz im Öl anbraten und mit den restlichen Zutaten mischen und mit Salz abschmecken. Den Fladenteig nach dem zweiten Ruhen zu einer Rolle formen, in 8 Stücke teilen und zu runden Fladen ausrollen. Diese zur Hälfte mit der Füllung belegen, dabei einen Teigrand belassen und die jeweils unbelegte Hälfte darüberklappen, die Ränder gut zusammendrücken und auf der Glut knusprig backen, alternativ im Ofen bei 230 °C ca. 10 Minuten backen, dabei mehrmals wenden.

Lauchbrot

Fladenteig
Füllung
80 g grob gehackte Haselnüsse
2 EL Brennnesselsamen
40 g Sonnenblumenkerne
½ Stange Lauch oder
2 Handvoll Bärlauch, geschnitten
80 g Speckwürfel
2 EL Olivenöl
Salz und Pfeffer

Den Fladenteig mit den anderen Zutaten nach dem zweiten Ruhen verkneten, zu einer Rolle formen und in 4 Stücke teilen. Mit Öl bestreichen und in einer Pfanne oder auf dem Blech auf die Glut stellen und goldbraun backen (im Backofen bei 220 °C).

Flammkuchen mit Pilzen

Formteig
Belag
2 rote Zwiebeln, in feinen Scheiben
100 g Speck in Würfeln
300 g Steinpilze, Champignons oder Kräuterseitlinge, in dünnen Scheiben
300 g Crème fraîche
100 g Parmesan
2 EL Olivenöl
Salz und Pfeffer nach Geschmack
je 2 EL Thymian, Dost und Schafgarbe, Giersch oder Petersilie, fein gehackt

Aus dem Teig nach dem ersten Ruhen 4 Fladen ausrollen, 20 Minuten gehen lassen und mit Crème fraîche bestreichen, den anderen Zutaten (außer dem Parmesan) belegen und auf einem Blech mit Metallhaube 7–10 Minuten backen. Vor dem Servieren mit dem Parmesan bestreuen.

Wendepizza im Grillguthalter

Fladenteig
Belag
4 mittelgroße Tomaten
200 g Pecorino-Käse, in groben Stücken
frische Gartenkräuter, wie Schafgarbe, Salbei, Dost und Thymian
nach Wunsch auch Speck oder Schinken in Scheiben

Aus dem Teig nach dem ersten Rasten 8 flache Fladen formen und weitere 20 Minuten gehen lassen. Dann die Fladen je nach Größe des Grillguthalters einzeln oder in Gruppen im Grillguthalter von beiden Seiten halb fertig backen, dann öffnen, eine Seite belegen, wieder schließen und mit der belegten Seite zur Glut auf den Rost legen, bis der Käse bräunt, dann die zweite Seite fertigbacken und heiß genießen!

Stockbrot/Steckerlbrot

Der Klassiker des Feuerbrotes ist schnell aus Fladenteig gemacht. Dieser kann mit allen möglichen Zutaten, die in Streifen oder Würfel geschnitten sind, ergänzt werden. Der Teig wird mit den Händen zu einer Wurst ausgerollt, die maximal 2 cm Durchmesser hat, diese wird um das obere Ende eines Stockes geschlungen, gewunden oder geflochten. Wichtig ist es, das Stockbrot über die Glut (nicht übers Feuer) zu halten.

Stockbrot mit Speck, Zwiebeln und Bergkäse

Fladenteig mit Speckwürfeln, geriebenem Bergkäse und 1 klein gehackten Zwiebel verkneten.

Stockbrot mit Bärlauch, getrockneten Tomaten und Ziegenkäse

Fladenteig mit den fein geschnittenen Trockentomaten, dem nudelig geschnittenen Bärlauch und den Ziegenkäsewürfeln verkneten.

Stockbrot mit Mozzarella, reichlich Giersch und Brennnesseln

Fladenteig mit den fein geschnittenen Kräutern und den Mozzarellawürfeln verkneten.

Stockbrot mit Basilikum, Parmesan und Oliven

Fladenteig mit Parmesanwürfeln, halbierten schwarzen Oliven und gehacktem Basilikum verkneten.

Stockbrot mit Nüssen und Blüten

Fladenteig mit fein gehackten Walnüssen und klein geschnittenen Essblüten (Rose, Thymian, Dost und/oder Taglilien) verkneten.

Stockbrot mit Nüssen und Hagebutten

Fladenteig mit Sonnenblumenkernen, fein gehackten Haselnüssen und Kürbiskernen und Hagebuttenpulver verkneten.

Gewürztes Stockbrot

Fladenteig mit je ½ TL Kümmel, Fenchel, Beifuß und Koriander verkneten.

Mediterranes Stockbrot

Fladenteig mit 3 EL Rosmarin, je 2 EL Dost und Schafgarbe, 1 roten Paprika, in Würfel geschnitten, verkneten.

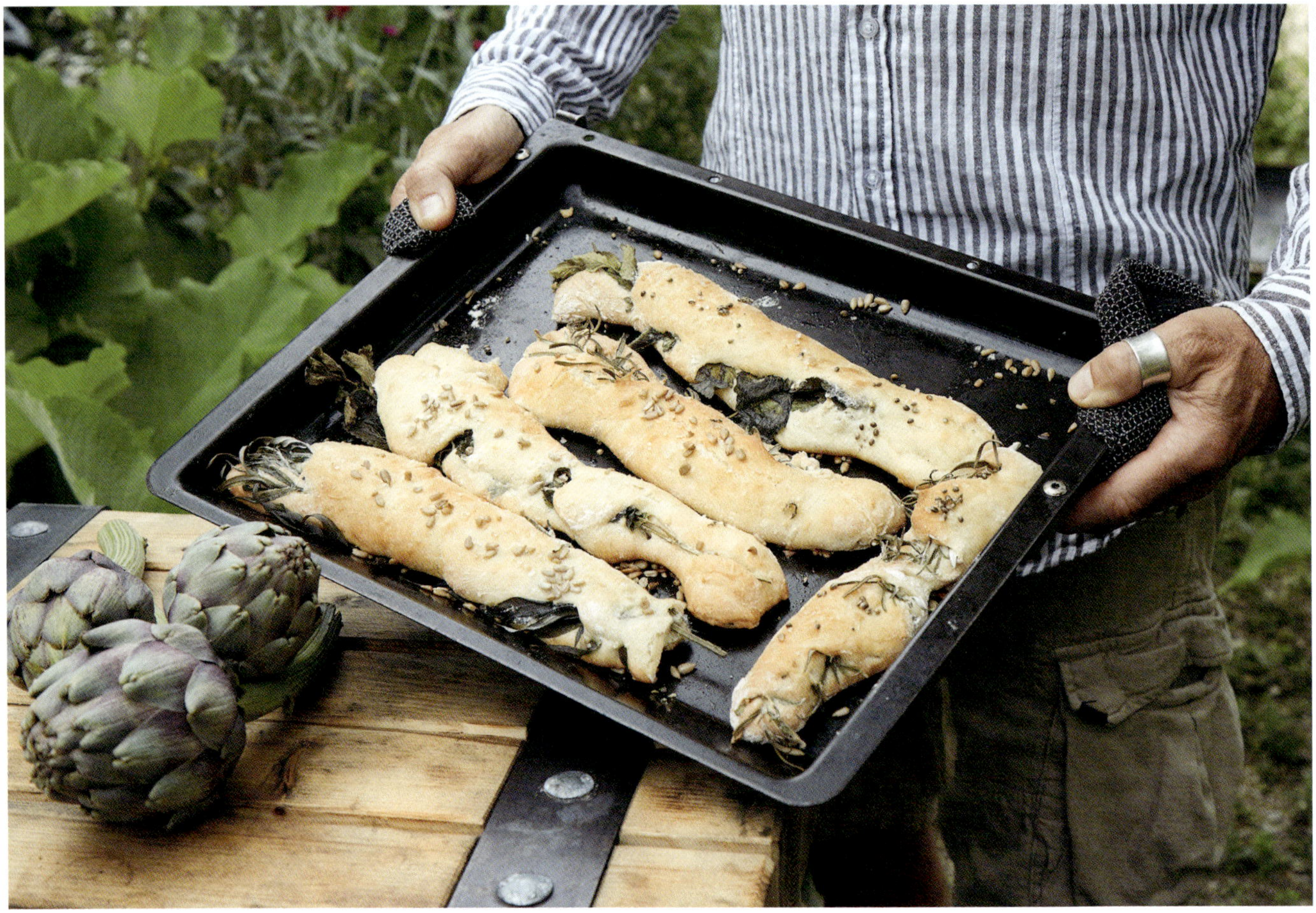

Kräutertriebe im Teigmantel

Kräftige Kräutertriebe von der Schafgarbe, Rosmarin, Lavendel oder Salbei, Beifuß, Wermut oder Estragon, aber auch ein Büschel Schnittlauch oder Winterheckenzwiebel werden in hauchdünn ausgerollten Formteigstreifen gewickelt und auf einem geölten Blech im Backofen, der Feuerstelle oder auf dem Grill gebacken, dabei mehrmals wenden.

Sommer-Fougasse

Fladen- oder Brotteig
120 g schwarze Oliven
150 g Cocktailtomaten, geviertelt
1 kleine Zucchini, in dünnen Scheiben
2 EL Olivenöl
Essblättchen und Essblüten zum Bestreuen

Falls sie im Ofen backen, den Ofen auf 220 °C vorheizen. Den Teig nach dem zweiten Ruhen zu einer Rolle formen und in 4 Stücke teilen. Diese rund und fingerdick ausrollen und dann drei parallele Schnitte in der Teigmitte machen, dabei den Rand unversehrt lassen.

Den Belag vorsichtig verteilen und andrücken, mit dem Öl beträufeln und 20–30 Minuten in der Glut oder im Ofen goldbraun backen.

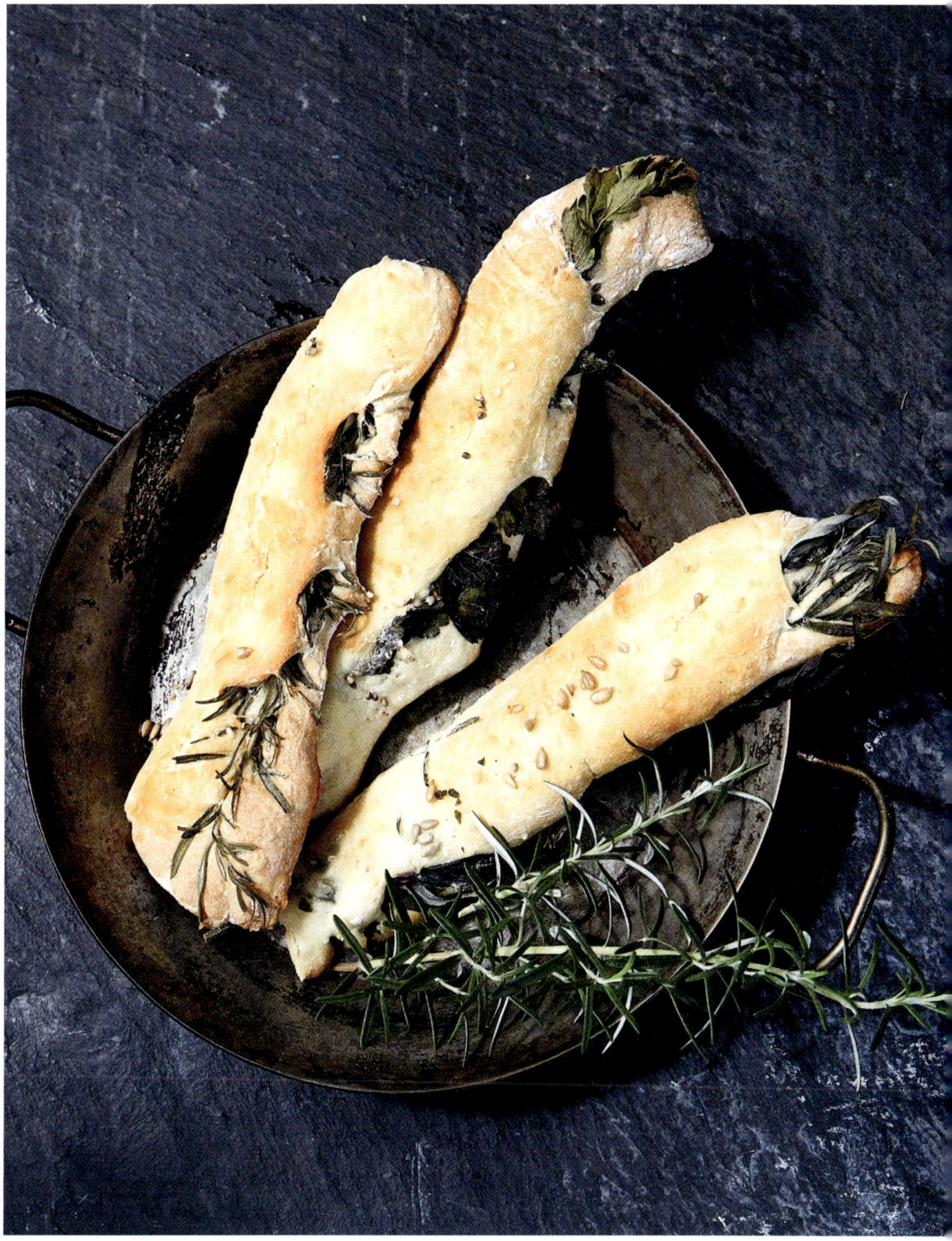

Kräutertriebe im Teigmantel

Der Liebhaber legt das Schwert zur Seite – Heimkehr und Ankunft

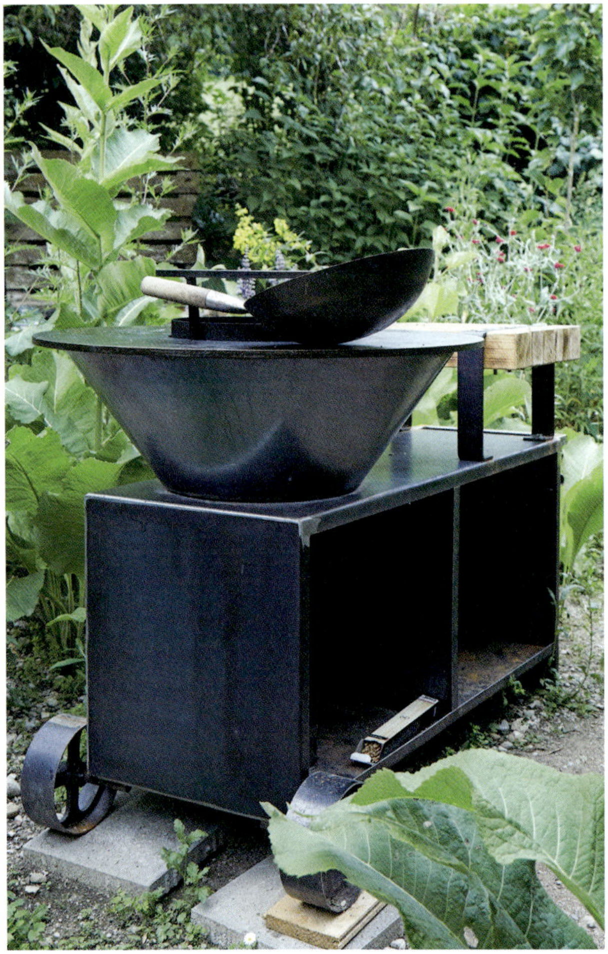

© Heidi Fröhlich

Anna hatte, trotz ihres neuen Standes, den Fürsten gebeten, weiter die Küche leiten zu dürfen. Sie liebte ihre Arbeit und wollte diese nicht aufgeben. Der Fürst hatte unter der Bedingung eingewilligt, dass ihr jemand zur Seite gestellt würde, sodass sie mehr Zeit für andere Dinge hätte. Der Schmied, nun Ritter Hellwig, der Kühne, war vom Fürsten an seiner statt zum Heeresführer ernannt worden. Aus diesem Grund hatte er sein Haus und die Schmiede an Alexander übertragen und war an den Hof gezogen. An einem wunderschönen, goldenen Herbsttag schlossen Hellwig und Anna den Bund der Ehe. Noch während der Feierlichkeiten fasste Alexander einen Entschluss. Es war auch für ihn an der Zeit, dem Ruf seines Herzens zu folgen. Wenige Tage später brach er auf, um sich auf die Reise in ein Dorf mit einem Häuschen am Waldesrand zu machen. Es schien ihm eine Ewigkeit, seit dort eine junge Frau mit rotem Haar versprochen hatte: „Ich werde da sein."

Alexander pochte das Herz bis zum Hals, als er an die Tür klopfte. Doch niemand öffnete die Tür. Er ging um das Haus, ging zum Kräutergarten und rief im Wald ihren Namen. Isabella schien nicht zu Hause zu sein. Alexander beschloss zu warten. Langsam brach die Nacht herein und nichts war von ihr zu sehen. Doch Alexander ließ sich nicht beirren und wartete weiter. So verbrachte er die ganze Nacht vor dem Haus. Und auch den ganzen nächsten Tag und die darauffolgende Nacht. Alexander ließ sich weiterhin nicht beirren und übte sich in Geduld und im Gebet. So harrte er eine weitere Nacht aus, um auf die Frau, die er liebte, zu warten. Am darauffolgenden Morgen, die Sonne kam gerade über den Hügeln *zum Vorschein, stand sie plötzlich vor ihm. Er musste wohl im Sitzen eingeschlafen sein. „Mein liebster Alexander!", sagte sie, während Freudentränen ihre Wangen benetzten „Du bist gekommen, so wie du es versprochen hast. Hätte ich gewusst, dass du ... es war eine schwere Geburt und ich ..." „Du bist da, wie du es versprochen hast!", unterbrach Alexander ihre Worte: „Ich hatte keine Zweifel, dass es anders wäre", fuhr er, während er sich mit steifen Gelenken erhob, fort. „Auch ich hatte keine Zweifel", sagte sie während sie sich in seine kräftigen Arme schmiegte.*

Der Fürst wollte es sich nicht nehmen lassen, die Hochzeit von Alexander, dem Schmied, und Isabella im Schloss auszurichten. Es war ein fröhliches Fest an einem warmen Frühsommertag. Bis weit in die Nacht hinein wurde gefeiert, gesungen und getanzt. Wenige Tage später erreichten die frischgebackenen Eheleute das Haus neben der Schmiede. So kam es, dass nach vielen Jahren wiederum ein Schmied und eine kräuterkundige Hebamme unter diesem Dach lebten.

Ein Jahr später erblickte ein gesunder Junge das Licht der Welt. Er erhielt den Namen Alexander. In den darauffolgenden Jahren folgten ein Mädchen und noch ein Sohn. Sie erhielten die Namen Sieglinde, im Andenken an jene Hebamme, welche mit Hellwig, dem Schmied, in diesem Haus gelebt hatte, und Hellwig. Nun gab es viel Leben unter dem Dach von Alexander, dem Schmied, und Isabella, der Hebamme.

So gingen die Jahre ins Land, bis eines Tages ein Bote aus dem Schloss zur Schmiede kam. Er verkündete, dass der Fürst bei schlechter Gesundheit sei und Alexander dringlich ins Schloss kommen solle.

„Was der Fürst nur von mir will?", fragte Alexander beim Zubettgehen. „Du wirst es morgen erfahren!", antwortete Isabella, während sie sich wohlig an ihn schmiegte. „Schlafen die Kinder?", fragte Alexander? „Tief und fest."

Die Stimmung im Schloss war gedrückt. Der Fürst liege im Sterben, hieß es. Alexanders Mutter empfing ihn mit ernstem Gesicht und führte in sogleich in Richtung der Gemächer des Herrschers. „Er wünscht eine Unterredung mit uns beiden, sobald du hier bist." „Weißt du, was er von uns will, Mutter?", fragte Alexander „Nein! Aber es scheint wichtig zu sein." antwortete Anna. Die beiden betraten die Gemächer des Fürsten. Das Licht war gedämpft und es roch nach Weihrauch und Salbei. Auf einem Tischchen standen zwei Töpfe mit Kräutersud. Der Fürst ließ sich von einer Bediensteten helfen, sich aufzusetzen. Dann schickte er diese aus dem Raum.

Nachdem er sich vergewissert hatte, dass niemand mehr zuhören konnte, deutete er den beiden Besuchern, näher an sein Bett zu treten.

„Der Himmel ruft nach mir und ich werde diesem Ruf bald folgen." flüsterte er mit schwacher, rauer Stimme „Es ist an der Zeit, Euch über die Herkunft Eures Ehemannes", er blickte zu Anna, „und deines Vaters", er blickte nun zu Alexander, „zu unterrichten. Vorweg sei gesagt, es war Alexanders, deines Ehemannes Wunsch", der Fürst wandte seinen Blick wieder Anna zu, „dass ich dieses Geheimnis für mich behalte und mit ins Grab nehme. Der Umstand, dass meine geliebte Fürstin vor unzähligen Jahren, während sie unser erstes Kind unter dem Herzen trug, einen Unfall hatte und diese Welt für immer verlassen hat, hat dazu geführt, dass es keinen Thronfolger gibt. Dies zwingt mich, um der würdigen Nachfolge dieses verantwortungsvollen Thrones willen, den Schwur, den ich Alexander einst gab, zu brechen." Der Fürst hielt inne und rang nach Luft. „Ich verstehe nicht, welcher Schwur? Ich wusste nicht, dass Ihr meinem Ehemanne so nahe standet?", fragte Anna, sichtlich verunsichert, während sie dem Fürsten half, sich angenehmer zu betten. „Wir standen uns näher, als ihr es jemals vermuten könntet, werte Anna." sagte der Fürst. Er hustete schwach. „Was meint Ihr? Wie nahe standet Ihr meinem Manne?"

Der Fürst harrte einen Moment aus, dann sprach er: „Alexander war mein Bruder!" Dann war es still im Gemach des Herrschers. Anna und Alexander starrten den Fürsten fassungslos an. „Es ist wahr, Alexander war mein jüngerer Bruder." bekräftigte der Fürst. „Aber ...", stotterte Anna, „wie kommt es, dass niemand davon wusste?" „Alexander war als Säugling von unserem Vater vom Hofe verbannt worden. Ich hätte wohl auch nie davon erfahren sollen. Man hatte mir erzählt, dass das Kind, welches meine Mutter unter dem Herzen getragen hatte, bei der Geburt gestorben war. Eines Tages jedoch, ich war wahrscheinlich sechs Jahre alt, musste ich unfreiwillig einem Streitgespräch meiner Eltern im Nebenzimmer beiwohnen. Mein Vater, der Fürst, warf meiner Mutter vor, dass dieses Kind, welches sie geboren hatte, niemals sein Sohn sein konnte und er ihn deshalb habe fortbringen lassen. Meine Mutter beteuerte unter Tränen, dass dies nicht wahr sei, und flehte ihn an, den Jungen doch wieder zu ihr zurückzubringen. Mein Vater aber blieb hart. An diesem Tag schwor ich mir, dass ich, sobald ich alt genug wäre, meinen Bruder suchen würde. Viele Jahre später, als mein Vater im Sterben lag und nicht mehr Herr seiner Taten war, war die Stunde der Rache für meine Mutter gekommen. In seinem Angesicht erzählte sie mir, was ich schon wusste. Dann sagte sie zu ihm, dass sie den Aufenthaltsort ihres Kindes längst hatte ausforschen lassen und sie an dem Tag, an dem er das Zeitliche segnen würde, ihren Sohn an den Hof zurückbringen würde."

Der Fürst hielt in seiner Erzählung inne. Er war vom langen Sprechen sichtlich gezeichnet. Niemand sagte ein Wort. Nach einer Weile fuhr er dann fort „Und so kam es dann auch. Der Leib meines Vaters war noch nicht erkaltet, da schickte meine Mutter einen Boten, den jungen Mann an den Hof zu rufen. Sie ließ ihn umgehend zu sich bringen und unterrichtete ihn in meinem Beisein über seine Herkunft. So traf ich meinen Bruder zum ersten Mal. Ich mochte ihn auf Anhieb. Er war wohl etwa 17 Jahre alt, ein kräftig gebauter Handwerksjunge mit den Gesichtszügen unserer Mutter. Nur die Augen waren anders. Er hatte die hellbraunen, mandelförmigen Augen unseres Vaters." Der Fürst hielt wieder inne. Er rang nach Luft. „Wie hat mein Vater diese Kunde aufgenommen?" Alexander fand erstmals, seit sie den Raum betreten hatten, seine Sprache wieder. „Er bat um Bedenkzeit." fuhr der Fürst fort. „Dies alles war für ihn sehr schwer zu verstehen. Er ging zurück zu seinem Lehrmeister, um sein Gesellenstück zu vollenden. Doch er war wohl neugierig geworden und kam danach an den Hof. Er bestand allerdings darauf, dass niemand erführe, dass er von fürstlicher Abstammung war. Sein Wunsch war es, den Schwertkampf zu erlernen und dann ein Schwert tragen zu dürfen. In dieser Zeit wurden wir zu Freunden und dann letztendlich auch zu wahren Brüdern. Wir liebten es, uns im Schwertkampf zu messen oder bei den Waffenübungen Seite an Seite gegen die anderen anzutreten."

Der Fürst schloss die Augen um zu Kräften zu kommen. „Wie kam es, dass Alexander das Schloss wieder verlassen hat?", fragte Anna. Bevor der Fürst antwortete, blickte er Alexander in die Augen.

„Es war seine Vergangenheit, die ihn fortgetrieben hat. Er entwickelte sich zum besten Schwertkämpfer, den ich je gesehen habe. Doch immer öfter wurde er während der Waffenübungen sehr bösartig. Eines Tages hat er mich dabei am Arm verletzt. An diesem Tag verschwand Alexander. Er ließ unserer Mutter und mir durch einen Dienstboten ausrichten, dass es wohl besser wäre, sich vom Schloss fernzuhalten. Wir erhielten Kunde, dass er als Zimmermannsgeselle auf Wanderschaft gegangen sei und immer wieder in Prügeleien und Schwertkämpfe verwickelt war."

Der Fürst musste wieder rasten und schwieg eine Weile. Alexander blickte betroffen zu Boden. Nur allzu genau wusste er, was sein Vater durchlebt haben musste. „Dann gab es lange Zeit keine Kunde über seinen Verbleib. Wir hatten schon befürchtet, dass ihm etwas zugestoßen war, als es plötzlich hieß, er habe sich verehelicht und niedergelassen. Dies war in einer Zeit großer Bedrohung für unser Land. Wütende Horden aus nördlichen Gebieten fielen immer wieder ein, verwüsteten die Felder und brannten Dörfer nieder. Es war unvermeidlich, dem entgegenzutreten. Ich schickte nach meinem Bruder, mich in die Schlacht zu begleiten, und er folgte meinem Ruf. Als er zu Hofe ankam, standen unsere Mutter und ich einem stattlichen, reifen Manne gegenüber, der Ruhe und Kraft ausstrahlte. An diesem Tag gab er uns das Versprechen, wann immer wir nach ihm rufen würden, er auch zur Verfügung stünde. Verlangte aber im Gegenzug von uns zu schwören, dass niemand jemals erfahren würde, welcher Abstammung er war. Er führe ein gutes Leben mit einem wundervollen Eheweib, die ein Kind erwartete. Er wolle für sie der einfache Mann bleiben, für den sie ihn hielt. Außerdem liebe er sein Zimmermannshandwerk. Gemeinsam zogen wir in die Schlacht. Und in dieser Schlacht ist Alexander, wie ihr wisst, gefallen, weil er mir und vielen Männern das Leben gerettet hat."

Mit diesen Worten beendete der Fürst seine Erzählung. Erschöpft sank er tiefer in die Kissen, die ihn stützten. Anna und Alexander sahen den blassen Herrscher schweigend an. Keiner sprach ein Wort. Anna erhob sich und ging zu den Töpfen mit Kräutersud und machte sich daran zu schaffen. Sie entfernte einen getränkten Lumpen von der Brust des Fürsten und legte einen frischen auf. Der Fürst atmete etwas erleichtert auf.

THEMEN

Vertrauen, Nähe, Liebe, Bindung, Vater werden

IMPULSE ZUR SOMMERSONNENWENDE

Impuls für den Beckenboden

Der Beckenboden ist die zentrale Muskelgruppe in unserem Körper. Er verbindet die untere Rücken- mit der Bauchmuskulatur. Er trägt, schützt und federt die Bauchorgane sowie den gesamten Oberkörper und kontrolliert die Ausscheidungsfunktionen. Außerdem steht ein gesunder Beckenboden in direktem Zusammenhang mit einer vitalen Sexualfunktion und dem Zustand unseres unteren Rückens. Nicht zu Unrecht wird diese Muskelgruppe in der chinesischen Medizin als die „Mutter aller Muskeln" wahrgenommen. Das moderne menschliche Leben führt oft zu einer Schwächung und gleichzeitigen Überspannung dieser so wichtigen Muskulatur. Aus diesem Grund sind Entspannung und Kräftigung des Beckenbodens gleichermaßen wichtig.

Vorbereitung

Um den Beckenbodenimpuls effizient setzen zu können, brauchst Du Ruhe und Konzentration. Achte darauf, dass Du entsprechende Umgebungsbedingungen hast.

Ausführung

Stell Dich in die Grundposition. Stell Dir nun eine Feder zwischen der Mitte Deines Schambeines und der Spitze Deines Steißbeines vor. Diese Feder drückst Du gegen sanften Widerstand zusammen, um sie dann gleich, wiederum gegen sanften Widerstand, auseinanderzuziehen. Dann drückst Du die Feder wieder zusammen und so weiter. Sobald Du diese Bewegung mit den Widerständen gut wahrnehmen kannst, stell Dir eine weitere Feder zwischen Deinen beiden Hüften vor. Diese drückst und ziehst Du analog zu der ersten Feder.

Führe diese Bewegung 5–7 Minuten lang aus. Sobald Du die Bewegung beendet hast, begib Dich so tief, es Dir möglich ist, in die Hocke.

Wenn es Dir schwerfällt, mit dem Gesäß ganz nach unten zu gehen, such Dir eine Möglichkeit, Dich mit den Händen vorne festzuhalten. Bleib für 1–3 Minuten in der Hocke und stell Dir vor, das Innere Deines Beckens würde immer schwerer werden und nach unten absinken. Achte dabei auf eine tiefe Atmung.

Abschluss

Richte Dich langsam wieder auf, lege Deine Hände auf den untersten Teil Deines Bauches und schließe die Augen. Atme ruhig und tief und fühle tief in Dein Becken hinein.

Impuls für den unteren Rücken

Probleme im unteren Rücken sind eines der häufigsten Krankheitsbilder unserer modernen Gesellschaft. Die Ursachen dafür sind vielfältig und vielschichtig. Sie reichen von Bewegungsmangel, Über- und Fehlbelastung bis zu Fehlernährung oder Stress. Der Rückenimpuls ist in jedem Fall eine unterstützende Maßnahme, um Problemen im unteren Rücken entgegenzuwirken.

Vorbereitung

Suche Dir eine nicht zu weiche Unterlage (Decke, Teppich, Gymnastikmatte …), um Dich auf dem Boden bewegen zu können.

Ausführung

Begib Dich in die Vier-Füßler-Position, wobei sich Deine Hände direkt unter den Schultern und Deine Knie direkt unter den Hüften befinden. Stell Dir nun eine Feder vom höchsten Punkt Deines Kopfes zur gegenüberliegenden Wand vor. Eine zweite Feder stellst Du Dir vom Ende Deiner Wirbelsäule zu deren gegenüberliegenden Wand vor. Beide Federn drücken sanft gegen Deinen Körper, sodass Du permanent mit leichter Kraft dagegenhalten musst. Fühle, wie durch diese Vorstellung Dein gesamter Körper aktiviert wird. Halte diesen Druck während der gesamten, weiteren Vorgehensweise aufrecht. Stelle Dir nun eine Feder von der Mitte Deines Bauches nach unten zum Boden und eine zweite genau gegenüberliegend von Deinem unteren Rücken nach oben zur Decke vor. Drücke die Feder unter Dir mit sanftem Druck einige Millimeter in Richtung Boden, während Du die rückwärtige Feder ziehst. Dann drückst Du die Rückenfeder einige Millimeter nach oben, während Du die Bauchfeder ziehst. Führe diese Bewegungen im Wechsel 3–5 Minuten lang aus.

Abschluss

Lege Dich für eine kurze Weile entspannt auf den Rücken, stell die Beine auf, atme tief und leg die Hände auf den Bauch. Stell Dir dabei vor, Dein unterer Rücken sinkt mit jedem Atemzug tiefer in den Boden.

Der Sonnenimpuls „Licht tanken"

Mit der Erfindung des künstlichen Lichtes war es dem Menschen plötzlich möglich, unabhängig vom Tageslicht tätig zu sein. Unser natürlicher Schlaf-Wach-Rhythmus wurde seither immer mehr aus dem Gleichgewicht gebracht. Technische Strahlung und der viel zu häufige Kontaktverlust mit natürlichem Sonnenlicht haben diese Problematik immer mehr verschärft. Dies beinhaltet enorme körperliche und psychische Folgen für uns Menschen. Der Sonnenimpuls ist eine einfache und angenehme Möglichkeit, das auszugleichen.

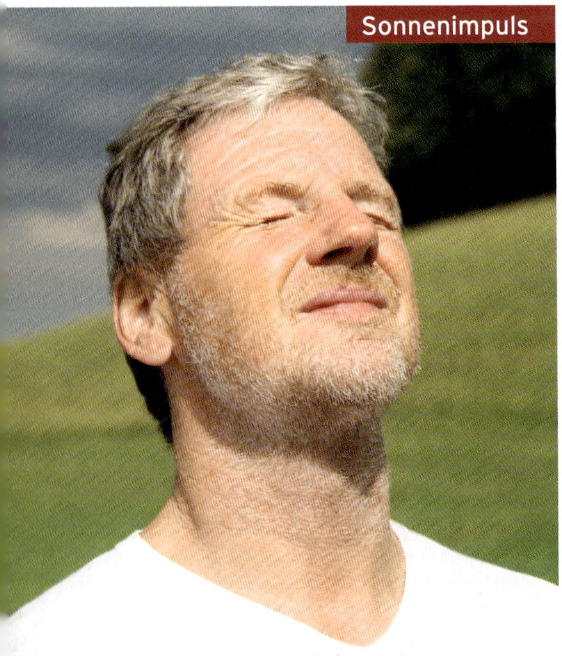

© Martin Wundsam

Vorbereitung

Den größten Nutzen bringt der Sonnenimpuls an Sonnentagen während oder kurz nach Sonnenaufgang. Grundsätzlich ist es aber während des Tages jederzeit möglich, Licht zu tanken. Mit etwas Übung und Erfahrung ist es auch gut möglich, trotz bewölktem Wetters Licht zu tanken. Führe den Impuls am besten im Freien oder sonst bei geöffnetem Fenster, geöffneter Terrassen- oder Balkontüre aus, sodass das Sonnenlicht Dich ungefiltert berühren kann. Je weniger Kleidung Du trägst, desto besser ist es. Allerdings ist Entspannung ein wesentlicher Faktor, daher ist es genauso wichtig, auf Deine Möglichkeiten und Umgebungsbedingungen zu achten. Nimm Dir für den gesamten Sonnenimpuls 10–15 Minuten Zeit. Wenn Dein Zeitbudget Dir das nicht erlaubt, passe den Impuls an Deine Zeitvorgabe an. Achte jedoch darauf, dass Du den gesamten Verlauf noch entspannt durchführen kannst.

Ausführung

Die beste Körperhaltung für den Sonnenimpuls ist es, aufrecht zu sitzen. Du kannst aber auch gerne liegen oder stehen. Entscheidend ist, dass Du Dich zur Gänze der Sonne zuwendest. Schließe die Augen und wende Dein Gesicht direkt der Sonne zu. Atme bewusst tief ein und aus und behalte dies während der gesamten Ausführung bei. Fühle, wie das Licht Dein Gesicht berührt. Richte Deine Aufmerksamkeit nun zu dem Punkt genau in der Mitte zwischen Deinen Augenbrauen. Nimm wahr, wie das Licht auf diesen Punkt trifft. Stell Dir vor, dass das Sonnenlicht durch diesen Punkt tief in die Mitte Deines Kopfes eindringt und von dort den ganzen Kopf erfüllt und erhellt. Mit der Zeit dringt das Licht immer tiefer, von oben nach unten in Deinen gesamten Körper vor. Das Licht erfüllt und erhellt diesen nach und nach bis zu den Fingerspitzen und hinunter zu den Zehen. Lass Dir für diesen Vorgang ausreichend Zeit. Wenn sich Dein gesamter Körper von Licht durchflutet anfühlt, lass das Licht immer heller werden, stell Dir vor, wie es durch Deine Haut wieder nach außen dringt und Du zu strahlen beginnst. Genieße diesen Lichtkreislauf in vollen Zügen.

Abschluss

Beende die Vorstellung der Lichtdurchflutung mit dem inneren Wissen, dass diese auch ohne Deine Aufmerksamkeit noch lange nachwirken wird. Wende Dein Gesicht von der Sonne ab und öffne langsam die Augen.

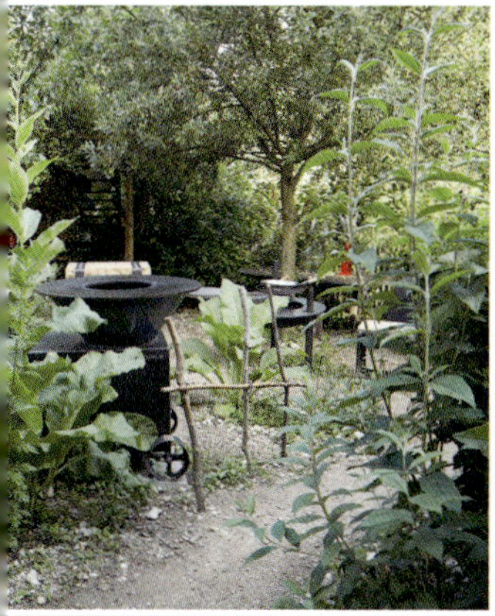
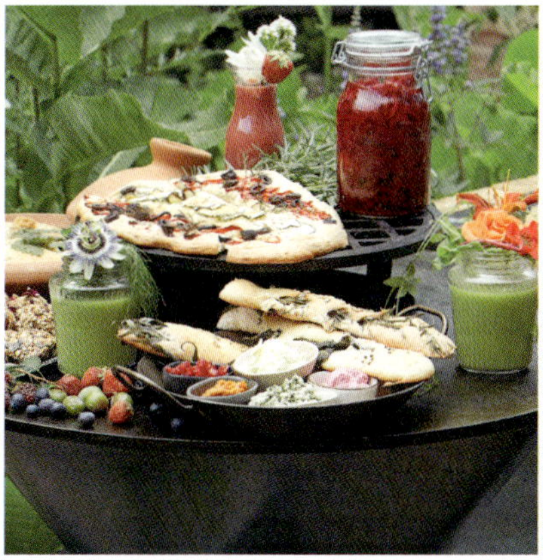
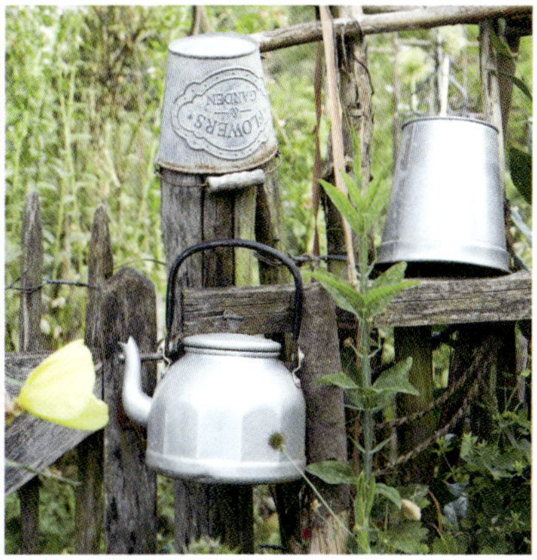
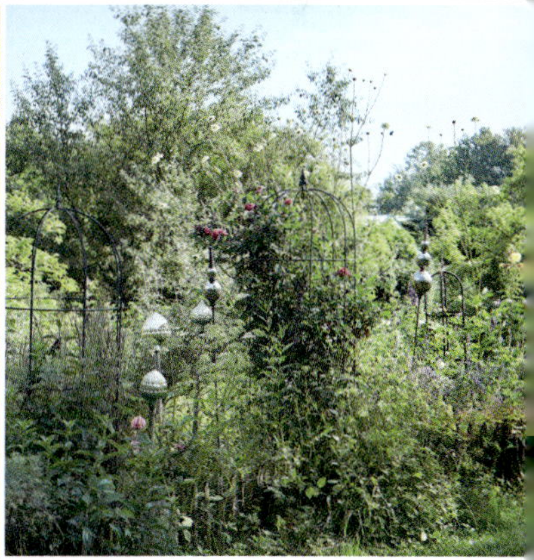

Schnitterin – 2. August

DER KÖNIG

DER KÖNIG BENUTZT SEIN SCHWERT, UM ZU FÜHREN

BESCHREIBUNG DER QUALITÄT UND DES CHARAKTERS DIESER ZEIT

Die Zeit der Ernte beginnt, denn nur, was wir jetzt ernten, werden wir im Winter auch zu essen haben. Die Schnitterin kommt und bringt dem Getreide den Tod. Auch wir durchtrennen im Schnitterinnen-Ritual, was nicht mehr zu unserem Leben passt.

Der Mann ist so weit gereift, sodass er wichtige Entscheidungen verstehen, abwägen und treffen kann. Er ist Vorbild und nimmt diese Rolle bewusst wahr.

Er hat die Kraft, das Wissen und die Erfahrung, um Verantwortung für große Prozesse zu tragen. Das Dienen ist zentral in seinem Handeln. Hat der Mann nicht gelernt zu dienen, besteht die Gefahr, dass er seine Position für seine Zwecke missbraucht. Er manipuliert und intrigiert.

Mängel und Schwächen blendet er durch Kompensationsverhalten aus.

Oft fällt er in dieser Zeit im wahrsten Sinne des Wortes einfach um.

FARBE DIESER ZEIT

Dunkelgrün – die Farbe der dunkelgrünen Wälder in der Hitze des Sommers, welche uns Abkühlung unter dem dichten Laubdach bringen.
Jahreszeit: SPÄTSOMMER

GESUNDHEITSTHEMEN: HERZINFARKT, ÜBERGEWICHT, IMPOTENZ, MIDLIFE-CRISIS, BURN-OUT, BLUTHOCHDRUCK, ENERGIELOSIGKEIT

Herzinfarkt

Der Herzinfarkt stellt eine massive Eskalationsstufe der im Kapitel Maifest beschriebenen Herzthematik (S. 83 f.) dar und führt bekanntermaßen oft auch zum Tod. Präventiv sind daher alle dort beschriebenen Maßnahmen zu beachten.

Nach einem Herzinfarkt gelten in Bezug auf Herz-Kreislaufbelastungen besondere Regeln, die mit professioneller Begleitung erlernt werden können. Auf emotional-psychischer Ebene ist es zielführend, nach ungelösten Beziehungskonflikten zu forschen.

Übergewicht

Übergewicht bzw. dessen Steigerung, die Fettleibigkeit, ist eine Stoffwechselstörung und eine der häufigsten Zivilisationskrankheiten. Problematisch ist der derzeitige Versuch, unter dem Deckmantel der „politischen Korrektheit" diese Erkrankung zu normalisieren und als gesundheitlich irrelevant zu klassifizieren. Dieser Prozess unterminiert bei vielen Betroffenen die Krankheitserkenntnis und damit die Motivation, etwas dagegen zu unternehmen.

Es liegt auf der Hand, dass die Themen Ernährung, Lebensführung, Suchtverhalten und andere psychische Komponenten die Grundlagen einer nachhaltigen, langfristig wirksamen Gewichtsabnahme bilden. Hinweise für selbst durchführbare Maßnahmen zu oben genannten Themenbereichen findest Du in den verschiedenen, zugehörigen Kapiteln in diesem Buch. Hier nur eine kleine Zusammenfassung der wichtigsten Maßnahmen:

- Arbeite an Deinen Ernährungsgewohnheiten (siehe unter Maßnahmen für die Verdauung im Kapitel 21. Dezember, S. 24).

- Regelmäßige Bewegung – zu Beginn vorzugsweise sanftes Ausdauertraining ohne Stoßbelastung (siehe Ausdauerimpuls in diesem Kapitel, S. 152 f.).
- Setze Dich mit einer eventuellen Suchtkomponente auseinander (siehe das Thema Sucht im Kapitel Frühlings-Tag-und Nacht-Gleiche, S. 69).
- Stell Dir die Frage, wofür Du in Deinem Leben einen dicken Panzer brauchst.

Impotenz

Impotenz ist ein Synonym für eine Erektionsstörung. Siehe die entsprechenden Hinweise im Kapitel Sommersonnenwende, S. 109.

Midlife-Crisis – ist sie notwendig? Worum geht es in Wahrheit?

Ab etwa dem 40. Lebensjahr werden sich viele Menschen bewusst, dass die Jugendjahre vorbei sind. Der unvermeidliche Alterungsprozess ist plötzlich bemerkbar. Diese Erkenntnis wirft in der Regel einige Fragen auf. Männer haben in diesem Zeitraum oft mit einem spürbaren Leistungsverlust zu kämpfen. Eine Zeit des Überganges in Richtung Alter wird eingeläutet und es fällt nicht leicht, dies zu akzeptieren. Daraus können dann all die hinlänglich bekannten, teils kuriosen Kompensationsverhalten resultieren.

Der uns allseits umgebende Jugendkult, der mit Schlagwörtern wie „Anti Aging" untermauert wird, macht die Situation für Menschen dieses Alters nicht leichter. Der Auftrag in dieser Übergangsphase ist es jedoch, das bisherige Leben zu reflektieren. Falsch eingeschlagene oder nicht mehr sinnstiftende Lebenswege können erkannt und beendet werden. Neue Prioritäten können gesetzt werden.

- Verzichte auf einen überzogenen Leistungsanspruch! Dies gilt sowohl für das Berufsleben als auch das private Tun. Wenn Du beispielsweise aus dem Sport kommst, ist dies besonders wichtig. Viele Verletzungen resultieren aus der Nichtakzeptanz der Leistungsgrenze in diesem Alter.
- Es ist wichtig zu akzeptieren, dass jüngere Menschen nun besser, schneller und leistungsfähiger sind. Deine Aufgabe ist es, zu führen und dabei auf Wissen und Erfahrung zu setzen. Es ist nicht mehr notwendig, Dich zu beweisen.
- Bewege Dich viel und regelmäßig – ohne Leistungsanspruch. Die Gesundheit geht vor! (Siehe dazu den sanften Ausdauerimpuls in diesem Kapitel, S. 152 f..)
- Unterstütze Deinen Körper mit einer guten, menschengerechten Ernährung (siehe dazu Maßnahmen für die Verdauung im Kapitel 21. Dezember, S. 24.)
- Hinterfrage Deine Lebensführung auf allen Ebenen. Es ist Zeit, auf die Bremse zu treten und die Gesundheitspflege in den Vordergrund zu stellen.
- Beschäftige Dich mit Spiritualität und Kontemplation. Das Leben hat wesentlich mehr zu bieten, als wir oberflächlich erkennen können. Wenn Spiritualität, Religion oder Meditation in Deinem Leben bisher keine Rolle gespielt haben, ist jetzt der richtige Zeitpunkt, damit zu beginnen.
- Überprüfe, ob die Prioritäten, die Du bisher in Deinem Leben gesetzt hast, noch gültig sind. Wenn Du Veränderungsbedarf erkennst, folge dieser Einsicht und leite Veränderungen ein.

Burn-out – was nun?

Burn-out ist ein in mehreren Stufen ablaufender Symptomkomplex, der letztendlich in oft plötzlich einsetzende, totale Handlungsunfähigkeit münden kann. Es ist eines jener Krankheitsbilder, die unsere Lebensweise in den letzten Jahrzehnten hervorgebracht hat. Dabei geht es immer darum, dass sich ein Mensch freiwillig oder durch äußere Umstände bedingt über einen oft langen Zeitraum dauerhaft überfordert, seine Grenzen nicht eingehalten hat und nicht mehr zur Ruhe kommen konnte.

Burn-out in den fortgeschrittenen Stadien ist eine schwerwiegende Erkrankung. Erste Zeichen, wie einsetzende Schlafstörungen, Konzentrationseinbrüche, chronische Müdigkeit, Lustlosigkeit gegenüber einstmals freudvollen Tätigkeiten oder schleichende Entfremdung gegenüber Familie und Freunden, werden oft übergangen. Hier ist auch die wichtigste Maßnahme gegen Burn-out zu verorten.

- Erkenne die Erstsymptome und beginne sofort damit, eine Veränderung einzuleiten.
- Lass, wenn es irgendwie möglich ist, den Spruch „Wenn dieses oder jenes erst einmal vorüber ist, dann gönne ich mir eine Auszeit" nicht mehr gelten!
- Beginne umgehend damit, Pausen zu machen, Ruhezeiten einzuführen und in die Natur zu gehen.
- Sorge dafür, dass es Zeiten gibt, in denen Du für niemanden erreichbar bist.
- Lass Zeitungen, Fernsehen, Internet und Mobiltelefon links liegen.
- Triff Dich mit Freunden.
- Nimm Dir Zeit für Deine Nächsten.
- Tue was immer Dir wirklich gut tut und womit Du Energie tanken kannst. Nutze dafür zum Beispiel den Impuls Licht tanken aus dem Kapitel Sommersonnenwende, S. 130, oder die Impulse Energietanken und Entspannungsimpuls aus diesem Kapitel (S. 153 f.).
- Vermeide unter allen Umständen Freizeitstress.

Maßnahmen gegen Stress

Das Wort Stress beschreibt einen Ausnahmezustand im Gesamtsystem des Menschen. Wir können dabei zwischen konstruktivem und destruktivem Stress unterscheiden. Die Vorgänge im Körper sind bei diesen beiden Stressmechanismen grundverschieden und drücken sich auch im Verhalten des Menschen unterschiedlich aus.

Bei konstruktivem Stress ist der Mensch weiterhin aufnahme- und lernfähig. Die Konzentrations- und kreative Leistungsfähigkeit ist erhöht. In diesem Zustand sind wir oft zu Höchstleistungen fähig. Ein Beispiel für diese Form von Stress ist jenes Lampenfieber, welches oft auch erfahrene Schauspieler oder Musiker beschreiben.

Destruktiver Stress hingegen funktioniert ganz anders. Dieser ist meist durch Angst ausgelöst und schränkt Sinneswahrnehmung, Kreativität und umfassende Leistungsfähigkeit massiv ein. Der Körper ist in diesem Zustand auf Alarmstufe rot. Wir sind dabei nicht mehr lernfähig und rufen abgespeicherte Überlebensprogramme ab. Alles befindet sich im Flucht- oder Kampfmodus. Körperregionen, die nicht überlebenswichtig sind, werden zugunsten von lebenserhaltenden Organen und bestimmten Muskelgruppen nicht mehr ausreichend versorgt. Diese Form von Stress ist ein reines Überlebensprogramm und von der Natur nur für diesen einen Fall vorgesehen, dass tatsächlich einmal ein „Löwe ums Eck biegt". Das Problem ist, dass in den allermeisten Fällen dieser „Löwe" ein Gedankenkonstrukt in unserer Wahrnehmung ist.

Die Ursachen dafür sind vielfältig und vielschichtig. Wenn beispielsweise schon in der Kindheit belastende Erfahrungen in Bezug auf „Geprüftwerden" in einem Menschen wirken, dann setzt auch im Erwachsenenalter im Zuge von Prüfungen, Präsentationen, Vorträgen oder Auftritten nicht der konstruktive, sondern der destruktive, angstbesetzte Stressmodus ein. Das Leben im digitalen Zeitalter hat dieses Problem weiter verschärft. Wir werden durch permanentes „Online"-Sein, dauerhaftem Zeitdruck und einer Arbeitsweise, die kaum mehr Pausen zulässt, ständig auf Trab gehalten. Ein oft auch leistungsorientiertes Freizeitverhalten fördert das Ganze noch zusätzlich. Der „Löwe" ist immer und allgegenwärtig. Auf diese Art wird der von der Natur für Notfälle eingerichtete Stressmodus zum Dauerzustand. Dies ist wahrscheinlich die bedeutendste Krankheitsursache in der westlichen Welt.

- Atme! Stress geht immer mit einer flachen, zu schnellen und oft unregelmäßigen Atmung einher. Ein paar tiefe, auch den Bauchraum füllende Atemzüge und schon sinkt der Stresspegel im gesamten Körper. Lass den Atem bewusst und langsam ausfließen und mach vor dem Einatmen eine kurze Pause. Wenn Du den Atem zusätzlich genießt, als würdest Du ein köstliches, kühles Glas Wasser trinken, verstärkst Du den Entstressungseffekt. Praktiziere den Atemimpuls aus dem Kapitel 21. Dezember, S. 46 f.
- Mach Pausen! Im Bereich Sport gibt es den Begriff des Übertrainings. Dieser Begriff beschreibt den Leistungsverlust, den Spitzenathleten erleiden, wenn sie die für den Körper notwendigen Erholungsphasen nicht einhalten. Dies ist der Grund, wa-

rum in den modernen Trainingsplänen effektive Regeneration ein fixer Bestandteil ist. Was für den Körper gilt, ist auch für den Menschen in seiner Gesamtheit gültig. Ein ausgewogenes Wechselspiel zwischen Arbeit und Pause ist entscheidend für erfolgreiches Handeln im Leben.

- Suche den Kontakt mit der Natur! Sei es ein Waldspaziergang, eine Bergwanderung, ein Nickerchen unter einem Baum im Park oder das Umgraben im eigenen Garten. Die Natur mit ihren Farben, Formen und Gerüchen ist Entschleunigung pur.
- Entspannung! Der in diesem Kapitel vorgestellte Entspannungsimpuls, S. 164, ist eine von vielen Möglichkeiten, sich aktiv und bewusst zu entspannen. Entspannung heißt nicht nur, muskuläre Spannung, sondern auch nervale und geistige Spannung abzubauen. Hierfür eignen sich viele in diesem Buch vorgestellten Impulse. Ein Wort zu Entspannungsmusik: Gut gewählte hochwertige Entspannungsmusik hilft dem Gehirn, in die entsprechenden Frequenzen zu kommen. Auch klassische Musik hat in vielen Fällen diesen Effekt. Wichtig dabei ist eine hochwertige Qualität der Musik und der Umstand, dass sie Dir gefällt. Verzichte auf computerproduzierte Billig-CDs, die es in diesem Sektor leider viel zu häufig gibt.
- Sorge für ausreichenden und guten Schlaf! Der alte Spruch „der Schlaf vor Mitternacht zählt doppelt" hat seine Gültigkeit nicht verloren. Wenn es Dein Alltag und Dein Beruf erlauben, ist es ideal, zwischen 21:30 und 22:30 Uhr im Bett zu sein. Frühes Aufstehen ist dann auch nicht so schwer. Mindestens eine Stunde vor dem Schlafengehen solltest Du Deinen Körper keiner technischen Strahlung mehr aussetzen. Also Fernseher, Computer und Mobiltelefon ausschalten! Deine Zirbeldrüse, die den Schlaf-Wach-Rhythmus steuert, wird es Dir danken. Wer seinen Schlaf besonders gut fördern möchte, kann in dieser Zeit eine hochwertige Blaulichtfilterbrille aufsetzen. Der Körper stellt sich dann noch besser auf die Ruhephase ein.
- Bewegung ohne Leistungsanspruch hilft, Stresshormone abzubauen und den Körper zu entspannen. Siehe dazu den sanften Ausdauerimpuls in diesem Kapitel, S. 152 f.
- Verzichte weitgehend auf Kohlenhydrate. Stress wirkt im Körper säurebildend und Kohlenhydrate auch. Iss also weniger Nudeln und Brot und stattdessen viel Wurzelgemüse und Kräuter. Der Säure-Basen-Haushalt wird dadurch ausgeglichener. Weitere wichtige Hinweise zum Thema Ernährung findest Du unter einfache Maßnahmen für den Darm im Kapitel 21. Dezember, S. 24.

Einfache Maßnahmen bei Spannungskopfschmerzen

Spannungskopfschmerz ist in den allermeisten Fällen stressbedingt. Zumeist äußert sich dieser beidseitig durch ein dumpfes Zug- oder Druckgefühl. Es ist die am häufigsten vorkommende Art von Kopfschmerzen. Der Schmerzpegel ist schwach bis mittelstark und somit weniger hoch als bei Migräne oder Cluster-Kopfschmerzen.

Zusätzlich zu den oben beschriebenen Maßnahmen gegen Stress sind folgende Maßnahmen hilfreich:

- Wiederholtes, absichtliches Gähnen und sich dabei Strecken und Räkeln. Gähnen führt dem Körper zusätzlichen Sauerstoff zu und entspannt nicht nur die Kiefermuskulatur, sondern auch Teile der Nackenmuskeln. Durch das Strecken und Räkeln wird dieser Effekt verstärkt.
- „Gehen auf dem Stock". Lege einen Besenstiel oder einen anderen, runden Holzstab vor Deine Füße und geh, ohne Socken, von den Zehen beginnend, Millimeter für Millimeter darüber, bis Du mit der Ferse darauf zu stehen kommst. Dann marschiere auf die gleiche Weise wieder zurück. Mach dies so lange, bis sich Deine Fußsohlen geschmeidig anfühlen. So leitest Du Spannung nach unten über die Füße ab.
- „Kopfrollen". Neige den Kopf in Richtung einer Schulter, bewege ihn nach unten in Richtung Brustbein, weiter zur anderen Schulter und wieder zurück. Wiederhole diese Bewegung, so lange es Dir guttut, und vergiss dabei den Atem nicht.
- Leg die Hände so auf Deinen Hinterkopf, dass sich die Daumen mittig an der Knochenkante am Übergang zum Nacken treffen. Massiere mit beiden Daumen in einer Kreisbewe-

gung dieser Knochenkante entlang nach außen bis zu den Ohren. Wiederhole diese Massage einige Male.

- Massiere kräftig den Handrücken mit dem Daumen der anderen Hand im Bereich zwischen Zeigefinger und Daumen. Mit dieser Technik leitest Du gestaute Energie aus dem Kopf- und Nackenbereich ab.
- Massiere beidseits Deine Schläfen in kreisenden Bewegungen mit Mittel- und Zeigefinger. Ein hochwertiges Pfefferminzöl wirkt dabei zusätzlich schmerzlindernd.
- Gönne Deinem Nacken und der oberen Brustwirbelsäule angenehme, entspannende Wärme mit einem Thermophor, einem warmen Kirschkernkissen oder einer Infrarotlampe.
- Ein warmes Fußbad mit Salzwasser entgiftet und leitet Spannung ab.

SPÄTSOMMER-PFLANZEN UND DEREN BEDEUTUNG UND VERWENDBARKEIT

Cremes, Seren, Tabletten: Was kommt nicht alles an Anti-Aging-Mitteln zum Einsatz, wenn es darum geht, das natürliche Altern aufzuhalten. 4 Heilpflanzen, die ganz leicht bei uns angebaut werden können und in anderen Teilen der Welt als Top-Anti-Aging-Mittel verwendet werden, sind Vielblütiger Knöterich, Tulsi-Basilikum, Jiaogulan und Gingko. Aus ihren Blättern können ganz unkompliziert Tinkturen herstellt werden, die eine verjüngende und vitalitätssteigernde Wirkung haben und in ihren Ursprungsregionen als „Lebenselixier" gelten. Ebenso unerlässlich sind natürlich unsere heimischen Kräuter wie Engelwurz *(Angelica sylvestre* und *A. archangelica)* und Meisterwurz *(Peucedanum ostruthium).*

Heiliges Basilienkraut

Ocimum sanctum

Das Heilige Basilienkraut wird auch Tulsi oder Indisches Wunderkraut genannt. Der Name „Tulsi" ist Hindi und bedeutet übersetzt „unvergleichlich". Tulsi ist bei den Hindus heilig, es enthält neben ätherischen Ölen Flavonoide und Triterpene, die schmerzstillend, entzündungshemmend und blutdrucksenkend wirken. Tulsi wird eine lebensverlängernde Wirkung nachgesagt, zudem wirkt es positiv auf Immunsystem und Herz und ist entzündungshemmend. In gut sortierten Kräutergärtnereien ist es sowohl als Pflanze sowie als Saatgut erhältlich. In der Kräuterküche wird Tulsi wie Basilikum verwendet.

Tulsi-Tonikum (Dekokt)

20 g Tulsi-Sprossteile werden in einen Emailtopf gegeben und mit einem ¾ Liter kalten Wasser bedeckt, zum Kochen gebracht und vorsichtig auf kleiner Flamme 20–30 Minuten geköchelt, bis sich die Flüssigkeit um ein Drittel reduziert hat. Dann wird das Tonikum durch ein Sieb abgesiebt und in einer Flasche mit Schraubverschluss kühl aufbewahrt. Trinke je nach Bedarf etwa eine Tasse des Tulsi-Tonikums.

Jiaogulan

Gynostemma pentaphyllum

Das „Kraut der Unsterblichkeit" stammt aus China/Südostasien und ist ein Kürbisgewächs, bei uns ist es im guten Kräuterfachhandel erhältlich und sehr beliebt geworden. Als frostempfindliche Topfpflanze braucht Jiaogulan einen warmen Überwinterungsplatz. Die frischen Triebe und Blättchen sind am schmackhaftesten und können frisch von der Pflanze gegessen werden! So sind auch die meisten Wirkstoffe enthalten. Jiaogulan wird eine ähnliche, noch stärkere Wirkung als Ginseng zugeschrieben, es gilt als Anti-Stress-Mittel, wirkt antioxidativ, immunsystemstimulierend und cholesterinsenkend. Die getrockneten Blätter können als Tee aufgegossen werden.

Das „Kraut der Unsterblichkeit" soll den Körper stärken, die Leistungsfähigkeit fördern und gleichzeitig dem Alterungsprozess entgegenwirken. Dafür zuständig sind besondere Wirkstoffe, die nicht nur im Ginseng, sondern auch in Jiaogulan vorkommen. In ihren Inhaltsstoffen sind sich die beiden Pflanzen, die botanisch eigentlich gar nicht miteinander verwandt sind, recht ähnlich. Der „Ginseng des Südens“ macht mit seinem Gehalt an Saponinen, Flavonoiden, Ginsenosiden, Vitaminen, Spurenelementen, essenziellen Aminosäuren, Zink, Magnesium und Eisen, Mangan, Kupfer, Selen und Proteinen seinem Namen alle Ehre. Jiaogulan kann Erschöpfungszustände reduzieren und gleichzeitig die körperliche Leistungsfähigkeit steigern, es wirkt herz- und leberschützend und immunstimulierend. Das liegt einerseits an den zahlreichen Antioxidantien, den Vitaminen und Spurenelementen sowie andererseits an den entzündungshemmenden und immunstimulierenden Eigenschaften des Krauts.

Die Alternativmedizin ordnet Jiaogulan, wie übrigens auch Ginseng und Brennnessel, als so genanntes Adaptogen ein. Das sind Pflanzen, die mit ihren Pflanzeninhaltsstoffen auf den menschlichen Körper ausgleichend wirken und biologisch aktiv sind. Sie helfen dem Organismus, in Stresssituationen (körperlichen wie emotionalen) widerstandsfähiger zu sein, reduzieren oxidativen Stress und mildern Beschwerden und Krankheitsverläufe. In Europa ist Jiaogulan bislang noch nicht als Nahrungsmittel zugelassen und kann daher nur als Zierpflanze gekauft werden.

Wohltuender Tee aus Jiaogulan-Blättern

1 TL Jiaogulan-Blätter
250 ml heißes Wasser

Das Wasser aufkochen und auf etwa 80–90 °C abkühlen lassen. 1 Teelöffel der getrockneten Blätter, etwas mehr, wenn es frische Blätter sind, mit einer Tasse des heißen Wassers übergießen und 5–10 Minuten ziehen lassen. Beliebig oft am Tag trinken.

Rosenwurz

Rhodiola rosea

Rosenwurz schmeckt bitter, zusammenziehend und ist mild aromatisch und wohlriechend, sie wirkt allgemein stärkend und mild anregend und reguliert die Stresshormone. Im hohen Norden (Russland) nutzt man sie schon seit Urzeiten als kräftigendes Nahrungsmittel, auch soll sie ein erfülltes und langes Leben bewirken. Sie enthält Tannine und Flavonoide, zahlreiche Spurenelemente, Koffein und Phenole. Typisch ist der Rosenduft der Wurzel! Auch sie wird als Adaptogen geschätzt, erhöht die körperliche und geistige Leistungsfähigkeit und hilft bei Schlafstörungen und Folgen seelischer Dauerbelastungen. Auch als Begleitmittel bei chronischen Lungenleiden, die die Lebenskraft schwächen, Infektneigung und Fatiguesyndrom. Ein Wunderelixier bei Energielosigkeit, Impotenz, Midlife-Krise, Burn-out und/oder Stress lässt sich aus der Rosenwurz zubereiten. Es gibt aber auch Kapseln, die kurmäßig eingenommen werden können, oder Tee.

Engelwurz

Angelica sylvestris und
Angelica archangelica

Angelika ist wegen ihrer Wirkung und ihrer Geschichte die für mich interessanteste Pflanze des Alpenraumes. Als sehr wirksames Hausmittel der nordischen Länder bis in unsere Breiten wurde sie im Mittelalter in speziellen Engelwurzgärten kultiviert und galt als sehr wertvoll. Als einzig wirksamer Schutz vor der Pest fand sie rege Verwendung in Tinkturen, Salben und Amuletten. Als Pflanze der nördlichen Breitengrade, die in Island und Skandinavien schon früh als Gemüse angebaut wurde, war die Arznei-Engelwurz den antiken Autoren des Mittelmeerraumes nicht bekannt. Dadurch entstand ein reger Handel von Engelwurz und deren Produkten zwischen den nördlichen Ländern und dem Mittelmeerraum.

In der Wirksamkeit sind sich *Angelica sylvestris* und *Angelica archangelica* ebenbürtig. Erstere ist wild verbreitet, die andere wurde in Klostergärten angebaut. Aromatischer Geruch und süßer, angenehm würziger Geschmack zeichnen sie aus, daher findet sie Verwendung in Likören, Magenbitters, Teemischungen, aber auch Salben, Einreibungen und Tinkturen. Sowohl die grünen Samen als auch der Wurzelstock tragen diese ätherischen Öle und wertvollen Inhaltsstoffe, die für Widerstandskraft, Willensstärke und Ausdauer sorgen, in sich.

Sie entfalten schon beim Kauen im Mund ihre Wirkung, indem die Verdauungsorgane aktiviert werden und der ganze Körper wohlig-entspannt und gekräftigt wird.

Ihr balsamischer Duft macht regelrecht süchtig und ist heilend bei geschwollenen Lymphknoten, Gicht, Rheuma und Nervenschmerzen. Auch auf Solarplexus, Brustkorb oder die Achselhöhlen gestrichen, entfaltet sie ihre wohltuende, wärmende Wirkung.

Angelika ist ein ideales Mittel zur Regeneration, hilft bei Burn-out und körperlicher wie geistiger Erschöpfung. Engelwurz darf nicht bei Magen- oder Darmgeschwüren eingenommen werden.

Vorsicht!

Vorsicht vor Verwechslungen mit dem gefleckten Schierling!

Engelwurz-Wein

45 g Angelikawurzel
1 Handvoll Angelikasamen
1 EL Sternanis
750 ml Weißwein

Die Angelikawurzel ganz fein schneiden und mit dem Wein und den Samen in ein verschließbares Glas füllen, 1 Woche an einen warmen Ort stellen und gelegentlich schütteln. Den Sternanis erst nach 4 Tagen hinzugeben. Dann durch einen Kaffeefilter schütten und in eine verschließbare Flasche abfüllen. Am besten morgens und abends ein Gläschen davon trinken. Hilft bei Appetitlosigkeit und als Verdauungshilfe bei Verdauungsbeschwerden, Blähungen und Völlegefühl.

Engelwurz-Balsam

5 Wurzeln und reichlich grüne Samen von Angelika
30 ml Bio-Olivenöl, nativ
4 g Bienenwachs
8 g Lanolin

Die Wurzeln waschen, sauber schaben und in feine Scheiben schneiden und mit den vom Stängel gezupften Samen in das im Emailtopf erwärmte (keinesfalls kochende) Olivenöl einlegen und zugedeckt über Nacht ziehen lassen. Dann neuerlich erwärmen und die Pflanzenteile abgießen, gut ausdrücken und im warmen Ölauszug Bienenwachs und Lanolin auflösen. Aushärtungsprobe machen, nach Bedarf noch Bienenwachs zugeben und in Cremetöpfchen füllen. Ganz erkalten lassen und verschließen.

Meisterwurz

Peucedanum ostruthium

Ebenso unbekannt wie Angelika war in der Antike die Meisterwurz. Und ebenso galt sie im Mittelalter als Allheilmittel und Schutzpflanze. Als Wein oder Tinktur wird Meisterwurz bei Fieber, Verdauungsproblemen und entzündlichen Erkrankungen angewandt, sie wirkt ebenso wie die Engelwurz schleimlösend und antibakteriell. Auch kann man einfach die getrocknete Wurzel bei Übelkeit, Verdauungsproblemen und Magenschmerzen kauen. Besonders in den Alpenregionen wird der „Ginseng der Alpen" zur Herstellung von Schnaps und Likör verwendet. Wer sie selbst sammelt, muss sie gut kennen, denn es besteht Verwechslungsgefahr mit anderen giftigen Doldenblütlern.

In Alpenregionen ist Meisterwurz-Schnaps sehr bekannt, viele Familien haben ihr streng gehütetes Geheimrezept. Wild kommt die Pflanze gerne in höheren Lagen vor. Übrigens kann man den schönen Doldenblütler auch ganz leicht im Garten kultivieren.

Meisterwurzlikör

280 g Waldhonig
1 l Wasser
1 l Obstbrand 40 Vol.-%
4 EL frische, geputzte Meisterwurz, in kleinen Scheiben
Schale einer ½ Bio-Zitrone
3 Wacholderbeeren
6 Gewürznelken
1 Stück Zimtrinde

Aus Honig und Wasser wird ein Honigsirup gekocht, etwas köcheln lassen und dann lauwarm abkühlen lassen. Wacholderbeeren im Mörser quetschen. Wurzeln, Wacholderbeeren, Gewürze und Zitronenschale in eine saubere, große Flasche füllen und mit Honigsirup und Obstbrand aufgießen, gut verschließen und mindestens zwei Monate reifen lassen. Danach absieben und einige Wochen nachreifen lassen.

Sonnenhut

Echinacea

Sonnenhut ist eine Heilpflanze der Indianer Nordamerikas mit langer Tradition. Er findet bei Atemwegsinfekten (Husten, Halsschmerzen, Mandelentzündung), schlecht heilenden Wunden, zur Immunsystemstärkung allgemein und auch bei Harnwegsinfekten Verwendung. Die Blütenblätter werden als Tee oder Tinktur verwendet. Im Handel sind zahlreiche Fertigarzneimittel erhältlich (Wurzelauszüge, ich persönlich verwende jedoch lieber die frischen oder getrockneten Blüten aus meinem Garten). Echinacea ist mehrjährig und ziert viele Gärten, ohne dass die Gartenbesitzerinnen von den Heilkräften wissen.

Ähnlich unserem Holunderstrauch wirkt der Sonnenhut entzündungshemmend, immunsystemstärkend und schmerzlindernd.

Immunsystemstärkende Teeblüten-Mischung

2 Handvoll ausgezupfte Echinaceablüten (die vom Rand)
2 Handvoll Holunderblüten
je 1 Handvoll Hagebutten, gequetscht, und Apfelschalen
je 1 Handvoll Melissen- und Brennnesselblättchen

Alle Zutaten werden getrocknet, in kleine Teile zerzupft, miteinander gemischt und zum Reifen 2 Wochen luftdicht gelagert. Auf 1 l Wasser werden 2 EL der Teemischung verwendet.

Johanniskraut

Hypericum perforatum

Von der Antike bis zur Neuzeit hat das Johanniskraut seinen Ruf als vielfach wirksames Heilkraut bewahrt. Es ein vorzügliches Wundkraut, denn es hat schmerzstillende, heilende und zusammenziehende Eigenschaften, die frische Pflanze und ihr rotes Öl wirken gegen Depressionen und Nervenleiden. „Arnika der Nerven" wird das Johanniskraut auch genannt.

Allein schon die Leuchtkraft der sonnengelben Blüten wirkt positiv aufs Gemüt, strahlend und voller Sonnenkraft verleiht Johanniskraut Lebensmut und Frohsinn, es wird gegen Depressionen eingesetzt.

Es wirkt zudem entwässernd, entzündungshemmend, antiviral und antibakteriell, stärkt den Kreislauf und fördert die Genesung nach schweren Krankheiten. Johanniskraut kann sogar das Wachstum des gefährlichen Krankenhauskeimes *Staphylococcus aureus*, der ja bekanntlich sehr aggressiv und antibiotikaresistent ist, hemmen.

Johanniskraut kann auch als schlafördernder Tee eingesetzt werden, wenn je 1 Tasse am Nachmittag und am Abend verabreicht werden.

Ich persönlich verwende das gesamte blühende Kraut zur Herstellung von Tee, Öl und Ölauszügen. Der herbe Geschmack der kleinen Blüten und Knospen ist eines meiner liebsten Gartenaromen.

Vorsicht!

Johanniskraut verträgt sich nicht mit synthetischen Medikamenten, viele werden in ihrer Wirkung vermindert, manche so stark, dass sie wirkungslos sind, wie Blutgerinnungshemmer und die Antibabypille.

Johanniskraut ist ein hervorragendes Wundkraut, es hilft bei Verletzungen, Rheuma und Hexenschuss, Nervenschmerzen, Zerrungen und Schwellungen. Die bekannteste Zubereitungsform ist neben Tee das Johanniskrautöl und die Salbe.

So vielfältig wie seine Heilkräfte, so vielfältig sind die Geschichten, Bräuche und Sagen rund ums Johanniskraut.

Schwarzer Holunder, Früchte

Die violettschwarzen Früchte des Holunders helfen wie die Blüten bei Erkrankungen der oberen Atemwege, denn die reichlich enthaltenen Vitamine (besonders Vitamin C) und Spurenelemente aktivieren das Immunsystem, zudem enthalten sie Anthocyane, Flavonoide, Fruchtsäuren, Folsäure, Gerb- und Bitterstoffe und wertvolle ätherische Öle und Mineralstoffe. Der in ihnen enthaltene Farbstoff schützt das Herz und kann den Blutdruck senken. Holunderfrüchte sind Bestandteil in immunsystemstärkenden Teemischungen und Abnehmtees. Holunderdirektsaft oder -mus, ohne Zucker zubereitet, hat eine leicht abführende und heilende Wirkung auf den Verdauungstrakt. Holunderdirektsaft, mit Kurkuma gemischt (auf 10 ml 1 Msp. Kurkuma), wirkt entzündungshemmend und schmerzlindernd und hilft bei Neuralgien, Hexenschuss und Ischiasschmerzen, davon wird im Akutfall 2–3-mal täglich genippt, dazu Ruhe und Wärme – dann ist man schnell wieder schmerzfrei auf den Beinen. Schwarzer Holunder ist eines der besten Vorbeugungsmitteln gegen Infekte, Erkältungen und Grippe. Als Fruchtmus oder Saft konserviert, haben Sie so ein starkes Hausmittel bereit, das das Immunsystem stärkt, Rheuma- und Nervenschmerzen lindert und bei bellendem Husten und Heiserkeit hilft. 6–8 EL werden über den Tag verteilt eingenommen, prophylaktisch 3–4 EL.

Dirndl, Kornelkirsche

Cornus mas

Durch ihren hohen Gehalt an Vitamin C (70–130 mg/g) und Anthocyanen, die beide als Antioxidans im Körper wirken, ist die Dirndl eine sehr gesunde Frucht, die durch ihr besonderes Aroma punktet. Das Vitamin C dient dem Körper als Antioxidans, d. h., es verhindert die Schädigung empfindlicher Moleküle und beugt Arteriosklerose vor, schützt vor Hautalterung und grauem Star. Anthocyane sind Pflanzenfarbstoffe, die den Früchten und Blüten ihre rote bis violette Farbe geben. Sie zählen zu den sekundären Pflanzenstoffen und dienen der Pflanze z. B. zum Schutz vor UV-Licht oder als Lockmittel für Tiere. Beim Menschen fungieren sie, genau wie Vitamin C, als Antioxidantien und schützen die Zellen vor dauerhaften Schäden. Als typisch europäische Wildfrucht, die am stärksten in Süd- und Mitteleuropa wie auch in Mittelasien verbreitet ist, hat ihre Verwendung bei uns lange Tradition. Dirndln gelten in der Hildegardmedizin als reinigend und heilend für Verdauungstrakt und Magen und werden bei chronischen Darmleiden, Durchfall und Blutsturz eingesetzt.

Die ältesten Funde einer Verwendung der Kornelkirsche gehen in die Steinzeit zurück.

Dirndlkompott

500 g Dirndln
125 g brauner Zucker
abgeschnittene Schale von ½ Bio-Zitrone
1 Zimtstange
500 ml naturtrüber Birnensaft
1 Zimtstange
5 Gewürznelken

Die Dirndln waschen und mit dem Zucker, der in dünne Scheiben geschnittenen Zitrone, den Gewürznelken und dem Zimt im Birnensaft 10 Minuten verkochen. Kochend heiß in saubere Gläser mit Schraubverschluss füllen und gut verschließen.

Quitte

Cydonia oblonga

Die Heilkraft der Quitten ist schon aus dem Altertum bekannt. Sie enthält Vitamin C, B-Vitamine, Vitamin E, Folsäure, Fruchtsäuren, Gerbstoffe und Mineralstoffe, wie Mangan, Kalium,

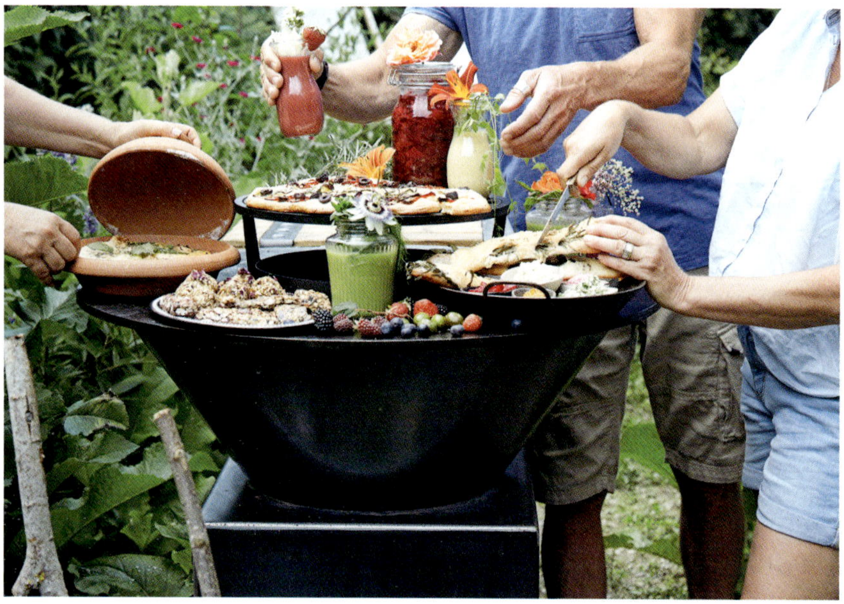

Natrium, Zink, Eisen, Calcium, Phosphor, Kupfer, Fluor, sowie Tannine und sehr viel mehr Pektin als Äpfel! Pektine senken den Cholesterinspiegel, normalisieren den Blutzuckerspiegel und beugen Darmkrebs vor, weil durch die Quellwirkung des Pektins im Darm Giftstoffe gebunden und ausgeschieden werden. Ihre Heilwirkung ist adstringierend, blutstillend, entzündungshemmend, erweichend, harntreibend, kühlend und schleimlösend. Der größere Aufwand bei der Verarbeitung der harten Früchte im Vergleich zu Äpfeln oder Birnen lohnt sich allemal, denn die Quitte ist eine richtige Powerfrucht! Ein Kompott aus gekochten Quitten oder Quittenmark lindert Magen- und Darmbeschwerden.

Quittenmark

Die Quitten vierteln, das Kerngehäuse entfernen (aufheben und später die Kerne zur Weiterverwendung herauslösen) und die Frucht klein würfeln, das erfordert Kraft, da das Quittenfruchtfleisch sehr hart ist. In wenig Wasser weichkochen und durch ein Sieb passieren. Das orangefarbene Quittenmark ist sehr gesund.

Quittenkern-Tee

Für den Quittenkern-Tee werden 1–2 Teelöffel Quittenkerne (auch getrocknete) mit einer Tasse kochendem Wasser aufgegossen und etwa fünf Minuten geköchelt. Anschließend abseihen und in kleinen Schlucken trinken. Der Tee hilft bei Schlaflosigkeit, Unruhe und Verdauungsbeschwerden sowie Mundgeruch. Kalter Quittenkern-Tee ist gut zum Gurgeln bei Halsschmerzen und Erkältungen.

Vorsicht!

Die Kerne nicht zerkauen, sie enthalten Blausäureglykoside.

Zitronenverbene

Aloysia citrodora vulg. Lippia citriodora

Die Zitronenverbene gehört zur Gattung der Eisenkräuter wie auch das Echte Eisenkraut und der Griechische Bergtee. Diese wunderbar intensiv nach Zitrone duftende Pflanze, deren Zauber sich in ihrem deutschen bzw. französischen Namen „Verveine" fängt, ist vor allem in Frankreich und der Schweiz sehr beliebt.

Die Zitronenverbene wird wegen ihres Dufts in der Aromatherapie eingesetzt. Die ätherischen Öle wirken angenehm ausgleichend und beruhigend, was in Frankreich genutzt wird, um Bettwäsche und Wäscheschränke zu beduften. Dazu werden getrocknete Blätter in einem Baumwollsäckchen in den Schrank gelegt oder als Wäschewasser zubereitet. Zerreibe dazu einfach eine Handvoll der duftenden Blätter und leg sie für 2–3 Stunden in 1 Liter Wasser ein. Danach abfiltern, in eine Sprühflasche füllen und vor dem Bügeln auf die Wäsche sprühen. Vervaine hilft bei Krämpfen, sei es im Verdauungstrakt oder bei Menstruationsbeschwerden, am besten wirkt der frisch aufgebrühte Tee, zu den Mahlzeiten getrunken beugt er auch Völlegefühl und Blähungen vor.

Sehr zu empfehlen für heiße Sommertage und ganz leicht selbst gemacht ist die in arabischen Ländern verbreitete Tee-Mischung „Verveine-Menthe": Ein Zitronenverbenesträußchen wird gemeinsam mit frischer Minze aufgegossen. Eine Mischung, die doppelt kühlend und wohltuend erfrischend wirkt.

Noch ein Tipp für heiße Tage: Vervaine-Essig: Zitronenverbene hat eine angenehm kühlende Wirkung, was an heißen Tagen bei heißer Haut und hitzebedingten Kopfschmerzen von Nutzen ist. Deshalb findet sich Vervaine in Körperpflege-Produkten für den Sommer. Sie können sich leicht selbst ein „Erfrischungswässerchen" herstellen:

Steck in eine Flasche guten Weinessigs 5–6 Zweige Zitronenverbene und lass den Ansatz verschlossen etwa 1 Woche stehen, dabei gehen die ätherischen Öle in den Essig über.

Diesen Vervaine-Essig kannst Du als Zusatz in kühle Hand- oder Fußbäder geben, für kühle Wickel verwenden oder im Bedarfsfall einfach ein Taschentuch damit tränken und Ihre Schläfen damit benetzen.

Vom Namen her wird das Echte Eisenkraut oft mit der ebenfalls zur Familie der Eisenkräuter zählenden Zitronenverbene verwechselt (*Aloysia citrodora*), doch ist die Unterscheidung nicht nur optisch, sondern auch geruchlich völlig eindeutig: Während die Zitronenverbene intensiv nach Zitrone duftet und schmeckt, riecht das Echte Eisenkraut eher unauffällig und neutral, denn es enthält nur ganz wenig ätherisches Öl.

Verbene-Limonade

2 Bio-Zitronen
1 Handstrauß blühende Zitronenverbene
100 g brauner Zucker
etwas Rosenblütenzucker

Schneide die Zitronen in ganz feine Scheiben, fülle sie in eine weithalsige Flasche und streue den braunen Zucker darüber, fülle sie mit Wasser auf und stelle den Ansatz über Nacht kühl. Dann kannst Du die Limonade abgießen und in Flaschen füllen. Kühl lagern.

Die Gläser kannst Du vor dem Einschenken am Trinkrand anfeuchten und in den, auf einem flachen Teller aufgestreuten Rosenzucker tauchen. Dann wird die Limonade eingegossen und mit Eiswürfeln serviert.

Aufweck-Tee

10 g Zitronenverbene
40 g Grüner Tee
20 g Mateblätter
20 g Apfelstücke
20 g Brombeerblätter
30 g Hagebutte

Zur Herstellung gib ca. 3 EL der Teemischung auf 1 l heißes Wasser und lass diesen Ansatz 5–7 Minuten ziehen. Anschließend abseihen und über den ganzen Tag verteilt trinken. Wenn Du den Tee etwas länger ziehen lässt, wird die anregende Wirkung des Grünen Tees und der Mateblätter verstärkt.

WILDFRUCHT- UND KRÄUTERREZEPTE, BESONDERS FÜR MÄNNER

KRÄUTER-BITTERS, LIKÖRE UND DIGESTIVES SELBST GEMACHT, FÜR STIMMUNG, VERDAUUNG UND LIFESTYLE

Kräuterliköre, Kräuterschnäpse und Kräuterelixiere erfreuen nicht nur mit ihrem Aroma, sondern haben auch eine hausmedizinische Wirkung, wenn man sie gezielt einsetzt, besonders Bitters. Likör vom Thymian ist eine altbewährte sommerliche Kräutermedizin aus der Flasche! Aber auch Kräutersirup ist vielfältig einsetzbar, aufgespritzt als schnelles Getränk oder weiterverwendet in Eistee, Aromaspender in Obstsalaten u. Ä.

Melisse-Zitronenverbene-Ingwer-Sirup

ergibt ca. 800 ml

400 g extrafeiner Zucker
500 ml Wasser
1 Handvoll Melisseblättchen
3 Handvoll frische Zitronenverbeneblätter, in 1 cm lange Stücke geschnitten
75 g frischer Ingwer, geschält und in etwas stärkere Scheiben geschnitten
1 EL Zitronensaft oder Wodka, 40 Vol-% Alkohol (optional)

Zucker und Wasser in einem Emailkochtopf aufkochen, dabei rühren. Den Ingwer dazugeben und 5 Minuten köcheln lassen. Vom Herd nehmen, Melisse und Zitronenverbene beigeben und alles zusammen weitere 30 Minuten ziehen lassen. Den Sirup in ein Gefäß mit weiter Öffnung abseihen, dann in sterilisierte Vorratsflaschen füllen und verschließen. Im Kühlschrank aufbewahren und innerhalb von zwei Wochen aufbrauchen. Wenn Du dem Sirup sofort, nachdem Du ihn vom Herd genommen hast, einen Esslöffel Zitronensaft oder hochprozentigen Wodka zugibst, kann die Haltbarkeit auf bis zu 1 Monat verlängert werden.

Melisse-Zitronenverbene-Eistee

ergibt ca. 1 Liter

je 2 Handvoll Zitronenverbene- und Melisseblätter
2 Scheiben geschälter Ingwer, ca. 5 mm dick
5 ml Waldhonig
15 ml frisch gepresster Limetten- und Zitronensaft
1 l Wasser
2 EL Schwarztee
¼ l Wasser
250 ml Melisse-Zitronenverbene-Ingwer-Sirup
frische Früchte und Essblüten

Zitronenverbene- und Melisseblätter, Ingwer, Honig und Limettensaft in ein verschließbares, sterilisiertes Vorratsglas geben und mit Wasser aufgießen. Über Nacht (oder für mindestens 6 Stunden) in den Kühlschrank stellen. Den Schwarztee zubereiten, 2 Minuten ziehen lassen, abgießen und kühl stellen. Den Kräuteransatz abgießen, mit dem Schwarztee in einen Krug mischen und mit frischen Früchten und Essblüten servieren.

Rosmarin-Thymian-Limoncello

ergibt ca. 1,5 Liter

Schale (Zesten) ohne weiße Innenhaut von 10 großen, unbehandelten Bio-Zitronen
750 ml Wodka, 40 Vol.-% Alkohol
10 Zweiglein Rosmarin
1 Büschel Thymian
250 ml Wasser
400 g brauner Zucker

Die Zitronenzesten in das sterilisierte Einmachglas geben, den Alkohol darübergießen, das Glas verschließen, schwenken und 1 Monat lang an einem kühlen dunklen Ort aufbewahren. Immer mal wieder vorsichtig schwenken. Am 26. Tag Rosmarin und Thymian zum Ansatz beigeben, vorher noch etwas zwischen den Handflächen reiben, um so die ätherischen Öle freizusetzen. Das Glas verschließen und einige Male vorsichtig schwenken. Am 30. Tag aus Wasser und braunem Zucker einen einfachen Zuckersirup zubereiten (Wasser und Zucker so lange erhitzen, bis sich der Zucker aufgelöst hat und der Sirup glasklar ist), vom Herd nehmen und abkühlen lassen. Den Alkoholansatz in einen Krug mit weiter Öffnung abseihen und den Sirup dazugießen, umrühren, dann in sterilisierte Vorratsflaschen füllen, verschließen, kühl und dunkel lagern. Am besten lässt man ihn mindestens 2 weitere Wochen reifen, bevor er verkostet wird. Der Limoncello kann so bis zu einem Jahr aufbewahrt werden.

Tipp!

Dieser Limoncello wird zubereitet, solange frische Bio-Zitronen verfügbar sind.

Engelwurz-Heilkräutersirup

ergibt ca. 2 Liter

1 l Wasser
1 kg Blütenhonig
40 g Zitronensäure
je 2 große Handvoll frischer Thymian, Oregano, Zitronenmelisse, Spitzwegerich
1 TL Weinsäure
3 dicke Handvoll Engelwurzkraut
2 EL Engelwurzsamen, getrocknet
3 EL Salbei

Koch das Wasser mit dem Honig auf und leg die Kräuter und Engelwurzsamen ins heiße Honigwasser ein.

Streue die Weinsäure darüber, rühr einmal kräftig durch, bedeck den Topf und lass die Mischung 2–3 Tage ziehen. Dann wird der Sirup durch ein Sieb geschüttet, die Kräuter gut ausgepresst, der Sirup nochmals aufgekocht und heiß in saubere Flaschen gefüllt.

Wildkräuter-Wermut

ergibt ca. 1 Liter

1. Arbeitsgang

1 gehäufter EL grüne Bärenklausamen
5 g frische Salbeiblätter
5 g frischer Wermut
5 g frischer Beifuß
5 g frisch gehackte Brennnesselwurzeln
2 Handvoll frisches oder 1 Handvoll getrocknetes Eisenkraut
5 g frischer Ingwer
750 ml Wodka, 50 Vol.-% Alkohol Minimum

Die Hälfte der Menge Bärenklausamen, Salbeiblätter, Eisenkraut, Wermut sowie Beifuß, Brennnesselwurzeln und Ingwer wird im Voraus für einige Tage in Wodka eingelegt, so erreicht man die höchstmögliche Menge an bitteren und pflanzlichen Aromen. Dabei die Pflanzenteile so übergießen, dass der Wodka doppelt so hoch steht.

Nun jede Zutat einzeln und sehr fein hacken, um für den Alkohol so viel Oberfläche wie möglich zu bekommen, dann in je ein kleines Weckglas füllen (5 Gläser), mit Wodka übergießen, sodass die Pflanzenteile gut bedeckt sind, und die Gläser verschließen. Beschriften, datieren und für eine Woche an einem kühlen, dunklen Ort lagern. Nach 1 Woche die Tinkturen extra abschütten, die Pflanzenreste entfernen und die klare Flüssigkeit in die Gläschen zurückschütten. Verschließen und an einen dunklen kühlen Platz stellen.

2. Arbeitsgang
5 Wacholderbeeren
750 ml trockener Weißwein
(z. B. Grüner Veltliner)
100 ml Grappa
30 ml Lindenblütenhonig

Die Wacholderbeeren, den Wein und den Grappa in einen Emailtopf geben, bei mittlerer Temperatur erwärmen, bis Blasen beginnen aufzusteigen. Der Wein darf nicht kochen. Honig zugeben, umrühren, bis er sich aufgelöst hat, zudecken, beiseitestellen und über Nacht durchziehen lassen. Den aromatisierten Wein in ein Gefäß mit weiter Öffnung abseihen.

3. Arbeitsgang
Nun werden die pflanzlichen Tinkturen hinzugefügt. Je 1 Esslöffel (15 ml) Bärenklau-, Brennnessel-, Eisenkraut- und Salbeitinktur einfüllen, 2 EL (30 ml) Ingwertinktur und 1 TL (5 ml) Wermut- und Beifußtinktur zugeben. Die Mischung umrühren und verkosten. Wenn das bittere Element noch ungenügend zur Geltung kommt, kann ein weiterer Teelöffel Wermut-, Eisenkraut- oder Beifußtinktur zugegeben werden. Die jeweiligen Anteile der pflanzlichen Tinkturen können selbstverständlich nach Geschmack variiert

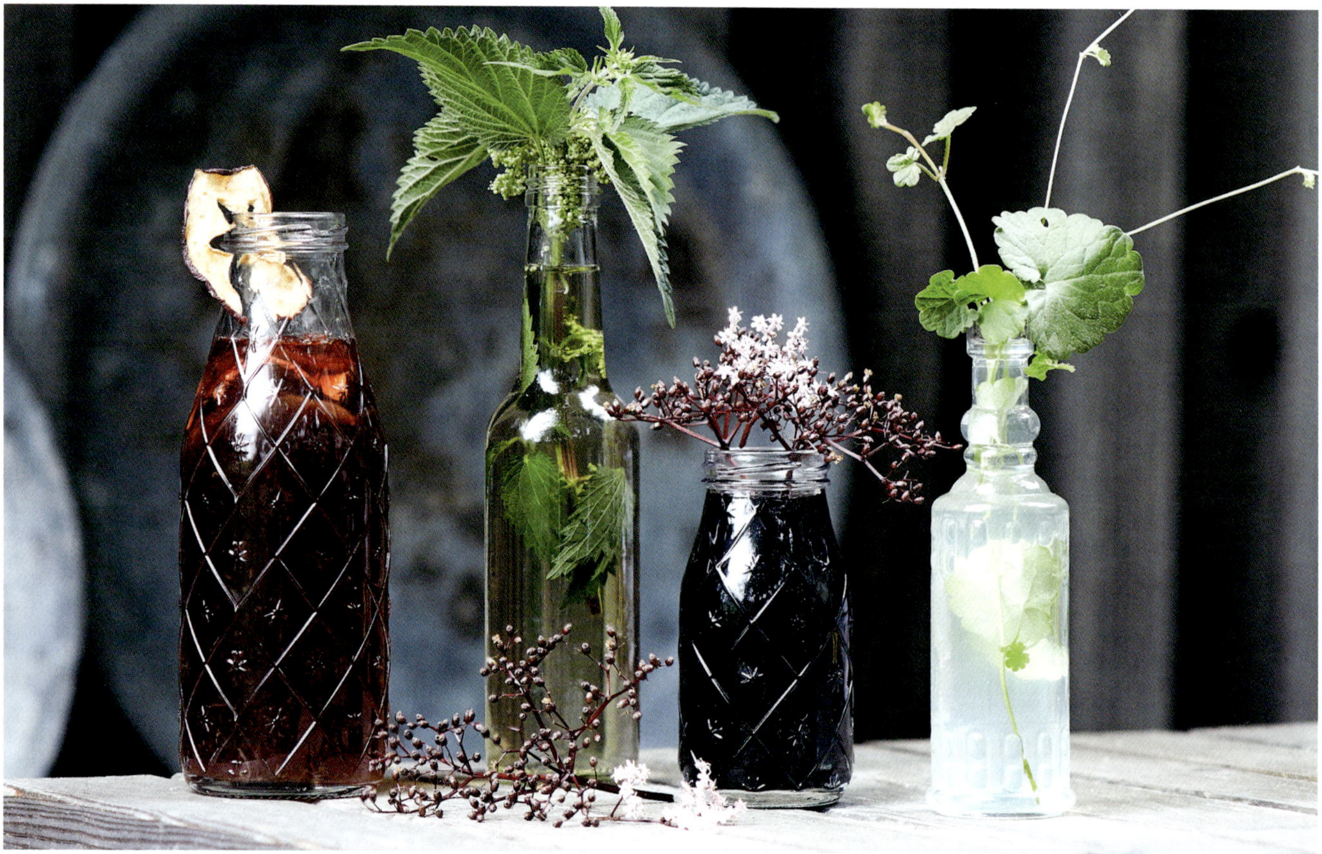

Von links nach rechts: Hagebutten-Quitten-Wodka, Frühlingskräuter-Gin, Holunder-Likör, Gundelreben-Limoncello

werden. Sollte diese Gesamtmischung schließlich weniger als 150 ml ergeben, muss die fehlende Menge mit Grappa aufgefüllt werden.

Zuletzt wird der Kräuter-Wermut noch einmal in ein sauberes Gefäß durch einen Kaffeefilter abgeseiht. Anschließend den Wermut in sterilisierte Portionsflaschen füllen, verschließen und kühl aufbewahren. Mindestens 24 Stunden ruhen lassen, damit sich die Aromen gut vermischen. Innerhalb von 2 Monaten aufbrauchen und in dieser Zeit im Kühlschrank aufbewahren, da der Kräuter-Wermut zu oxidieren beginnt, sobald Luft dazukommt.

Melissengeist, hausgemacht

ergibt ca. 500 ml

2 Handvoll Zitronenmelissenblätter
1 Stückchen Engelwurzwurzel, 3 cm lang
Schale von ½ Bio-Zitrone
etwas gemahlene Muskatnuss
je 1 TL Koriander, Zimt und Nelken
500 ml Alkohol, 70 Vol.-%

Alle Zutaten in eine Flasche mit breiter Öffnung füllen, den Alkohol so darübergießen, dass alle Pflanzenteile damit bedeckt sind. Den Ansatz 4 Wochen im Schatten ziehen lassen, dann abseihen. Den fertigen Melissengeist in kleine Braunglasflaschen mit Tropfer füllen.

Melissengeist wird auch äußerlich als Einreibung bei Muskelverspannungen, Muskelkater und zur Durchblutungsförderung anwendet. Bei Übermüdung, Abgespanntheit und Nervenschwäche hilft er innerlich angewandt als nervenstärkendes Antistress-Mittel, indem er kurmäßig über 4–6 Wochen eingenommen wird.

Bärlauch-Gin

ergibt ca. 1 Liter

3 Handvoll frischer Bärlauch
6 Gierschblätter
1 l Gin, 40 Vol.-% Alkohol

Die Blätter, ohne sie zu waschen, in ein Einmachglas geben und den Gin darübergießen, verschließen und vorsichtig schütteln. An einem kühlen, dunklen Ort aufbewahren. Der Ansatz ist normalerweise nach 14 Tagen fertig gezogen. Dann in einen Krug mit weiter Öffnung abseihen, in sterilisierte Portionsflaschen abfüllen und diese verschließen. An einem kühlen, dunklen Ort aufbewahren und innerhalb von 6 Monaten aufbrauchen.

Gundelreben-Limoncello

ergibt ca. 1 Liter

Zesten (= Schale ohne weiße Innenhaut) von 10 großen, unbehandelten Bio-Zitronen
750 ml Kornbranntwein, 40 Vol.-% Alkohol
4 Handvoll Gundelrebenblättchen oder ganze Ranken
250 ml Wasser
400 g extrafeiner brauner Zucker

Die Zitronenzesten in das sterilisierte Einmachglas geben, den Alkohol darübergießen, das Glas verschließen, schütteln und einen Monat lang an einem kühlen, dunklen Ort aufbewahren, dabei einige Male pro Woche vorsichtig schwenken.

Am 20. Tag die Gundelrebenblättchen in das Glas zum Ansatz geben, dabei vor der Beigabe etwas zwischen den Handflächen reiben, um so die ätherischen Öle freizusetzen. Das Glas verschließen und einige Male vorsichtig schwenken.

Am 26. Tag aus Wasser und dem Zucker einen einfachen Zuckersirup (Wasser und Zucker so lange erhitzen, bis sich der Zucker aufgelöst hat und der Sirup glasklar ist) zubereiten, vom Herd nehmen und abkühlen lassen. Den Alkoholansatz in einen Topf abseihen und den Sirup dazugießen. Umrühren, dann in sterilisierte Portionsflaschen füllen und diese verschließen. Am besten nach Fertigstellung noch mindestens 2 weitere Wochen reifen lassen, er wird mit der Zeit milder und runder im Geschmack. Der Limoncello kann im Kühlschrank oder an einem kühlen, dunklen Ort bis zu 1 Jahr aufbewahrt werden.

Frühlingskräuter-Gin

ergibt ca. 1 Liter

je 12 Stängel Giersch und Brennnessel
je 1 Handvoll Brunnenkresse (alternativ Rucola), Schafgarbenblättchen und Gundelrebe
1 l Gin, 40 Vol.-% Alkohol
1 kleine Handvoll gemischte Frühlingsblüten von Veilchen, Primeln, Schlüsselblume, Schlehenblüten, Gänseblümchen etc.

Die Kräuter verlesen und, ohne sie zu waschen, in das Einmachglas geben und den Gin darübergießen, verschließen und vorsichtig schütteln. An einem kühlen, dunklen Ort für 14 Tage aufbewahren. Dann den Ansatz in einen Krug mit weiter Öffnung abseihen, in eine sterilisierte Vorratsflasche mit weiter Öffnung (Milchflasche) abfüllen, die Blüten einstreuen und verschließen. Der Frühlingskräuter-Gin ist bei dunkler, kühler Lagerung 1 Jahr haltbar.

Fichtenwipfel-Obstler

ergibt ca. 750 ml

3 Handvoll junge Fichtenwipfel
1 Bund Thymian
3 Zweige Rosmarin
750 ml Obstler, 40 Vol.-% Alkohol

Die Fichtenwipfel und Kräuter in eine Küchenmaschine geben und mit etwas Obstler bedecken. Auf höchster Stufe 30 Sekunden lang vermixen, in das Einmachglas leeren und den restlichen Alkohol beigeben, das Glas verschließen und mehrmals vorsichtig schwenken. An einem kühlen, dunklen Ort aufbewahren. Täglich schwenken, nach dem zweiten Tag mit dem Verkosten beginnen. Dieser Ansatz sollte sich innerhalb von 4 Tagen entwickeln, er sollte auch die Zitronen- und Pinienaromen der Fichte fixieren und nicht nur nach den Gerb- und Bitterstoffen schmecken, daher nicht zu lange ziehen lassen! Den Ansatz nach Verkostung abseihen, in sterilisierte Portionsflaschen füllen und gut verschließen. An einem kühlen, dunklen Ort aufbewahren und innerhalb von 6 Monaten aufbrauchen.

Thymian-Wacholder-Likör

ergibt ca. 1 Liter

30 g frischer Thymian
etwas Zitronenmelisse
1 Handvoll Wacholderbeeren
2 Zweige Zitronenmelisse
½ l Bauernschnaps, 40 Vol.-%
150 g brauner Kandiszucker
¼ l Wasser

Übergieße die in eine Glasflasche mit weitem Hals (Milchflasche) gefüllten Melisseblätter, Wacholderbeeren und Thymian mit Schnaps und lass den Ansatz 5 Tage an einem hellen und warmen Ort ziehen. Danach abgießen und filtern. Koch aus Wasser und Kandiszucker eine Zuckerlösung, lass diese überkühlen und gieß sie dann zum Kräuteransatz. Füll die Mischung in saubere Flaschen und lass den Likör dunkel und kühl mindestens 4 Wochen reifen.

Eisenkraut-Brennnessel-Bitter

ergibt ca. 600 ml

fein gehackte Schale von 4 Bio-Grapefruits
6 Bio-Zitronen
10 Bio-Limetten
6 Bio-Orangen
je 1 Teelöffel getrocknete Engelwurzwurzel
1 Sträußchen Eisenkraut
1 gute Handvoll frische, grüne Bärenklausamen
1 große Handvoll frisch gegrabene Brennnesselwurzeln, gewaschen und klein geschnitten
1 Strauß Brennnesseln
6 Kardamomkapseln
3 Pimentkörner, zerstoßen
je 1 TL frisch geriebener Ingwer, frische, grüne Engelwurzsamen, frische grüne Brennnesselsamen und ½ TL Galgant
125 ml trockener Sherry
450 ml Wodka, 50 Vol.-% Alkohol

Die Gewürze im Mörser quetschen, alle Zutaten in das sterilisierte Einmachglas geben, verschließen und schütteln. An einem kühlen, dunklen Ort 1 Woche lang lagern, vorsichtshalber täglich verkosten, da der Geschmack vielleicht schon früher stark genug ist.

Den Ansatz abseihen und mehrfach wiederholen, bis eine klare Flüssigkeit zurückbleibt. Den abgeseihten Bitter in sterilisierte Flaschen füllen und an einem kühlen dunklen Ort aufbewahren, innerhalb von 1,5 Jahren aufbrauchen.

Wildkräuter-Aquavit, hausgemacht

ergibt 750 ml

je 4 TL Kümmel, Fenchel-, Engelwurz- und Süßdoldensamen
3 TL frische, fein gehackte Wurzel vom Vielblütigen Knöterich
2 TL frische Bärenklausamen
je 1 Handvoll Nelkenwurzwurzel, fein gehackt, und Brennnesselsamen
1 Sträußchen frischer Beifuß

1 Gewürznelke
geriebene Schale von je ½ Zitrone und ½ Orange
1 TL (5 ml) Honig
750 ml Wodka, 50 Vol.-% Alkohol
etwas Fenchelgrün und
1 Zweig Rosmarin
je 1 Büschel Gundelrebe und Jiaogulan

Alle Gewürze mit Ausnahme der Nelkenwurz bei mittlerer Hitze etwa 2 Minuten in einem Emailtopf ohne Fett anrösten, bis das Aroma entströmt, vom Herd nehmen und zusammen mit der gehackten Nelkenwurzwurzel und dem Beifuß-Sträußchen und Jiaogulan in das sterilisierte Einmachglas füllen. Zitronen-, Orangenschalen und Honig hinzufügen, mit Wodka aufgießen, verschließen und circa 2 Wochen an einem kühlen, dunklen Ort lagern. Dann Fenchelgrün, Rosmarin und Gundelrebe zugeben und für weitere 2 Tage ziehen lassen. Dann unbedingt abseihen, den Ansatz durch einen Kaffeefilter in ein Gefäß mit weiter Öffnung (Milchflasche) gießen, anschließend in Portionsflaschen füllen. Gekühlt aufbewahren. Genieß den Wildkräuter-Aquavit direkt aus dem Kühlschrank.

Weißdornlikör fürs Herz

ergibt ca. 800 ml
200 g Weißdornfrüchte
abgeriebene Schale von 1 Zitrone
je 4 EL getrocknete Rosenblüten und Weißdornblüten
je 4 EL frische Brennnesselsamen und Weißdornblätter
1 Zimtstange
100 g Kandiszucker
700 ml Schnaps

Alle Zutaten in ein großes Gefäß füllen, mit dem Schnaps aufgießen, an einen warmen Platz im Haus stellen und den Ansatz ca. 6 Wochen ziehen lassen. Anschließend abseihen und für weitere 3 Monate reifen lassen. Vom fertigen Weißdornlikör wird täglich 1 Stamperl fürs Herz genossen.

Wacholder-Brandy für den Magen

ergibt ca. 1 Liter
100 g Wacholderbeeren
1 Stück Zimtrinde und je 1 etwa 5 cm langes Stück Ingwer und Engelwurz
1 l Brandy

Wacholderbeeren und alle anderen Zutaten in eine Flasche mit weitem Hals füllen und mit Brandy aufgießen, 3–4 Monate stehen lassen und ab und zu schütteln. Anfangs ist der Ansatz noch recht herb, lässt man ihn aber noch weitere 3 Monate reifen, wird er schön rund, vollmundig und dunkelbraun. Zur Magenanregung!

Schwarzer-Holunder-Likör

ergibt ca. 2 Liter
1 kg Holunderfrüchte
1 l Wasser
350 g Kristallzucker
40 g Vanillezucker
4 Gewürznelken
1 kleines Stk. Zimtrinde
30 ml Zitronensaft
300 ml Wodka
1 Handvoll getrocknete Holunderblüten

Die Holunderfrüchte abrebeln, sorgfältig verlesen, waschen und mit dem Wasser aufkochen, ca. 50 Minuten weiterköcheln. Die Mischung abseihen und durch ein Sieb streichen. Den so gewonnenen Holundersaft mit Zucker und Gewürzen vermischen und weitere 20 Minuten einköcheln. In die heiße Flüssigkeit die Holunderblüten einlegen, dann zudecken und abkühlen lassen. Den kalten Ansatz durch ein Sieb gießen, mit dem Wodka vermischen, in Flaschen abfüllen und 4 Wochen an einem dunklen, kühlen Ort reifen lassen.

Hagebutten-Quitten-Wodka

ergibt ca. 750 ml
1 Flasche Wodka, 40 Vol.-% Alkohol Minimum
7 Gewürznelken
7 Wacholderbeeren
1 Sternanis
2 Handvoll reife Hagebutten
3 große Quitten
4 Zitronenscheiben
½ TL Zitronensäure

Ein wenig Wodka in das sterilisierte Einmachglas gießen, die Gewürze mit dem Stößel aufbrechen und beifügen. Die Quitten mit einem Tuch abreiben, mit einem sehr scharfen Messer in möglichst dünne Scheiben schneiden oder hobeln. Die Früchte in das Einmachglas geben und sofort mit Wodka bedecken, Hagebutten,

Zitronenscheiben und Zitronensäure dazugeben. Das Glas verschließen und vorsichtig schütteln. Kühl und dunkel für 6 Wochen aufbewahren. Dann die restlichen Zutaten beigeben und weitere 3 Wochen stehenlassen. Den Sternanis erst die letzten 2 Tage, bevor Du den Ansatz abseihst, beifügen! Nun den Ansatz abseihen, dann in Vorratsflaschen füllen und verschließen.

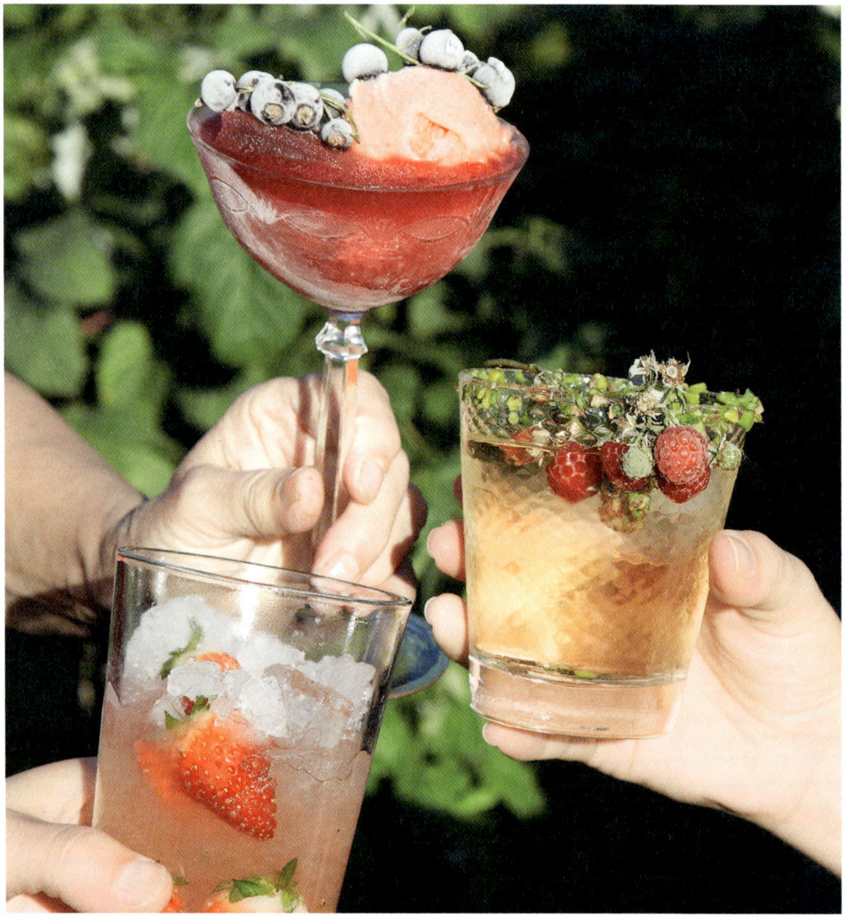

An einem kühlen, dunklen Ort bis zu 6 Monate lagern, nach dem Öffnen im Kühlschrank aufbewahren und innerhalb eines Monats aufbrauchen.

Brennnesselsamen-Gewürzwein

ergibt ca. 550 ml

10 g Brennnesselsamen, braun und gut ausgereift
2 EL Bienenhonig
500 ml Rotwein
je 1 TL Gewürznelken und Zimt, grob gerieben

Die Brennnesselsamen im Mörser zerstoßen, im Wein aufkochen, die Gewürze beifügen, zudecken und ziehen lassen. Wenn der Wein auf Trinktemperatur abgekühlt ist, den Honig einrühren, nach ca. 1 Stunde abseihen und bis zum weiteren Gebrauch in eine Flasche füllen. Am besten schmeckt dieser Gewürzwein lauwarm in kleinen Gläschen, er ist kräftigend und wärmend.

Hagebutten-Weißdorn-Gin

ergibt ca. 800 ml

je 4 Handvoll weiche Hagebutten und Weißdornfrüchte
je 3 Pimentkörner, Gewürznelken und Kardamomkapseln
750 ml Gin, 40 Vol.-% Alkohol

Die Früchte mitsamt den Kernen mit dem Stabmixer und etwas Wasser vermixen, in ein sterilisiertes Einmachglas leeren, mit Gin bedecken und verschließen. Vorsichtig einige Male schwenken. Den Ansatz 3 Wochen ziehen lassen, dann durch einen Kaffeefilter in einen Topf abseihen, anschließend in das Einmachglas zurückfüllen und die Gewürze beigeben und weitere 4 Tage ziehen lassen. Nun nochmals filtern, in Portionsflaschen abfüllen und verschließen. An einem kühlen, dunklen Ort aufbewahren und innerhalb eines Jahres aufbrauchen.

Der König benutzt sein Schwert, um zu führen – Im Dienste der Verantwortung

Der Fürst bat Anna, ihn so aufrecht wie möglich zu betten und dann den Hofstab zu rufen. Als der Herrscher mit Alexander allein war, wandte er sich an diesen: „Es ist an der Zeit, meinen Nachfolger zu bestimmen. Du bist der Nachkomme meines Bruders und nach meinem Tod der rechtmäßige Thronfolger. Du verfügst über Kraft, Demut und Wissen. Meine Tage sind gezählt und so frage ich dich, nein, ich flehe dich an, diese Bürde auf dich zu nehmen."

Alexander stand wie vom Blitz getroffen vor dem schwer gezeichneten Mann, von dem er erst in dieser Stunde erfahren hatte, dass dieser der Bruder seines Vaters war. „Gibt es an diesem Hofe nicht Bessere als mich?", fragte Alexander mit zweifelnder Stimme. „Ich denke nicht, dass ich zum Fürsten tauge." Der Fürst lächelte schwach. „Ich kenne viele, die nach dem Thron streben." antwortete der Fürst, während er nach Luft rang „Die allermeisten streben dabei nur nach Macht. Keiner von denen ist sich jedoch der großen Verantwortung und der Bürde bewusst, die diese Stellung innehat. Ich habe einige wenige Anwärter in Betracht gezogen. Doch keinem von denen traue ich zu, vom frühen Morgen bis spätabends seinem Volk und seinem Land zu dienen. Schwere Entscheidungen sind zu treffen, oft zu Lasten einiger, um der Gesamtheit zu nutzen. Ich kenne nur einen, der die Gabe hat, dies zu tun. Ich kenne nur einen, dem ich die Fürstenwürde zutrauen kann. Du hast mir soeben gezeigt, dass du die Größe hast, diesen machtvollen Stuhl abzulehnen. Du kannst ganz offensichtlich die Größe der Aufgabe sehen." Der Fürst streckte seine Hand aus. „Tritt näher, Alexander!" Der tat wie ihm geheißen. Der Fürst ergriff zitternd Alexanders Hand. „Erkenne deine Bestimmung! Hör auf den Ruf! Dieser Thron, dieses Volk, dieses Land! Sie alle brauchen dich!" „Ich weiß." sagte Alexander tonlos und blickte den Kranken lange an. Dann schloss er die Augen, atmete schwer

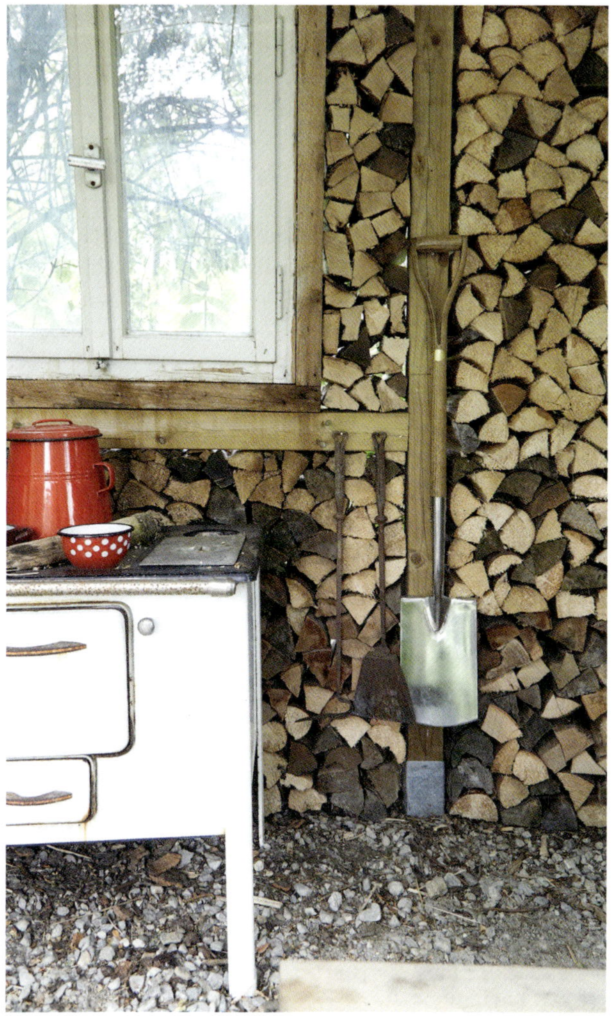

und öffnete sie mit einem Ruck wieder. Er sprach mit fester Stimme: „Ich nehme meine Bestimmung an. Ich werde Euch auf den Thron des Fürsten folgen." Der Fürst lächelte glücklich. „Dann lasst es mich dem Hofstaat kundtun!", sprach er, während er sich mit einem zufriedenen Seufzer zurücksinken ließ. Wenige Tage später fand der Fürst in Frieden seinen ewigen Schlaf.

Isabella war, einer inneren Stimme folgend, kurzerhand ihrem Manne nachgereist. Sie hatte die Kinder bei einer benachbarten Bauersfamilie gut unterbringen können und war noch am selben Tag am Schloss angekommen. Aufmerksam war sie Alexanders Schilderung der Ereignisse gefolgt. Schweigend blickten die beiden sich nun lange an. „Es ist eine schwere Last, die du nun zu tragen hast." sagte sie mit leiser Stimme „Aber du hast es so entschieden. Ich sehe, dass dies schon immer deine Bestimmung war. Ich gehe diesen Weg mit dir, mein Liebster. Auch ich werde dem Volke dienen. So ist es wohl auch meine Bestimmung!" Alexander nahm ihre Hände. „Ich danke dir, Isabella, ich werde deine Hilfe und deinen Rat benötigen."

Der Fürst wurde gebührlich und mit allen Ehren zu Grabe getragen. Im ganzen Land herrschte tiefe Trauer, war er doch ein wahrer Diener seines Volkes gewesen. Gleichzeitig war er stark und von klarem Geiste gewesen. So hatte er es gut verstanden, sich Intriganten und Feinde vom Halse zu halten.

Am Abend, bevor Alexander den Thron bestieg, bat Hellwig, der Kühne, sein väterlicher Lehrmeister und Freund, um eine Unterredung. Alexander ließ ihn sogleich zu sich kommen, war er doch froh, ihn vor dem großen Tag noch sprechen zu können. Hellwig trug ein längliches Bündel bei sich. „Meister", sagte Alexander „ich freue mich, Euch zu sehen. Es tut gut, an diesem Abend einen Freund zu begrüßen. Was tragt Ihr bei Euch? Habt Ihr ein Schwert geschmiedet? Ich dachte für die Schmiedekunst fehlt Euch die Zeit?" Sein Lehrmeister wirkte seltsam feierlich. „Ja, mein Sohn, dieses Schwert habe ich wohl geschmiedet. Vor langer Zeit ist es nach einem Traum dem Feuer meiner alten Schmiede entsprungen. Auf seine Bestimmung harrend, hat es nun viele Jahre an einem geheimen Ort geruht. Du kennst dieses Schwert, mein Sohn. Es gab eine Zeit, da warst du seiner nicht würdig. Hätte ich es damals in deine Hände gegeben, wäre es entweiht worden und es wäre Furchterregendes damit passiert. Ich wusste, es würde der Zeitpunkt kommen, an welchem deine Hände bereit sind, dieses Schwert zu tragen und zu führen. Gestern hatte ich einen Traum. Ich traf einen sehr, sehr alten Mann, der mir schon zwei Mal im Traum begegnet war. Er saß unter einer jungen Birke. Er reichte mir im Traum dieses Schwert. Da wusste ich, dass es Zeit war, es dir zurückzugeben."

Mit diesen Worten wickelte er das Schwert aus den Tüchern, kniete vor Alexander nieder und sprach feierlich: „Ich überreiche hiermit dieses Schwert seinem rechtmäßigen Besitzer. Möge es in deinen Händen zum Symbol des richtigen Handelns werden. Möge es in deinen Händen dem Guten dienen und mögest du es zum Wohle der Menschen führen."

Ehrfürchtig nahm Alexander das Schwert entgegen. Es war von schlichter Schönheit und Eleganz. Er hatte seit Jahren nicht mehr daran gedacht und nun lag es in seinen Händen. In diesem Moment geschah etwas mit ihm. Es war, als würde er mit dem Schwert verschmelzen, und ihm war, als strömte unendliche Kraft und Ruhe von dem Schwert in seinen Leib. Seinem Lehrmeister entging dies nicht. „Ich sehe es jetzt. Meine Hände haben dieses Schwert nicht für den Kampf geschmiedet. Es ist das Symbol deiner Würde. Es soll dich begleiten in all deinem fürstlichen Tun."

Alexander wusste, dass er in große Fußstapfen treten würde, als er an einem herrlichen Sommertag unter blauem Himmel inthronisiert wurde. Tagelang wurde überall gefeiert und die Menschen hofften, dass Fürst Alexander und Fürstin Isabella ihrem Vorgänger alle Ehre machen würden.

Der neue Fürst war rasch mit der Schlangengrube eines Hofes konfrontiert. Einige hochrangige Menschen hatten selbst auf die Nachfolge auf den Thron gehofft. Dass die Wahl auf Alexander gefallen war, wollte ihnen gar nicht schmecken. So begannen sie, das Gerücht zu verbreiten, dass Alexander sich den Thron erschlichen hätte, indem seine Mutter den Vorgänger mit ihren Kräutern vergiftet habe. Ein anderes Gerücht besagte, dass Fürstin Isabella eine bösartige Hexe sei, die den verstorbenen Herrscher verflucht hätte. Alexander jedoch verstand es, jene Menschen um sich zu versammeln, denen er vertrauen konnte. Er bat seine Mutter, die schon so lange im Schloss wohnte, herauszufinden, wer die Urheber der Gerüchte waren. Seinen ehemaligen Lehrmeister, den Heeresführer Hellwig, ersuchte er, eventueller Unruhe unter dem Wachpersonal und den Waffenträgern entgegenzuwirken. Einige seiner Freunde aus Jugendtagen im Schloss erwiesen sich als Unterstützer. Die schlechte Behandlung, die er so manchem in ihrer Jugend zuteilwerden hat lassen, war längst vergessen. Sie hatten Seite an Seite mit ihm in jener Schlacht gekämpft, in welcher Hellwig und Alexander dem Fürsten das Leben gerettet hatten.

Und noch ein guter Berater war zugegen. Es war der alte Schwertmeister. Er lebte seit Angedenken im Schloss, kannte jeden Winkel und jeden Menschen. „Ich habe durchaus bemerkt, dass Ihr mir als Bengel auf die Finger geschaut habt und mit Stöcken die Schwertkunst geübt habt", hatte er vor Jahren einmal zu Alexander gesagt und mit verschmitztem Lächeln hinzugefügt „Was Ihr aber nicht wusstet, ich habe Euch dabei beobachtet und mir war damals schon klar, was für ein überragender Schwertkämpfer Ihr eines Tages werden würdet."

Alexander lernte schnell, wer vertrauenswürdig war und wer nicht. Einige Intriganten musste er vom Hof verbannen, andere durften bleiben und mussten sich beweisen. Nach einer Weile waren alle Versuche, ihn aus der Macht zu drängen, erstickt. Von da an konnten sich Alexander und Isabella den Belangen des Volkes und des Landes widmen. Weit über die Grenzen des Landes hinaus, machten sie sich einen Namen als ein starkes und gleichzeitig dem Land und seinen Menschen verpflichtetes Fürstenpaar. Alexander erwies sich als hervorragender Staatsmann mit großen diplomatischen Fähigkeiten. Er war in der Lage, mehrere heranziehende Kriege zwischen benachbarten Königreichen zu befrieden. Auch in den inneren Angelegenheiten handelte er ruhig und besonnen. Wenn unterschiedliche Interessenslagen in Streit zu münden drohten, hörte er immer alle Seiten an, bevor er seine Entscheidungen traf.

Die Kinder hatten sich prächtig entwickelt. Alexander, der Erstgeborene, war jener Nachkomme, der schon als Knabe am liebsten mit seiner Mutter in den Garten oder in den Wald ging, um Kräuter zu sammeln. Er liebte die unterschiedlichen Farben und Düfte, ging Isabella bei der Herstellung von Heilkräutermischungen zur Hand und saugte das Wissen um deren Wirkung auf wie ein Schwamm. Als Jüngling begann er, detailgetreue Zeichnungen der Pflanzen anzufertigen und deren Heilwirkung aufzuschreiben. Über die Jahre war ein Nachschlagewerk entstanden, das er ständig erweiterte. Als Isabella sein Tun bemerkt hatte, hatte sie sofort die Einzigartigkeit dieser Blätter begriffen. Mit feuchten Augen und voller Stolz hatte sie ihren Sohn umarmt. „Du wirst einst großes Tun, mein Sohn."

Sieglinde hatte vor Kurzem ihren 17. Geburtstag begangen. Sie war zu einer anmutigen, jungen Frau herangewachsen. Sie hatte das Antlitz ihrer Großmutter und war umringt von Verehrern. Sie selbst allerdings hatte nur Augen für einen jungen Mann. Es war der engste Freund ihres jüngeren Bruders Hellwig. Sie hatte ihn bei den Schwertübungen getroffen, welche Sieglinde gemeinsam mit den beiden jungen Männern täglich absolvierte. Sieglinde verbrachte viel Zeit unter den Schwertkämpfern – hatte sie doch erfolgreich bei ihrem Vater, dem Fürsten, durchgesetzt, die Schwertkunst und den Umgang mit leichten Waffen erlernen zu dürfen. Alle waren überrascht gewesen, welch großes Geschick sie von Beginn an in diesen Dingen an den Tag gelegt hatte. Was die Liebe zum Zubereiten von Speisen und der Verwendung von Kräutern betraf, kam sie nach ihrer Großmutter. Schon in sehr jungen Jahren hatte sie ein gutes Händchen dafür gezeigt. Anna hatte seither bereitwillig und mit viel Liebe ihren großen Erfahrungsschatz mit ihrer Enkeltochter geteilt. Und hin und wieder zog sie den Dolch, den sie einst von ihrem verstorbenen Ehemann erhalten hatte und immer noch bei sich trug, unter ihren Kleidern hervor. Sie zeigte dann ihrer Enkeltochter, dass sie immer noch ganz gut damit umgehen konnte.

Hellwig, der Jüngste, machte seinem Namensgeber alle Ehre. Zur großen Verwunderung und Freude des Fürsten hatte er kundgetan, die Schmiedekunst und die Schwertkunst erlernen zu wollen. Für den Lehrmeister des Fürsten, Hellwig, dem Kühnen, war dies ein willkommener Anlass gewesen, eine Schmiede einzurichten und den Ofen wieder anzuheizen. Er hatte den jungen Hellwig in seine Obhut genommen und begonnen, diesen zu unterweisen. Zuerst in der Kunst des Schmiedens und erst später in der Kunst der Schwertführung. „Niemand könnte dir diese Dinge besser näherbringen als mein alter Lehrmeister", hatte Fürst Alexander zu seinem Sohn gesagt. Es war nicht zu übersehen, dass der junge Hellwig das Zeug hatte, in die Fußstapfen seines Vaters zu treten. Allerdings war auch eine Neigung bei ihm zu bemerken, die schon seinen Vater und Großvater in Schwierigkeiten gebracht hatte. Wenn er in Bedrängnis kam, stieg unsägliche Wut in ihm hoch, die er nicht unter Kontrolle bringen konnte. „Das wird uns noch zu schaffen machen." hatte Fürst Alexander nach einer solchen Begebenheit zu seinem Lehrmeister gesagt. „Die Schatten der Vergangenheit sind für ihn nicht mehr groß." hatte dieser geantwortet. „Mit unserer Führung und Gottes Hilfe muss er sich wohl nicht mehr so viel mit anderen prügeln, wie du es einst getan hast." „Dein Wort in Gottes Ohr!", hatte der Fürst geantwortet. Und so kam es dann auch. Der junge Hellwig war dabei, sich zu einem guten Schwertschmied und einem hervorragenden Schwertkämpfer zu entwickeln. Er musste dabei nicht, wie sein Vater und Großvater, das Weite suchen und die Welt herausfordern.

So zogen viele gute und friedliche Jahre ins Land. Den Menschen ging es gut und die Fürstenfamilie war allseits beliebt. „Hellwig, dein Lehrmeister, wünscht dich zu sprechen, Alexander!", sagte Anna mit ernster Miene. Die Lebensjahre waren ihr anzusehen. Ihr einst schwarzes, gelocktes Haar war schneeweiß geworden. Unzählige Falten zierten ihr Gesicht. Nur ihre dunklen Augen erstrahlten noch in lebendigem Glanz. Doch heute wirkten sie traurig und trüb. „Wie geht es ihm?", fragte der Fürst mit Sorgenfalten auf der Stirn. „Es geht zu Ende." war die tonlose Antwort seiner Mutter. Alexander nickte. „Ich gehe sofort zu ihm."

Das fahle Gesicht des alten Mannes erhellte sich für einen Moment, als Alexander den abgedunkelten Raum betrat. „Gut dass du kommst, mein Sohn." Hellwigs Stimme war schwach und rau. „Wo ist Deine Mutter?" „Sie wird in Kürze hier sein. Sie dachte, Ihr wolltet vielleicht ein Weilchen mit mir alleine sprechen."

Alexander setzte sich neben das Bett und nahm die Hand des Alten. „Das ist gut! Deine Mutter kennt meine Wünsche, ohne dass ich sie aussprechen muss." Der Alte lächelte müde. Dann blickte er unvermittelt in die Augen des Fürsten. „Alexander, es ist Zeit für mich zu gehen." Mit tränengefüllten Augen erwiderte dieser den Blick. „Der Tod ist für mich kein schrecklicher Geselle mehr. Er hat mich einst das Fürchten gelehrt, als ich vor dem Grabe meines ersten Weibes gestanden war. Als deine Mutter meinen Weg kreuzte und ich einen neugeborenen Jungen, dich, in der Schmiede in Händen hielt, war das Leben in mein Haus zurückgekehrt. Von diesem Tag an verlor der Tod seinen Schrecken. Durch Euch beide wurde mein Dasein wieder lebenswert und lebendig. Du, Alexander, bist der Stolz meines Seins. Ich durfte dich lehren, was ich weiß, und du bist weit über mich hinausgewachsen. Aus dir wurde der beste Mann, den ich kenne." „Und Ihr seid der beste Mann, den ich kenne. Ich hätte mir keinen besseren Lehrmeister und Vater wünschen können. Euer Vorbild ermöglicht es mir, ein guter Vater und Ehemann zu sein." sagte dieser.

In diesem Moment betrat Anna den Raum. Sie ging auf die andere Seite des Bettes, küsste Hellwig auf die Stirn, strich ihm liebevoll über die Wange und setzte sich auch zu ihm. Hellwig sah in ihr Antlitz und lächelte dankbar. Plötzlich, mit überraschendem Schalk in den Augen, blickte der alte Mann wiederum zu Alexander „Ich liebe deine Mutter von dem Augenblick an, als ich sie traf. Ich habe dich nie danach gefragt, wie du dazu stehst, dass ich ihr den Hof gemacht habe." Alexander lächelte. „Das ist wahr, Meister, Ihr hättet mich fragen sollen!", erwiderte er in gespielter Erbostheit. „Schweig, Lehrling! Deine Mutter und ich sind erwachsene Leute und das geht dich nichts an!", sagte der Alte mit schwachem Grinsen. Beide, Alexander und Anna, mussten laut auflachen. Zufrieden lächelnd schloss Hellwig die Augen „Nichts auf der Welt liebe ich mehr als dieses Lachen!", sagte er und schlief für immer ein.

An einem warmen Sommermorgen wurde Hellwig, der Kühne, ehemals Hellwig, der Schmied, gemäß seinem Wunsch neben der alten Schmiede zu Grabe getragen. Doch die Zeit des Abschieds war für Alexander damit nicht zu Ende. Anna erkrankte nicht lange, nachdem ihr geliebter Mann zur ewigen Ruhe gebettet worden war, schwer. Obwohl Fürstin Isabella all ihr Wissen über die Heilkraft der Kräuter aufbrachte, mochte sie sich nicht mehr erholen. Und es kam der Tag, an dem Alexander wiederum in einem abgedunkelten Raum an einem Bett saß und die Hand eines geliebten Menschen hielt. Anna blickte ihn dankbar an und sprach. „Welch gutes Leben ich erfahren durfte! Geführt von Gottes Hand und genährt von den Gaben der Natur. Ich konnte Leben retten und Kranke heilen. Und ich durfte einen Sohn gebären, der Großes bewirkt. Ich durfte drei Enkelkinder aufwachsen sehen und fünf Urenkel sind schon geboren. Jetzt ist es an mir, den beiden geliebten Männern zu folgen, die vor mir gegangen sind." Wenige Tage später schloss auch sie ihre Augen für immer.

THEMEN

Die Ernte einbringen, andere leiten und führen, dem großen Ganzen dienen, Vater sein

IMPULSE ZUR SCHNITTERIN

Sanfter Ausdauerimpuls

Ausdauer ist die Fähigkeit, etwas über einen größeren Zeitraum unter Überwindung von etwaigen Widerständen oder Hindernissen zu tun. Im körperlichen Sinne bedeutet dies, Bewegung mit der entsprechenden Muskel- und Kreislaufbelastung längere Zeit durchzuführen. Dabei werden neben den physischen Aspekten auch mentale Fähigkeiten, wie Willenskraft und Konsequenz, gefordert und gefördert. Zur Gesundheitspflege ist eine sanfte Vorgehensweise mit geringer Kreislaufbelastung zu bevorzugen. Ein wesentlicher Faktor, um Ausdauerimpulse wirksam zu setzen, ist das Prinzip der Regelmäßigkeit. 2–3-mal pro Woche für mindestens 15 Minuten Ausdauerbewegung zu betreiben, ist ein guter Anfang und zur Gesundheitsförderung auch ausreichend.

Vorbereitung

Den besten Gesundheitseffekt erzielst Du, wenn Du die Art der Bewegung immer wieder wechselst und damit dauerhaft gleichförmige Bewegungsmuster vermeidest. Bewegung in der Natur ist zu bevorzugen, trotzdem ist Abwechslung oberstes Gebot. So kannst Du auch gerne, an Umgebungs- und Witterungsbedingungen angepasst, entscheiden, welche Form der Bewegung Du heute wählst. Diese Entscheidung nach dem Lustprinzip zu fällen, hat eine besondere Qualität. So lernst Du, auf die Signale Deines Körpers zu hören und intuitiv das zu tun, was Deinem Körper in diesem Moment am dienlichsten ist. Falls Du allerdings über einen langen Zeitraum immer auf die gleiche Bewegung Lust hast, ist Vorsicht geboten! Dies könnte eine Vermeidungsstrategie oder ein Gewohnheitsmuster sein.

Ausführung

Wandern, Radfahren, Inlineskaten, Schwimmen, Langlaufen, Schneeschuhwandern, Schitourengehen, Hometrainer, Spinning, Stepping, Fitnessvideos … die Liste an freudvollen Ausdauerbewegungen ist lang. Es gibt unterschiedliche Herangehensweisen, Ausdauerimpulse zu setzen. Die meisten davon sind Trainingsmethoden für Sportler mit Leistungsanspruch. Für die Gesunderhaltung und Pflege des Körpers ist ein sanftes, aerobes Vorgehen (Muskelbelastung, die kein Sauerstoffdefizit in der Muskulatur erzeugt) zu bevorzugen und auch ausreichend. Eine einfache Methode festzustellen, ob Du Dich noch im aeroben Belastungsbereich befindest, ist auszuprobieren, ob Du während der Bewegung noch sprechen oder singen kannst. Solange dies ohne Atemprobleme möglich ist, arbeitet Deine Muskulatur ohne Sauerstoffmangel. Wenn Deine Nase frei ist, kannst Du auch versuchen, ob Du problemlos durch diese weiteratmen kannst.

Beginne für einige Minuten betont langsam und gemütlich. Steigere die Belastung allmählich und achte dabei auf eine möglichst gleichmäßige, tiefe Atmung.

Laufen

Laufen ist im Grunde eine natürliche Bewegung, die dem Menschen zutiefst innewohnt. Bedingt durch Zivilisationserscheinungen, wie zum Beispiel Bewegungsmangel, Ernährungsverhalten oder Sitzkultur, ist längeres Laufen beim Erwachsenen allerdings tückisch. Richtiges, gelenkschonendes Laufen muss vom erwachsenen Menschen in den allermeisten Fällen regelrecht wiedererlernt werden, um Verletzungen und dauerhafte Schädigungen zu vermeiden. Bei Symptomen, wie beispielsweise Übergewicht, Bindegewebsschwäche, Gelenksbeschwerden in Beinen, Hüften oder Wirbelsäule, Herz- oder Gefäßerkrankungen – um nur einige zu nennen –, ist Laufen ohne fachkundige Beobachtung und Einschulung absolut nicht zu empfehlen.

Abschluss

Nutze die letzten Minuten, um das Tempo langsam zu senken und zu einem angenehmen Beenden der Bewegung zu kommen.

„Energietanken"

Wenn Du regelmäßig müde, abgeschlagen oder lustlos bist, ist regelmäßiges „Energietanken" wohltuend und hilfreich. Allgemein kann gesagt werden, dass – unabhängig von dem in diesem Buch präsentierten Impuls – jede Tätigkeit, die Dich nährt, erfüllt, beruhigt, entspannt und Dir Frieden gibt, eine Form des Auftankens ist. Es ist von Mensch zu Mensch verschieden, welche Aktivität das für ihn ist. Es ist sehr empfehlenswert, dieses wohltuende Tun möglichst oft in Deinen Alltag einzubauen. Wichtig dabei ist es, zwischen Kompensationsverhalten (Sucht, Zwang, ungeprüfte Konzepte, Vermeidungsstrategien …) und wahrlich Wohltuendem unterscheiden zu lernen. Ein weiterer, wesentlicher Faktor ist es, zuallererst die Energieräuber in der eigenen Lebensführung zu erkennen und zu beenden. Ohne diesen Schritt würde das „Energietanken" dem Betanken eines Autos gleichkommen, dessen Tank ein Loch hat.

Vorbereitung

Wähle einen Ort und eine Zeit, wo es ruhig und möglich ist, ungestört zu sein.

Ausführung

Setz Dich entspannt aufrecht hin, schließe Deine Augen und beobachte Deinen Atem. Genieße für einen Moment die Ruhe. Stell Dir vor, wie mit der Einatmung ein sanfter, warmer Energieregen von oben in Deinen Körper fließt. Am Ende des Einatmens verwirbelt sich diese Energie in Deinem Bauch und fließt mit der Ausatmung nach unten durch Deine Beine in den Boden ab. Wiederhole diese Vorstellung noch 2-mal. Nun stell Dir vor, wie mit dem Einatmen angenehme Wärme durch Deine Beine nach oben steigt, sich am Ende des Einatemzuges wiederum im Bauchraum verwirbelt und mit der Ausatmung nach oben aus Deinem Körper austritt. Führe auch diese Vorstellung 3-mal durch. Jetzt wechsle mit jedem Atemzug die Vorstellung der Energieflussrichtung ab. Einmal von oben, dann von unten. Mache dies je 3-mal. Dann stell Dir vor, dass dieser Energiefluss unabhängig von Deiner Atmung und ohne Dein Zutun permanent in beide Richtungen stattfindet. Lenke Deine Aufmerksamkeit in Deinen Bauchraum und fühle, wie durch diese doppelte Verwirbelung von unten und oben der gesamte Bauch und der untere Rücken immer wärmer werden. Lass diese Wärme mit der Zeit genussvoll in Deinen gesamten Körper ausbreiten.

Abschluss

Beende die Vorstellung in dem Wissen, dass der Energiefluss weiterhin aufrechtbleibt. Atme entspannt und genieße die Ruhe.

Entspannungsimpuls

Überspannung ist häufig und ein komplexes Thema. Die Gründe dafür sind vielschichtig und in der Regel nicht nur auf eine Ursache zurückzuführen. Zu hohe Spannung in bestimmten Bereichen ist in der Regel immer in Beziehung zu einer Schwäche bzw. einer zu geringen Spannung in anderen Bereichen zu beobachten. Ein bewusst gesetzter Entspannungsimpuls wirkt, genauso wie ein gut gesetzter Kräftigungsimpuls, eutonisch, also spannungsausgleichend.

Vorbereitung

Achte auch hier wieder auf eine ruhige, ungestörte Umgebung. Sorge dafür, dass Du es auch warm genug hast, um Dich entspannen zu können.

Ausführung

Lege Dich mit gestreckten und leicht gespreizten Beinen auf den Rücken. Wenn notwendig, unterlagere die Knie und den Kopf so, dass der Rücken schmerzfrei ist. Wenn Du möchtest, kannst Du Dich gerne zudecken. Die Arme liegen seitlich, etwas abgespreizt, mit den Handflächen nach oben neben Deinem Körper. Nimm drei tiefe Atemzüge, wobei Du die Ausatmung betonst. Stell Dir dabei vor, dass allgemeine Körperspannung mit dieser forcierten Ausatmung aus Dir herausströmt. Dann atme ruhig und tief weiter. Richte nun die Aufmerksamkeit zu Deinen Füßen und den Sprunggelenken. Lass diese in Deiner Vorstellung ganz schwer werden und in die Unterlage hineinsinken. Dann lass Spannung aus Haut und Muskulatur von Deinen Fuß- und Sprunggelenksknochen abschmelzen und in den Boden fließen. Richte Deine Aufmerksamkeit nun zu den Beinen und Hüften. Wiederhole die Vorstellungen von zuerst Schwere und dann Abschmelzen von den Knochen. Geh nun zu Becken und den Geschlechtsteilen. Stell Dir auch hier zuerst die Schwere und dann das Abschmelzen vor. Es folgen Bauch und unterer Rücken. Dann Brustkorb und Brustwirbelsäule. Danach Schultern, Arme und Hände. Das Gesicht und der gesamte Kopf schließen diese Vorstellung ab. Richte nun Deine Aufmerksamkeit auf den gesamten Körper und wiederhole noch einmal die Vorstellungen von Schwere und Abschmelzen.

Abschluss

Atme wie zu Beginn dreimal kräftig mit Betonung der Ausatmung und der Vorstellung, dass mit diesem Ausatmen allgemeine Spannung aus dem Körper abfließt. Bleib noch eine Weile liegen und genieße die Ruhe und Entspannung.

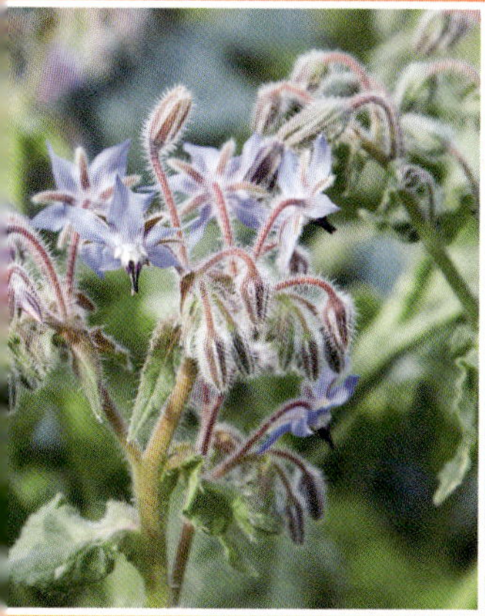
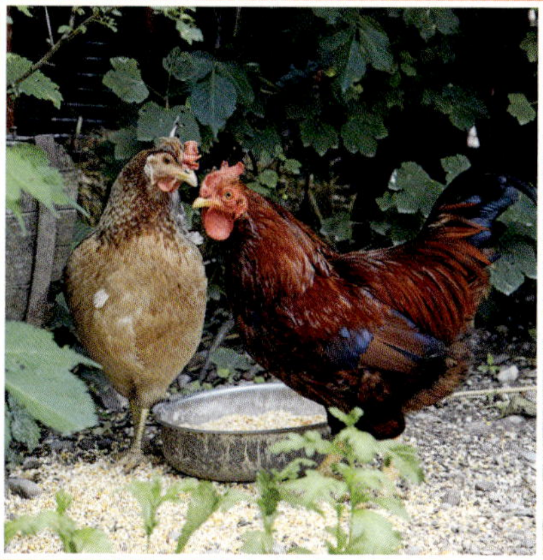
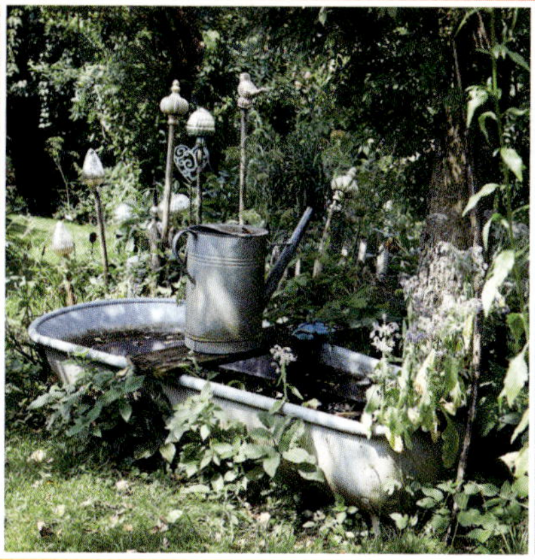
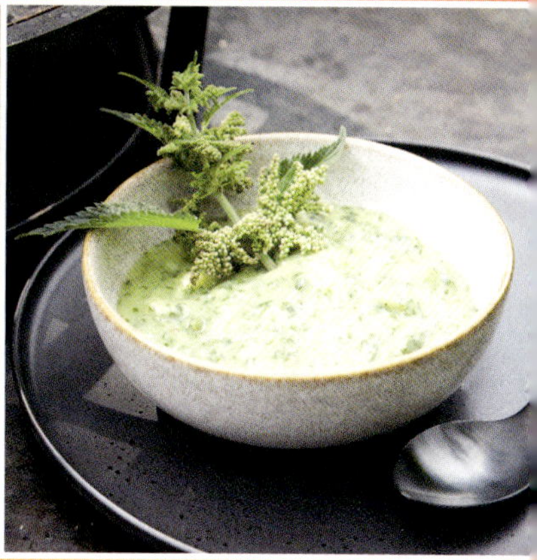

Herbst-Tag-und-Nacht-Gleiche – 21. September

DER WEISE

DER WEISE TRÄGT DAS SCHWERT ALS ZEICHEN IM GÜRTEL

BESCHREIBUNG DER QUALITÄT UND DES CHARAKTERS DIESER ZEIT

Es ist die Zeit des Erntedanks. Wir denken an all das, was uns Mutter Erde in diesem Jahr geschenkt hat. Die Kräfte der Natur ziehen sich in den Bauch der Erde zurück. Auch wir Menschen blicken auf die Fülle dieses Jahres und unseres Lebens zurück und bedanken uns im Ritual dafür.

Die Last der großen Verantwortung wird nun an die Nachfolge übergeben. Die Kraft lässt nach. Die Innenschau nimmt immer mehr Raum ein. Der alternde Mann dient, indem er sein Wissen und seine Erfahrung weitergibt.

Die Leistungsfähigkeit ist vorbei. Die Taten sind vollbracht. Erkennt der Mann, dass sein Leben und seine Handlungen nicht sinnstiftend waren, besteht die Gefahr zynisch und bösartig gegenüber seiner Umwelt zu werden. Missgunst und Neid gegenüber jüngeren, leistungsfähigen Menschen können dominieren. Oft ist das Vergessen ein Ausweg aus diesem Dilemma.

FARBE DIESER ZEIT

Orange – das Orange des Herbstes, der farbigen Blätter, der Kürbisse und letzten Ringelblumen.
Jahreszeit: HERBST

GESUNDHEITSTHEMEN: PROSTATA, DICKDARMKREBS, DEMENZ, HÜFTE, KNIE

Einfache Maßnahmen bei Prostataproblemen

Die Prostata oder Vorsteherdrüse wächst bei zunehmendem Alter etwas. Je nachdem, wie groß diese dabei wird und in welche Richtung sie wächst, kann sie Druck auf die Harnröhre direkt am Blasenausgang verursachen. Dies kann zu den typischen Beschwerden beim Wasserlassen führen. Wenn dadurch eine Blasenentzündung entsteht oder die Lebensqualität massiv eingeschränkt wird, ist ärztliche Hilfe unvermeidlich. Bei milden Symptomen kann man sich durch folgende Maßnahmen selbst unterstützen:

- Vermeide harntreibende Getränke, wie Bier, Kaffee oder Tee.
- Finde eine gute Balance zwischen einer ausreichenden Flüssigkeitszufuhr und zu viel des Guten. Etwa 1,5 Liter, in kleinen Mengen auf den Tag verteilt, sind ein guter Richtwert.
- Trinke gegen Abend weniger und eine Stunde vor dem Schlafengehen nichts mehr.
- Beachte die Punkte aus den Maßnahmen für die Verdauung im Kapitel 21. Dezember, S. 24. So vermeidest Du zusätzlichen Druck auf Blase und Harnwege.
- Angenehm warme Wickel (siehe beispielsweise den Salzwickel bei den Maßnahmen nach Unfällen im Kapitel Frühlings-Tag-und-Nacht-Gleiche, S. 69) oder Auflagen (Thermophor oder ein warmes Kirschkernkissen) auf dem Bereich der Blase entspannen und erleichtern die Blasenentleerung.

- Trainiere Deinen Beckenboden (siehe dazu den Beckenbodenimpuls im Kapitel Sommersonnenwende, S. 129).
- Kürbiskerne und Preiselbeeren helfen der Blase und den Harnwegen.

Dickdarmkrebs

Rauchen, Übergewicht, Alkoholkonsum und ungesunde Ernährung sind jene Faktoren, die wir in Bezug auf die Entstehung eines Dickdarmkarzinoms beeinflussen können. Du kannst sämtliche, in diesem Buch vorgestellten Hinweise und Anregungen zu diesen Themen als vorbeugende Maßnahmen umsetzen.

Des Weiteren steht der Dickdarm für Loslassen vs. Festhalten. An welchen für Dich belasteten Themen, Konzepten, Gedanken oder Emotionen hältst Du fest? Wenn Du Antworten auf diese Frage findest, suche nach Wegen, das Festgehaltene in Bewegung zu bringen und zu verändern.

Demenz – das große Vergessen

Demenz ist, unabhängig von der Form, immer eine anhaltende oder fortschreitende Beeinträchtigung des Gedächtnisses sowie der Denk- und Hirnleistung eines Menschen. Kurzzeitgedächtnis und Sprache sind dabei am häufigsten betroffen. Die Ursachenforschung wird weltweit intensiv betrieben, bei einigen Formen, wie etwa der Alzheimer-Demenz, sind diese immer noch weitgehend unklar. Sie umfassen Lebensführung, Stress, Ernährung, Vorerkrankungen, Traumatisierung, ungelöste Konflikte, toxische Belastungen, soziale Eingebundenheit u. v. m.

Es ist daher naheliegend, dass eine gesunde, bewusste Lebensführung immer auch eine Demenzprophylaxe darstellt. Des Weiteren kannst Du einiges für Dein Gehirn tun:

- Nutze den Alltag für das Gedächtnistraining. Schreib Dir nicht alles auf! Übe Dich darin, Dir bestimmte Termine, Telefonnummern, Zahlen oder andere Daten zu merken. Rechne den Kassazettel mit dem Kopf nach. Nutze Kreuzworträtsel, Sudoku und Co. Spiele Memory oder andere Gedächtnisspiele mit Kindern (und akzeptiere, dass Du verlierst!).
- Fordere Dein Gehirn immer wieder heraus! Es hat keine begrenzte Festplatte und liebt es, immer wieder Neues zu bearbeiten und abzuspeichern. Wer sein Leben lang lernt, sich neuen Herausforderungen stellt, Gewohnheiten verändert und festgefahrene Gedanken und Meinungen hinterfragt und gegebenenfalls verändert, hält sein Gehirn flexibel und in Schwung. Dies ist entscheidend, da wir im Zuge des Alterns nicht verhindern können, dass Gehirnzellen absterben. Wenn unser Gehirn aber daran gewöhnt ist, sich neue Bahnen zu suchen, ist das kein großes Problem. Es werden dann immer wieder neue „Leitungen" gelegt.
- Trinke ausreichend Wasser! Unser Gehirn muss bewässert werden, um gut zu funktionieren.
- Nüsse und Beeren sind Hirnfutter!
- Kommunikation und Gesellschaft beleben das Gehirn. Der Mensch ist in seiner Grundstruktur ein soziales Wesen. Geselligkeit, gute Gespräche, gemeinsames Lachen und angeregte Diskussionen sind ungemein wichtig.
- Verschleppte emotionale oder psychische Belastungen können Demenz begünstigen. Sorge in Deinem Leben für klare Beziehungen und bereinige Konflikte (nutze dafür den Innenschauimpuls aus dem Kapitel Allerheiligen/Allerseelen, S. 190 f.). Dies ist ein oft unterschätzter Faktor zur allgemeinen Gesundheit.

Einfache Maßnahmen für Hüften und Knie

Hüften und Knie sind hochgradig belastete und auch belastbare Gelenke. Beide müssen beispielsweise beim Springen mit einem Vielfachen unseres Körpergewichtes zurechtkommen. Solange die Balance zwischen den umgebenden Muskelgruppen, Bändern und Sehnen gewährleistet ist, führen solch hohe Belastungen üblicherweise zu keinen Schädigungen.

Fehlbelastungen, oft schon durch Fußfehlstellungen bedingt (siehe dazu die entsprechenden Maßnahmen im Kapitel 21. Dezember, S. 24 f.), oder Verletzungen können diese Balance aus dem Lot bringen. Ist dies der Fall, können Druck, Dreh- und Scherkräfte diese Gelenke schädigen.

Ungesunde Ernährung schwächt das Bindegewebe und macht die Gelenke instabil. So können sich über einen oft großen Zeitraum Arthrosen und andere Abnützungserscheinungen unbemerkt entwickeln. Folgende Maßnahmen sind in diesem Fall günstig:

- Viel Bewegen mit wenig Belastung. Deine Gelenke lieben es, weiterhin gut durchbewegt zu werden. Vermeide dabei intensive Stoßbelastungen sowie Druck und Scherkräfte. Laufen und Springen ist zu vermeiden. Gehen, Langlaufen, Schwimmen und Radfahren sind geeignete Bewegungsformen. Lege Dich auf den Rücken und mach die Fahrradbewegung mit den Beinen in der Luft. Wenn Du Dich hinkniest, verwende einen Polster unter den Knien. Nutze den in diesem Kapitel vorgestellten Impuls für Hüften und Knie, S. 170.
- Deine Gelenke lieben Wärme! Gönne Deinen Hüften und/oder Knien alle Arten sanfter Wärmezufuhr, wie Infrarot, Thermophor, Wickel oder ein warmes Solebad. Die Ausnahme bilden akut entzündliche Erkrankungen der Gelenke. In solch einem Fall ist von Wärme gänzlich abzusehen und es hilft ein angenehm kühler Salzwickel (siehe Maßnahmen bei Unfall im Kapitel Fühlings-Tag-und-Nacht-Gleiche, S. 69).
- Besuche öfter einmal eine Therme und kombiniere Bewegung mit dem warmen Wasser.
- Ernähre Dich basisch mit viel Wurzelgemüse und Kräutern und verzichte weitgehend auf Kohlenhydrate.
- Viel trinken! Und zwar Wasser! Vermeide säurebildende Getränke, wie Kaffee, Tee und Alkohol.

DAZUGEHÖRIGE PFLANZEN UND DEREN BEDEUTUNG UND VERWENDBARKEIT

Beinwell

Symphytum officinale

Zubereitungen aus Wurzeln und Blättern des Beinwells wirken „zusammenfügend", d. h. zusammenwachsend und abschwellend, schmerzstillend und entzündungshemmend, sie fördern die Kallusbildung im Knochen und werden bei schmerzhaften Muskel-, Sehnen- und Gelenksbeschwerden hilfreich eingesetzt, aber auch bei Prellungen und Verstauchungen. Seit Urzeiten wurden Knochenbrüche damit eingefatscht.
Die hohe Konzentration von Allantoin im Beinwell wirkt anregend auf das Zellgewebe, das sich verstärkt teilt. Daher soll er hauptsächlich äußerlich dort angewandt werden, wo er heilen soll, z. B. in Form von Umschlägen am Bein.

Wer Beinwell zur Cremeherstellung gräbt, sollte das immer in der kalten Jahreszeit tun, wenn sich die Pflanze im Ruhezustand befindet, und immer nur einen Teil des Wurzelstockes nehmen.

Ich persönlich grabe nur im Notfall die frische Wurzel aus und reibe sie frisch in eine Basiscreme hinein.
Auch kann die mit einem Tuch umwickelte Wurzel vorsichtig weichgeklopft werden und der so entstandene Wurzelbrei direkt oder mit einer Cremebasis gemischt auf die verletzte Stelle gestrichen werden. Mit einer Mullbinde umwickeln und über Nacht einziehen lassen! Einige Wochen anwenden. Auch mit Heilerde oder Lehm vermischt, wirkt der Wurzelbrei Wunder.
Heilend wirkt der Wurzelbrei auch bei heißen, entzündeten Stellen, wie Abszessen, Krampfadern oder Sehnenentzündungen.

> **Achtung!**
>
> Beinwellblätter nicht mit jenen des giftigen Roten Fingerhutes verwechseln.

Beinwelltinktur

Klein geschnittene Beinwellwurzeln, die leicht angetrocknet und mit einer Wurzelbürste von Erde gesäubert wurden (nicht waschen), in ein dunkles Glas füllen und mit Schnaps (40 Vol.-%)

übergießen und etwa 3 Wochen in der Sonne stehen lassen. Dann abgießen, die Wurzelteile gut ausdrücken und in ein Braunglasfläschchen füllen. 1 : 10 verdünnt mit Wasser einnehmen, etwa 5 Tropfen am Tag. Beinwelltinktur kann aber auch als Umschlag eingesetzt werden.

Beinwellcreme

500 g Bio-Kokosfett oder Ghee erwärmen und 200 g fein geschnittene Beinwellwurzeln für 48 Stunden darin einlegen, dann wird der Ansatz erwärmt und durch ein Tuch (Leinen- oder Baumwollwindel) gefiltert. Dabei die Wurzelstückchen gut auspressen und die Creme danach in Cremetöpfchen füllen. Erst verschließen, wenn die Creme ganz abgekühlt ist.

Hopfen

Humulus lupulus

Die Fruchtzapfen des Hopfens enthalten Lupulin. Die darin vorkommenden Bitterstoffe und ätherischen Öle wirken antiseptisch, appetitanregend und verdauungsfördernd. Tee aus Hopfenzapfen schmeckt bitter und ist vielfältig einsetzbar: beruhigend, leberanregend, desinfizierend und entkrampfend.

Hopfen löst depressive Verstimmungen. Nicht zu unterschätzen ist die Wirkung seines Duftes, welcher durch das harzige Sekret Lupulin verursacht wird: Ein kleines Kopfkissen, mit Hopfenfrüchten gefüllt, beruhigt, entkrampft und fördert den Schlaf. Sie sind im Geruch und Geschmack stark aromatisch. Die Fruchtzapfen, noch grün geerntet, bilden die Würze für einen wohlschmeckenden Likör, und wie wir alle wissen, wird auch Bier daraus gemacht!

Nervenstärkender Tee bei Stress und Nervosität

2 Teile Hopfenzapfen
1 Teil Pfefferminze
1 Teil Zitronenmelisse
1 Teil Schafgarbe

Mische den beruhigenden, entkrampfenden Hopfen mit der gedankenerfrischenden Minze, der widerstandsfähigen Schafgarbe und der nervenstärkenden, harmonisierenden Zitronenmelisse. Trinke den mit heißem Wasser aufgegossenen und 8 Minuten gezogenen Tee mit Honig und etwas Zitronensaft!

Kapuzinerkresse

Tropeaolum majus

Die Kapuzinerkresse ist ohne Zweifel eine der aromatischsten und attraktivsten Essblüten, noch dazu mit vielen gesundheitsunterstützenden Inhaltsstoffen. Die Samen sind in fast jedem Lebensmittelgeschäft erhältlich und schnell selbst ausgesät. Besonders bemerkenswert ist an der Heilkraft der Kapuzinerkresse, dass die desinfizierenden und antiseptischen Schwefelverbindungen nur in der Frischpflanze enthalten sind und teils über die Nieren, teils über die Atemwege ausgeschieden werden, was der Kapuzinerkresse eine große Heilkapazität bei Atemwegserkrankungen gibt. Der pikante, etwas scharfe Geschmack der Kapuzinerkresseblüten eignet sich hervorragend für herzhafte Salatzubereitungen und essbare Dekorationen, wie z. B. auf Smoothies. Die helleren Blüten schmecken weniger scharf als die dunklen. Natürlich können auch die Blätter verwendet werden!

Scharfes Kürbis-Cremegemüse

1 kleiner Hokkaidokürbis
2 Handvoll frische Blätter von der Kapuzinerkresse und 1 Sträußchen Kapuzinerkresseblüten samt Stängel
2 kleine Zwiebeln
je 2 Msp. Zimt, Nelkenpulver, Chili und Ingwer (kann auch frisch gerieben werden)
Kräutersalz
250 ml Schlagobers/Schlagsahne
etwas Speiseöl

Fein gehackte Zwiebeln mit den Gewürzen im heißen Öl anrösten, den (samt Schale) in Würfel geschnittenen Kürbis beifügen und mit Schlagobers aufgießen. Salzen nach Geschmack. Wenn der Kürbis bissfest ist, die in feine Streifen geschnittenen Kapuzinerkresseblätter beifügen, zudecken und abgedeckt stehen lassen, bis sie zusammengefallen sind. Achte darauf, dass die Blätter keinesfalls gegart werden, da sie ansonsten ihre Schärfe verlieren. Zum Schluss frisch geriebenen Ingwer, etwas Chili und die frischen Blüten einfach unterheben. Dazu Nudeln oder Reis servieren.

Zitronenmelisse

Melissa officinalis

Ihre Heilkraft verdankt die Zitronenmelisse den ätherischen Ölen, sie duftet zart nach Zitrusfrüchten, wirkt dabei aber warm und weich im Charakter, nicht kühlend wie der Zitrusduft selbst. Bereits in der Antike wurde die im Mittelmeerraum heimische Zitronenmelisse in ihrer Heilkraft verehrt, ein Küchenkraut ist sie erst seit ein, zwei Jahrhunderten. In der Volksmedizin wird ihre positive Wirkung bei nervös bedingten Herzstörungen und Erschöpfungszuständen als „Herzkraut" eingesetzt. Sie eignet sich zum Krampflösen, wirkt antibakteriell und antiviral, stärkt die Nerven und die Immunabwehr bei Infektionen. Am aromatischsten ist sie frisch aus dem Garten. Zitronenmelisse wirkt auch antidepressiv, besonders in Kombination mit Johanniskraut und Lavendel, besonders wenn sich die Depression als Symptom lange anhaltenden Stresses entwickelt hat.

Stimmungsaufhellender Likör

25 g Zitronenmelissekraut
20 g Johanniskraut
10 g Lavendelblüten
1 l Obstschnaps
300 g brauner Kandiszucker
1 l Weißwein

Alle Zutaten in eine große Flasche mit breitem Hals (Milchflasche) füllen, verschließen und an einen warmen Platz im Haus stellen, 4 Wochen ziehen lassen. Dann wird die Mischung abgeseiht, die Pflanzenreste gut ausgedrückt und der Likör in kleinere Flaschen gefüllt.

Info!

Dieser duftende Likör hebt die Stimmung in der dunklen Jahreszeit, er kann schon im Sommer aus den frischen Pflanzen oder später im Jahr aus den getrockneten Kräutern hergestellt werden.

Süßes Melissenpesto

3 Handvoll Zitronenmelisseblättchen
125 g geröstete Mandeln
je 1 EL Zitronen- und Orangensaft
2 EL Honig
einige Spritzer Bio-Sonnenblumenöl

Alle Zutaten werden im Mörser gut miteinander verarbeitet, sodass eine sämige Paste entsteht. Das süße Melissenpesto passt gut zu Eis, Sorbets, Fruchtsalaten und Fruchttorten, aber auch zu Panna cotta, Waffeln und Cremetorten.

Gojibeeren

Lycium barbarum

Der Gemeine Bocksdorn ist bei uns im Weinbauklima heimisch, jedoch kommt der Großteil der käuflich erwerbbaren getrockneten Früchte aus China. Der Hype um sie ist groß, Gojibeeren sollen das Immunsystem stärken und gegen chronische Entzündungen, Stress und Erschöpfung helfen. Wer regelmäßig Gojibeeren isst, soll zudem sein Risiko für Diabetes und Herz-Kreislauf-Erkrankungen, Krebs und Demenz verringern. Auch die geistigen Fähigkeiten verbessern sich angeblich durch den Genuss der Frucht. Also würde ich sagen, Gojibeeren ja, aber bitte frisch aus dem Garten!

Kürbis und seine Kerne

Cucurbita sp.

Kürbisse bilden eine große Pflanzengattung deren Kulturgeschichte auf etwa 8.000 v. Chr. zurückgeht und stammen aus Süd-, Zentral- und dem südlichen Nordamerika. Interessant finde ich, dass ursprünglich nur die süßen, nahrhaften Kerne gegessen wurden, denn alle Wildformen des Kürbisses hatten bitteres, ungenießbares Fruchtfleisch. Durch die Selektion von nicht bitteren Früchten wurde die Nutzung als Gemüse möglich. Schon zu Kolumbus Zeiten gab es in Amerika eine reiche Sortenvielfalt an Kürbissen.

Fruchtfleisch und Kerne vom Kürbis enthalten viele wertvolle Inhaltsstoffe. Im Fruchtfleisch stecken reichlich Vitamine, Mineralien und Ballaststoffe, wertvolle Fettsäuren, Vitamin E, C und Betacarotin – die Vorstufe von Vitamin A wirkt antioxidativ und hilft, freie Radikale zu bekämpfen. Kürbis ist besonders für seine verdauungsfördernde Wirkung bekannt. Das Fruchtfleisch ist angereichert mit viel Wasser und vielen Ballaststoffen, es wirkt entschlackend und harntreibend. Die „reinigende" Wirkung von Ballaststoffen ist unbestritten, sind diese doch ein wichtiger Verdauungsmotor. Kürbisfleisch ist kalorienarm. Die intensiv gefärbten Sorten sind reicher an Carotenen, die entzündungshemmend und als Schutz vor freien Radikalen wirken, die bekanntermaßen die Körperzellen schädigen und zu Krebsgeschwüren führen können. Kürbis ist auch für seine verdauungsfördernde, magenschonende Wirkung bekannt. Das Fruchtfleisch ist angereichert mit viel Wasser und vielen Ballaststoffen. Durch die Enzyme im Kürbis wird die Bauchspeicheldrüse entlastet. Deshalb kann Kürbisextrakt sowohl Vorstufen von Diabetes Typ 2 als auch einer bestehenden Zuckerkrankheit entgegenwirken. Kürbis ist besonders für seine verdauungsfördernde Wirkung bekannt.

Dass Superfood nicht zwangsläufig exotisch sein muss, beweisen Kürbiskerne, sie sind eiweißreiche Nährstoff-Kraftpakete, reich an Zink, Magnesium, Eisen, Antioxidantien und Selen.

Das aus Kürbiskernen gewonnene Öl punktet vor allem durch den Gehalt von ungesättigten Fettsäuren, Vitamin E, welches aufgrund seiner antioxidativen Wirkung besonders wertvoll ist, Vitamine des B-Komplexes (B_1, B_2, B_6) sowie C, A und D. Antioxidantien können gesundheitsschädliche Vorgänge stoppen, indem sie freie Radikale im Körper unschädlich machen.

Kürbiskernen und Kürbiskernöl werden viele positive gesundheitliche Wirkungen nachgesagt: Sie können bei Männern Prostatavergrößerung entgegenwirken und verbessern die Qualität von Sperma, stärken die Blasenfunktion, beugen Herzerkrankungen vor, senken den Cholesterinspiegel und regulieren den Blutdruck. Neben hohen Anteilen an Magnesium, Zink, Vitamin E, Linolsäure, essenziellen, ungesättigten Fettsäuren und Selen enthalten sie auch Phytosterole. Diese arbeiten als Gegenspieler zum körpereigenen Dihydrotestosteron, einem Hormon, das hauptverantwortlich für die Prostatavergrößerung ist. In seiner Wirkungseinheit als Blasenkräftiger einerseits und Wachstumshemmer der Prostata andererseits wird Kürbiskernöl zu einer echten Hoffnung für Männer, die nachts wegen ihres Harndrangs immer wieder zur Toilette getrieben werden.

Magnesium muss vom Körper über die Nahrung aufgenommen werden, wobei der Tagesbedarf eines Erwachsenen zwischen 300 und 400 Milligramm liegt. Gerade bei sportlichen Aktivitäten ist es wichtig, da es am Eiweiß-, Fett- und Kohlenhydratstoffwechsel beteiligt ist und zum Aufbau von Muskeln, Nerven- und Knochenzellen benötigt wird.

Wichtig für Sportler: Wer regelmäßig Sport treibt, hat einen bis zu doppelt so hohen Magnesiumbedarf, den Kürbiskerne als gesunder Snack oder als Topping auf einer proteinreichen Topfenspeise oder auf Porridge decken können.

Ihr niedriger glykämischer Index macht Kürbiskerne zum idealen Snack für Diabetiker.

Das in Kürbiskernen enthaltene Tryptophan wirkt schlaffördernd und reguliert den Schlafrhythmus.

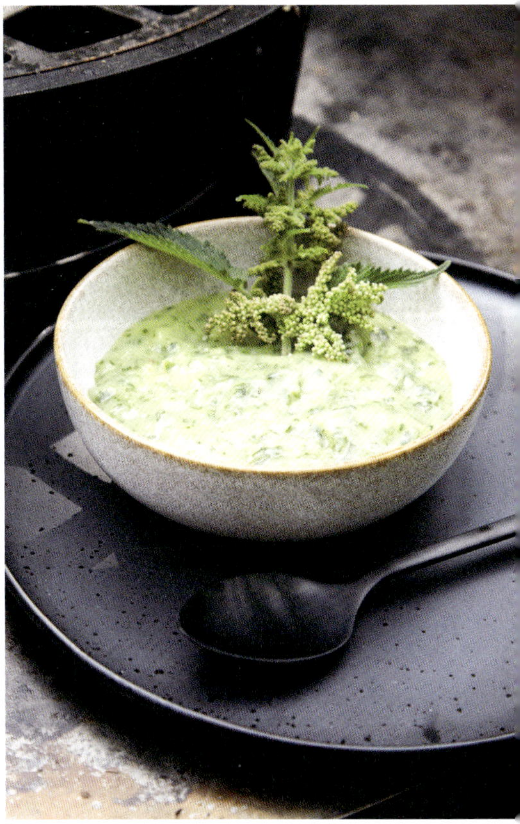

Brennnesselsamen

Bei rheumatischen Beschwerden hat Pfarrer Kneipp das „Nesselpeitschen" empfohlen, ein kräftiges Schlagen der Brennnesselstängel auf die schmerzende Körperstelle. Dieser durch die Nessel verursachte Hautreiz wirkt sehr effektiv, ist aber auch sehr schmerzhaft. Nicht weniger zielführend ist die Einreibung des schmerzenden Gelenkes mit Brennnessel-Tonikum. Die kleinen, ölhaltigen Samen der Brennnessel, die ab September gesammelt werden können, enthalten Linolsäure, Schleimstoffe, ungesättigte Fettsäuren und Vorstufen von Vitamin A und E. Sie werden als Tonikum oder Öl zur Leistungssteigerung und zum Immunsystempushen innerlich verabreicht. Brennnesselsamen wirken übrigens als Adaptogene, das sind Pflanzen, die mit ihren Inhaltsstoffen auf den menschlichen Körper ausgleichend wirken und biologisch aktiv sind.

Brennnessel-Tonikum

2 Handvoll frische Brennnesselblätter
1 Handvoll Brennnesselsamen
750 ml Alkohol, 70 Vol.-%

Die Brennnesselblätter und -samen in ein dunkles Glas mit breiter Öffnung füllen und mit dem Alkohol übergießen, den Ansatz an einem warmen Platz oder in der Sonne 4 Wochen ziehen lassen. Das tiefgrüne Tonikum abgießen und in kleine Flaschen mit Tropfer füllen.

Das Tonikum kann äußerlich als Einreibung bei Rheuma verwendet werden oder innerlich einige Tropfen auf ein Glas Wasser eingenommen werden.

Brennnesselsamen-Wildkräutersalz

Vermahle 2 Handvoll gemischte, getrocknete Kräuter, wie Giersch oder Liebstöckl, Brennnesselsamen, Rosmarin, Dost, Bohnenkraut, Gundelrebe, Basilikum, Thymian, Zitronenmelisse, Verbene, Jiaogulan, mit 1 Handvoll gutem Speisesalz im Mörser oder mit dem Stabmixer. Das so entstandene Würzsalz ist sehr aromatisch, hat hohe Würzkraft und hochwertigste Inhaltsstoffe.

Ginseng

Panax ginseng

Ginseng ist eine der bekanntesten chinesischen Heilpflanzen. Die bis zu 1 Meter hoch wachsende Pflanze mit ovalen Blättern und kleinen grüngelben Blüten in Doldenform wird seit 7.000 Jahren angebaut. Ihr wird zugeschrieben, stimulierend, anregend und stärkend zu sein. In China verwendet man Kapseln oder Ginsengpulver in Tees und Suppen, um Stress entgegenzuwirken, die Leberfunktion zu verbessern und als Tonikum im Alter. Ginseng soll nicht länger als 6 Wochen und nicht in der Schwangerschaft eingenommen werden.

Wiesenbärenklau

Heracleum sphondylium

Als Ginseng der Europäer wird seit langer Zeit der Wiesenbärenklau bezeichnet. Er gehört zur Familie der Doldenblütler *(Apiaceae)* und ist mit 1,5 m Blütenhöhe eines der stattlichsten Familienmitglieder und im Gegensatz zum Riesenbärenklau (*Heracleum mantegazzianum*) in Europa heimisch.

Die Familie der Doldenblütler bringt viele Kulturpflanzen und Kräuter hervor, etwa Karotte, Sellerie und Pastinak, Petersilie und Maggikraut, aber auch Giftpflanzen wie Schierling und Hundspetersilie. Bärenklau sollte daher nur gesammelt und verkocht werden, wenn er auch sicher erkannt wird!

Der „Ginseng der Europäer" ist stärkend und aufbauend und wird im asiatischen Raum auch als Aphrodisiakum verwendet.

Bei größeren Exemplaren kann der Stiel geschält und roh gegessen oder zu Kompott verarbeitet werden. Übrigens verströmen die noch grünen, leicht gequetschten Samen ein herrliches Limettenaroma.

Bärenklau-Busserl

300 g Butter
300 g Einkornmehl
(oder Dinkelvollkornmehl)
250 g brauner Zucker
2 Eidotter/Eigelb
3 Eier
Vanillezucker
3 EL noch grüne Bärenklausamen
1 säuerliche Marmelade, wie Kornelkirschenmus oder Ribiselgelee
dunkle Kuvertüre zum Tunken

Die Butter schaumig rühren, Dotter, Eier, Zucker und Vanillezucker nach und nach zugeben, zuletzt das Mehl und die fein gehackten Bärenklausamen unterheben. Ein Backblech mit Backpapier belegen und darauf kleine Busserln spritzen, nicht zu eng aneinander, da der Teig etwas auseinanderläuft. Im vorgeheizten Ofen bei 180 °C goldbraun backen. Nach dem Auskühlen mit der Marmelade bestreichen und je zwei Busserl zusammensetzen. Zur Hälfte in die erwärmte Kuvertüre tauchen und kühl lagern.

STÄRKENDE HERBST-REZEPTE BESONDERS FÜR MÄNNER

HEISSE SUPPEN AUS FLEISCH, GETREIDE, GEMÜSE UND FISCH

Kürbiscremesuppe mit Brennnesselsamen, Kürbiskernen und Herbstpilzen

ergibt 8–10 Portionen
1 mittelgroßer Hokkaido
0,5 l Wasser
1 Büschel Liebstöckel oder Stangensellerie
gemahlener Koriander, Zimt und Kardamom nach Geschmack
150 ml Schlagobers/Schlagsahne
2 TL Kräutersalz
2 Handvoll Brennnesselsamen
Kürbiskernöl und Kürbiskerne als Deko
2 EL Olivenöl
etwas Rosmarin und Liebstöckl
2 Handvoll Herbstpilze

Diese Suppe ist besonders gut mit fruchtigeren Kürbissorten wie z. B. Hokkaido, Butternuss- oder Muskatkürbis. Hokkaido muss man übrigens nicht schälen. Den Kürbis waschen, mit einem guten Messer aufschneiden, die Kerne rausholen und gegebenenfalls schälen, in Stücke schneiden und in etwas Wasser weichkochen, mit gemahlenem Koriander und Liebstöckel, Zimt und Kardamom würzen, etwas Schlagobers und Kräutersalz dazugeben und pürieren. Zum Schluss 2 Handvoll Brennnesselsamen einrühren und 10 Minuten ziehen lassen. Mit Kürbiskernöl und den in Scheiben geschnittenen, in etwas Olivenöl und Kräutern 10 Minuten angerösteten Herbstpilzen und Kürbiskernen anrichten.

Gewürz-Lammsuppe

ergibt 8–10 Portionen
1 kg Lammschulter und -hals in großen Stücken
2 große Zwiebeln
5 Schalotten
5 Knoblauchzehen
8 Datteln
500 ml dunkles Weißbier
je 1 Msp. Zimt, Kardamom, Kreuzkümmel
½ TL Bockshornkleesamen
2 EL Paprikapulver, edelsüß
1 Sträußchen Beifuß zum Mitkochen
1 EL Kräutersalz
3 EL Crème fraîche
Petersilie, fein gehackt

Zwiebeln, Schalotten und Knoblauch fein hacken und im Olivenöl anschwitzen, die Stücke vom Lamm einlegen, mit dunklem Weißbier aufgießen und die Datteln beigeben.

Mit den Gewürzen verrühren, Wasser beigeben und etwa 40 Minuten auf kleiner Stufe gar köcheln. Dabei darauf achten, dass das Fleisch immer mit Flüssigkeit bedeckt ist.

Nun die Fleischstücke herausnehmen und die Suppe mit dem Stabmixer pürieren, mit Crème fraîche verfeinern und das Fleisch wieder einlegen. Die fein gehackte Petersilie unterrühren und servieren.

Hühnereinmachsuppe

ergibt 8–10 Portionen
2 große Zwiebeln
700 g Suppengrün aus Karotte, Gelbe Rübe, Sellerie, Petersilwurzel, Lauch
1 Bio-Huhn im Ganzen mit Innereien
2 TL Kräutersalz
½ TL schwarze Pfefferkörner
4 Pimentkörner
5 Wacholderbeeren
3 Lorbeerblätter
1 Busch Petersilie oder Giersch
1 Sträußchen Bohnenkraut zum Mitkochen
70 g Butter
6 EL Mehl
2 EL Gemüsebrühe
1 Msp. Muskat
125 ml Schlagobers/Schlagsahne
je 1 Handvoll Erbsen und Karottenstückchen
1 Büschel Petersilie oder Giersch, etwas davon fein gehackt

Das Suppengemüse putzen und samt Schale in grobe Teile schneiden. Die Zwiebeln schälen und vierteln. Das Wasser in einem großen Topf aufkochen, das Huhn im Ganzen einlegen und etwa 2 Minuten kochen lassen.

Dann abgießen, den Topf auswaschen und das Huhn mit frischem Wasser und dem Gemüse zustellen, salzen, das Büschel Petersilie/Giersch beige-

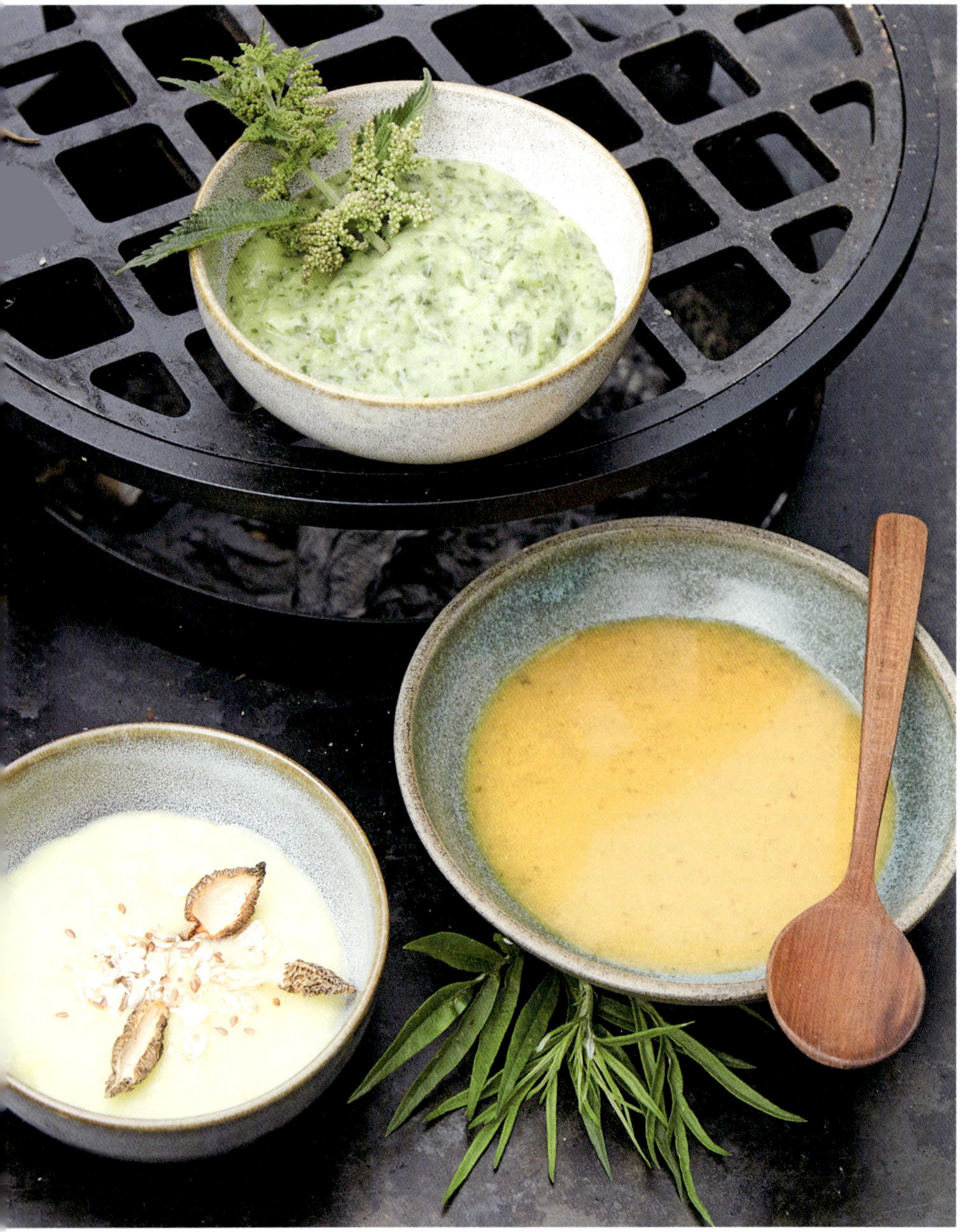

© Heidi Fröhlich

Von oben im Uhrzeigersinn: 4-Korn-Suppe, Kürbiscremesuppe, Kartoffelsuppe mit Wegerich

ben, aufkochen und ca. 1,5 Stunden köcheln lassen. Dann das Huhn aus der Suppe heben und auskühlen lassen, zerteilen und von den Knochen lösen, einen Teil davon mit den Innereien fein hacken, den Rest in mundgerechte Stückchen schneiden. Die Suppe samt Gemüse mit dem Stabmixer fein pürieren, zuvor das Kräutersträußchen herausnehmen.

In einem frischen Topf die Butter schmelzen und das Mehl einrühren, mit etwas Wasser aufgießen und schnell zu einer Einbrenn mit dem Schneebesen verrühren, das Gemüse einstreuen, noch mehr aufgießen und die Mischung einige Minuten köcheln lassen, bis das Gemüse gar ist.

Mit den Gewürzen abschmecken, das Schlagobers unterrühren und mit der Cremesuppe vermischen, dann das Fleisch einlegen, nochmals aufkochen und mit gehackten Kräutern bestreut servieren.

Dicke Gerstensuppe

ergibt 8–10 Portionen
100 g Nacktgerste
1 l Gemüsebrühe
2 Zwiebeln
1 Lauch
¼ Knollensellerie
250 Steckrüben (alternativ Radieschen)
4 Karotten
1 Kohlrabi
½ kleiner Wirsing
100 g Erbsen
1 großes Büschel Liebstöckel

3 Lorbeerblätter
1 TL Kräutersalz
schwarze Pfefferkörner nach Geschmack
2 EL Hefeflocken
1 EL Butter
2 Bund Petersilie, Giersch oder Dill

Die Gerste waschen und 2 Stunden quellen lassen, dann in die Gemüsebrühe legen, Gewürze und Lorbeerblätter beigeben und aufkochen, bei schwacher Hitze 30 Minuten köcheln lassen. Inzwischen die Zwiebeln schälen und in Scheiben schneiden, den Lauch putzen, längs halbieren, waschen und streifig schneiden.

Das restliche Gemüse waschen und in mundgerechte Stückchen schneiden, zur halbgaren Gerste geben und mitkochen.

Wenn die Gerste gar ist, die Hefeflocken und die Butter in die Suppe rühren und die fein gehackten Kräuter einstreuen.

4-Korn-Suppe mit Wildkräutern

ergibt 8–10 Portionen
1,5 l Wasser
je 50 g Weizen, Gerste, Nackthafer, Hirse
250 g Karotten
1 kleiner Karfiol/Blumenkohl
1 Stangensellerie
100 g frische Champignons oder Waldpilze
100 g Erbsen
3 TL Kräutersalz
2 Msp. Muskatnuss
2 Dotter/Eigelb von 2 Eiern
125 ml Schlagobers/Schlagsahne
1 Bund Petersilie oder Giersch
je 1 Büschel Bohnenkraut, Dost und etwas Schafgarbe

Wasser und Getreide in einem großen Topf aufkochen und zugedeckt 12 Stunden quellen lassen.

Dann die Körnermischung neuerlich aufkochen und das gewaschene, stückig geschnittene Gemüse einlegen, die Champignons halbieren. Würzen, salzen und die Suppe 15 Minuten garkochen.

Den Topf vom Herd nehmen, die Eidotter mit dem Schlagobers verquirlen und einrühren, mit Salz abschmecken und die Kräuter fein hacken und einstreuen.

Hirseblumen-Suppe

ergibt 8–10 Portionen
Hirseblumen
150 g Hirse
2 gehäufte EL Weizenkeime
je 1 gestrichener TL Kräutersalz und Curry
¼ TL Kurkuma
125 ml Milch
4 Eier
4 EL Brennnesselsamen
etwas Butter fürs Backblech
Gemüsebrühe
1¼ l Wasser
1 Karotte
½ Knollensellerie
1 Lauch
1 Petersilienwurzel
1 Büschel Giersch
1 Büschel Brennnesseln
Salz
Suppeneinlage
Karfiol/Blumenkohl und Brokkoli in kleinen Röschen
150 g Erbsenschoten

Für die Hirseblumen die Hirse fein mahlen, mit den Weizenkeimen, Kräutersalz, Kurkuma, Brennnesselsamen und Curry mischen und in die erhitzte Milch einrühren, die Masse abkühlen lassen und die Eidotter/Eigelb in die Masse rühren, die Eiklar/Eiweiße zu Schnee schlagen und unterheben. Den Backofen auf 220 °C vorheizen.

Ein Backblech mit Backpapier belegen und den Hirsebrei gleichmäßig dick aufstreichen und auf mittlerer Schiene 25–30 Minuten backen, bis er goldbraun ist. Sofort mit einem Keksausstecher Blüten ausstechen und zum Auskühlen auf einen Teller legen.

Für die Gemüsebrühe das Gemüse mundgerecht klein schneiden und in das kochende Wasser einlegen und 20 Minuten bei geringer Hitze zugedeckt kochen lassen. Dann die Suppe abgießen, das ausgekochte Gemüse wird hier nicht weiter verwendet, könnte aber noch zu einer Sauce verkocht werden. In die klare Suppe Blumenkohl- und Brokkoliröschen sowie Erbsenschoten einlegen und bissfest kochen, die Suppe mit Kräutersalz abschmecken und in Teller mit den Hirseblumen anrichten.

Linsen-Kastanien-Suppe

ergibt 8–10 Portionen

125 g geschälte, rote Linsen
½ l Wasser
½ l Apfelsaft
Schale von ½ Bio-Zitrone
1 Stückchen Zimtrinde
250 g Maroni, geschält und gekocht
3 EL Butter
¼ l Gemüsebrühe
2 TL Kräutersalz
1 Bund Tulsi-Basilikum
(alternativ Petersilie)

Die gewaschenen Linsen mit Wasser, Apfelsaft, Zitronenschale und Gewürzen bei schwacher Hitze etwa 40 Minuten weichkochen. Die Kastanien in einem Topf in der zerlassenen Butter leicht anbraten, aber nicht bräunen lassen, mit der Gemüsebrühe aufgießen und etwa 30 Minuten zugedeckt köcheln lassen.

Zuletzt mit dem Kartoffelstampfer etwas zerdrücken. Zitronenschale und Zimtrinde aus den Linsen entfernen und mit den Kastanien mischen, mit Salz abschmecken und mit den gehackten Kräutern verrühren.

Sauerkrautsuppe

ergibt 8–10 Portionen

1,5 l Wasser oder Gemüsebrühe
50 g Sojamehl
50 g Buchweizenmehl
1 Lorbeerblatt
Kräutersalz
1,5 TL Paprikapulver, edelsüß
½ TL gemahlener Kümmel
3 Eier
500 g rohes Sauerkraut
1 TL Kümmel
2 EL Sojasauce
6 Wacholderbeeren

Das Wasser mit dem Lorbeerblatt und den leicht gequetschten Wacholderbeeren zum Kochen bringen. Die Eier mit dem zweierlei Mehl, Kümmel und ½ TL Paprikapulver verrühren, sodass ein dickflüssiger Teig entsteht. Diesen mit 2 Teelöffeln als Nockerl abstechen, portionsweise ins kochende Wasser gleiten lassen und 5 Minuten darin ziehen lassen. Das Sauerkraut schneiden und mit dem Kümmel und dem restlichen Paprikapulver in den Topf geben, umrühren, mit der Sojasauce abschmecken und heiß servieren.

Kartoffelsuppe mit Wegerich und Schwammerln

ergibt 8–10 Portionen

40 g getrocknete Schwammerln
1 l Wasser
70 g Lauch
300 g Kartoffeln
30 g Butter
100 g Sauerrahm/Saure Sahne
4 EL trockener Weißwein
je 1 TL Dost, Brennnessel
und Thymian getrocknet oder
die 3-fache Menge frische Kräuter
weißer Pfeffer, frisch gemahlen
½ Knoblauchzehe
1 Büschel frischer Wegerich

Die getrockneten Schwammerl in lauwarmes Wasser zum Quellen einlegen und 30 Minuten quellen lassen. Den Lauch längs halbieren, waschen und fein schneiden, dabei auch die grünen Teile mitverwenden.

Die Schwammerl mit dem Wasser zum Kochen aufstellen, den Lauch und fein gewürfelte Kartoffeln beifügen, garen, bis die Kartoffeln weich sind, und dann mit dem Mixstab pürieren.

Die restlichen Zutaten unterrühren, würzen und schließlich den fein geschnittenen Wegerich in die heiße Suppe einrühren, nicht mehr aufkochen und gleich servieren.

Frühstückssuppe

ergibt 3–4 Portionen

¾ l Wasser
je 1 gehäufter EL Weizen, Roggen,
Nacktgerste und Nackthafer
200 g Sauerrahm/Saure Sahne
1 TL Kräutersalz
1 EL fein gehackte Kräuter nach
Verfügbarkeit und Geschmack

Das Wasser aufkochen, das Getreide grob schroten und langsam ins kochende Wasser streuen, dabei mit dem Schneebesen umrühren.

Die Suppe bei kleiner Hitze 5 Minuten köcheln lassen, dann vom Herd nehmen, den Sauerrahm einrühren und mit Salz und den Kräutern abschmecken.

Der Weise trägt das Schwert als Zeichen im Gürtel – der Rückzug

Es war ein kühler Tag im September, an welchem Anna zu Grabe getragen wurde. Tiefe Trauer herrschte im Schloss. Waren doch ihr Wirken und ihr lebensfrohes Wesen in alle Herzen tief eingedrungen. Die Fürstenfamilie hatte an dem Verlust schwer zu tragen. Sieglinde, deren zwei Söhne schon im Jünglingsalter waren, zog sich für einige Zeit zurück. Ihre Großmutter und sie hatten sich sehr nahegestanden. Und auch alle anderen verließen ihre Gemächer kaum. Es war, als hätte das ganze Schloss für kurze Zeit seine Seele verloren. Dies war die Zeit, in der sich Fürst Alexander das erste Mal in seinem Leben alt zu fühlen begann. Für einige Zeit wirkte er kraftlos und leer. Der Tod schien in diesen Tagen kein Erbarmen mit ihm zu haben.

Es dauerte einige Monde, bis das Leben wieder vollständig an den Fürstenhof zurückgekehrt war und auch die Lebensgeister des Fürsten wiedererwacht waren. Alexander war sich aber bewusstgeworden, dass es an der Zeit war, seinen Rückzug vorzubereiten.

Sein jüngster Sohn Hellwig hatte sich zu seiner Freude in den letzten Jahren mehr und mehr in Regierungsbelange eingebracht. Zunächst hatte dieser, nachdem Hellwig, der Ältere, dies nicht mehr tun konnte, die Heeresführung übernommen. Mit der Zeit war er seinem Vater auch immer mehr in den täglichen Geschäften und bei Entscheidungen zur Seite gestanden. In letzter Zeit hatte der Fürst seinem Sohn immer öfter auch diplomatische Belange übertragen. Hellwig wurde von allen Seiten respektiert und bewegte sich elegant auf diesem heiklen und rutschigen Parkett. Gleichzeitig wusste der junge Mann genau, in welchen Angelegenheiten weiterhin sein Vater zu entscheiden hatte.

Fürst Alexander trug sich mit dem Gedanken, die Regierungsgeschäfte vollständig an seinen Jüngsten zu übertragen. Er teilte seine Überlegungen mit Fürstin Isabella. „Ich weiß, du bist müde, mein Liebster!“, sagte diese zu ihm. „Auch meine alternden Gebeine spüren die vielen Jahre der Verantwortung. Und ich weiß von deinem Bedürfnis nach Ruhe und Gebet. Diese Zeit naht und du wirst bald dein Leben so führen können. Doch noch ist es etwas zu früh. Geben wir unserem Sohn noch etwas Zeit.“ „Du hast Recht, meine Liebe. Er braucht noch etwas Zeit. Die Bürde der Regentschaft wird noch früh genug auf seinen Schultern lasten.“ sagte der Fürst „Außerdem ist er der Liebe noch nicht begegnet!“, antwortete die

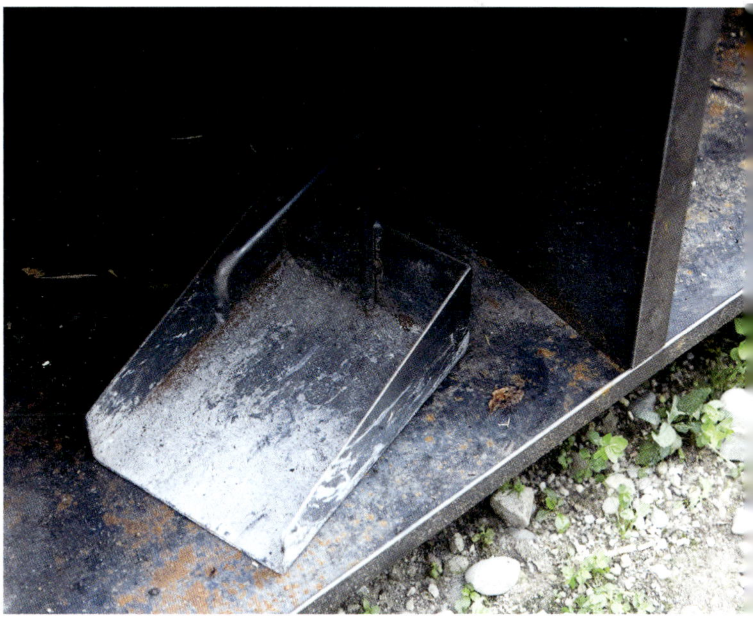

Fürstin, während sie ihn umarmte. „Du meinst so, wie du mir begegnet bist, als ich halbtot auf einem Felde lag?" Alexander drückte sie fest an sich. „Nicht ganz so dramatisch, aber ja, so ähnlich würd' ich's ihm schon wünschen." sagte Isabella und legte ihren Kopf an seine Schulter.

Es war ein klarer, warmer Altweibersommertag, an dem die Liebe am Herzen des jüngsten Fürstensohnes anklopfte. Ein benachbartes Fürstenpaar war mit Familie und Gefolge angereist, um die diplomatischen Bande zwischen den beiden Gebieten zu vertiefen. Viele Tage lang hatte große Aufregung im Schloss geherrscht, sollten doch der Empfang und die Festlichkeiten anlässlich des hohen Besuches bestmöglich gelingen. Bedienstete waren eilig hin und her gelaufen, in der Küche hatte es unentwegt nach den herrlichsten Speisen, Kuchen und Brot gerochen.

Der Fürst und seine engsten Berater, unter ihnen sein Sohn Hellwig, hatten sich tagelang über jene Belange, die verhandelt werden sollten, beraten.

Alexander war mit Hellwig und einer kleinen Gefolgschaft den Besuchern entgegengereist, um ihnen so die Ehre zu erweisen. Als sie die anreisenden Gäste erreichten, wussten diese die Geste zu schätzen und die Begrüßung war betont freundlich. Nachdem Alexander seinen Sohn vorgestellt hatte, deutete der nachbarliche Fürst nach hinten und sagte: „Darf ich Euch meine Tochter Aleidis vorstellen?" Da trat eine großgewachsene, junge Frau nach vorne. Unter einem Tuch leuchtete langes, rötlich blondes Haar hervor. Nachdem sie sich verbeugt hatte und ihr Haupt wieder hob, trafen sich die Blicke der beiden jungen Menschen. Neugierig und voller Selbstbewusstsein musterten ihre grünen Augen jene des jungen Hellwig. Dieser hielt ihrem Blicke stand, doch sein Herz war in Aufruhr. Etwas in diesen Augen berührte ihn tief. Auch in der jungen Fürstentochter schien etwas zu passieren. Sie blickte plötzlich zu Boden und ihr mit Sommersprossen verziertes Gesicht schien leicht zu erröten. „Vorsicht, junger Fürstensohn", sagte der benachbarte Herrscher, dem dieser Blickwechsel nicht entgangen war, „mit meiner Tochter ist nicht zu spaßen. Sie weiß ein leichtes Schwert gut zu führen!" „Solches ist mir von meiner Schwester geläufig!", sagte der Angesprochene lächelnd. Mit Verwunderung und gleichzeitigem Einverständnis trafen sich die Blicke der beiden Fürsten.

Der Empfang bei Hofe und die Festlichkeiten verliefen ganz nach Wunsch. Die Gäste schienen sich wohlzufühlen und die diplomatischen Gespräche verliefen zur Zufriedenheit beider Seiten. Fürst Alexander bemerkte jedoch, dass sein Sohn nicht ganz bei der Sache war. Der junge Mann hatte ganz anderes im Sinn. Blickwechsel, neckische Gesten oder ein vermeintlich nur ihm gewidmetes Lächeln, raubten ihm in den Nächten den Schlaf. Fürstin Isabella hatte dies schon am Tage der Ankunft der benachbarten Fürstenfamilie bemerkt. „Was weißt du über die Fürstentochter?", fragte sie Alexander beim Zubettgehen. „Nicht viel!", antwortete dieser, „Außer dass sie über dieselbe kämpferische Natur verfügt wie unsere Tochter." Die Fürstin lächelte. „Das ist ja schon einmal ein guter Anfang."

Die Hochzeit fand im darauffolgenden Frühjahr statt. Die Liebe hatte zwei Herrschaftsgebiete durch zarte Bande miteinander verknüpft. Gefeiert wurde mehrere Tage lang und es war ein Fest, über das die Menschen noch viele Jahre sprechen würden. Ein Jahr danach gebar Aleidis ein gesundes Mädchen.

An einem goldenen Oktobertag ließen Fürst Alexander und Fürstin Isabella ihre drei Nachkommen zu sich rufen. Ihr ältester Sohn Alexander lebte seit vielen Jahren nicht mehr zu Hofe. Er hatte sich aufgemacht, die Heilkunde zu erlernen und war ein angesehener Meister dieser Kunst geworden. Es dauerte einige Tage, bis ihn die Botschaft, dass sein Vater eine Unterredung mit ihm wünsche, erreichte.

Nachdem er einige Tage später im Schloss angekommen war, fanden sich die drei Geschwister im Thronsaal ein, wo das Fürstenpaar sie erwartete. Keiner der drei wusste, warum der Fürst sie zu sich gerufen hatte und warum die Unterredung so feierlich im Thronsaal stattfand.

„Ich bin erfreut, dich zu sehen, mein Sohn!", wandte sich Fürst Alexander seinem Ältesten zu. „Viel zu selten finden deine Wege hierher zu uns." „Auch ich freue mich, nach langer Zeit wieder hier zu sein. Wie Ihr alle wisst, vermisse ich Euch sehr. Aber meine Geschicke bewegen mich und meine Familie von Ort zu Ort, um die Menschen zu lehren, was ich gelernt habe, und um den Erkrankten zu helfen." Isabella umarmte ihren Sohn. „Ich habe dir gesagt, dass du dereinst Großes tun wirst." Auch der Fürst erhob sich, ging auch auf seinen älteren Sohn zu und umfasste seine Schultern. „Wir sind alle stolz auf dich, mein Sohn. Mit deinem Tun wird die Welt ein besserer Ort."

Fürst Alexander begab sich wieder zum Thron und setzte sich. „Nun aber zu dem Anlass, warum ich Euch heute hergebeten habe und warum du, Alexander, die weite Reise auf dich nehmen musstest." Gespannt blickten alle den Fürsten an. „Ich habe den Entschluss gefasst, die Thronfolge zu meinen Lebzeiten zu vollziehen. Das Alter lässt mich meine Gebeine spüren und meine Lebenskraft beginnt nachzulassen. Ich werde im kommenden Frühjahr den Thron und dessen Insignien an dich, mein Sohn Hellwig, übergeben."

Sichtlich überrascht sah der Angesprochene seinen Vater an. „Ich weiß, es ist nur eine Formsache, aber ich kann dies nicht ohne das Einverständnis von dir, mein Sohn Alexander, tun." fuhr der Fürst unbeirrt fort „Du bist der Erstgeborene und ich kann und möchte dich bei meiner Entscheidung nicht übergehen. So frage ich dich, vor deiner Mutter und deinen Geschwistern, bist du bereit, zugunsten deines Bruders Hellwig auf den Thron zu verzichten?"

Für kurze Zeit herrschte Schweigen in dem prunkvollen Saal. Alexander trat einen Schritt nach vor und kniete sich vor seinen Vater. „Vater, deine Entscheidung ist gut und weise. Wir beide wissen, dass es für die Nachfolge in diesem Stuhl nur einen würdigen Mann gibt. Dieser Mann ist mein Bruder Hellwig. Ich verzichte mit leichtem Herzen und voller Vertrauen in meinen Bruder auf den Thron und alle damit verbundenen Aufgaben und Pflichten." Mit Tränen in den Augen bat der Fürst seinen Sohn, sich zu erheben. „Was bin ich stolz auf einen Sohn, der nicht der Macht, sondern seiner Bestimmung folgt!", rief er und umarmte Alexander mit aller Kraft. Dann wurde seine Stimme wieder feierlich: „So frage ich dich, mein Sohn Hellwig, vor deiner Mutter und deinen Geschwistern, bist Du bereit, im nächsten Frühling an meiner statt den Thron zu besteigen und alle Pflichten, die dieser Schritt mit sich bringt, zu erfüllen?" Wieder herrschte kurzes Schweigen. Hellwig trat vor und kniete sich ebenfalls vor seinen Vater hin. „Vater, ich bin mir der schweren Bürde und der großen Verantwortung dieser Würde bewusst. In diesem Bewusstsein werde ich deinen Willen erfüllen und dir auf diesen Thron folgen." Wiederum bat der Fürst seinen Sohn, sich zu erheben, umarmte auch diesen und sprach: „Eines Vaters größtes Glück ist es, Söhne und Töchter zu haben, die so im Leben stehen, wie Ihr es tut."

Er wandte sich nun auch Sieglinde zu. „Wir alle wissen, wie nahe du meiner Mutter, Deiner Großmutter Anna standest. Du hast es auf dich genommen, ihren Fußstapfen an diesem Hofe zu folgen. Vielleicht, meine Tochter, sind dies die größten Fußstapfen von allen. Ohne dein Sein und ohne dein Tun wäre dieses Schloss nach dem Tod meiner Mutter vielleicht ein seelenloser Ort geworden." Mit diesen Worten schloss er auch seine geliebte Tochter in die Arme.

An einem Maientag verkündeten Fürst Alexander und Fürstin Isabella ihren Rückzug und Hellwig und Aleidis folgten ihnen in einer prunkvollen Zeremonie auf den Thron.

Am Abend vor dem großen Ereignis ließ Alexander seinen Nachfolger in seine Gemächer rufen. Er hatte Isabella gebeten, sich zurückzuziehen, damit er alleine mit seinem Sohn sprechen könne. Als Hellwig erschien und fragte, was so wichtig sei, tat sein Vater recht geheimnisvoll und sagte, er werde es gleich sehen. Alexander wies seinen Sohn an zu warten, ging in einen Nebenraum und kam mit einem länglichen, in ein Tuch gewickelten Gegenstand wieder. Feierlich ging er auf seinen Sohn zu, kniete sich vor diesen hin, wickelte jenes Schwert, das Hellwig, der Schmied, vor unzähligen Jahren geschmiedet hatte, aus dem Tuch hervor und hielt es mit beiden Händen seinem Sohn hin. „Ich überreiche hiermit dieses Schwert seinem rechtmäßigen Besitzer. Möge es in deinen Händen zum Symbol des richtigen Handelns werden. Möge es in deinen Händen dem Guten dienen und mögest du es zum Wohle der Menschen führen. Geschmiedet von Hellwigs Händen wurde dieses Schwert nicht für den Kampf geschmiedet. Es ist das Symbol deiner Würde. Es soll dich begleiten in all deinem fürstlichen Tun."

Ehrfürchtig war es nun Hellwig, der das Schwert, genauso wie es sein Vater vor vielen Jahren getan hatte, entgegennahm. Der angehende Fürst hatte es noch nie aus der Nähe gesehen. Sein Vater hatte niemals zugelassen, dass jemand anderer als er selbst Hand an dieses Schwert legte. Es war von schlichter Schönheit und Eleganz. Und in diesem Moment geschah es wieder. Es war, als würde Hellwig mit dem Schwert verschmelzen, als strömte unendliche Kraft und Ruhe von dem Schwert in seinen Leib. Alexander erhob sich und nickte zufrieden.

THEMEN

Beraten, lehren, das große Bild sehen, Integration, die Übergabe vollziehen, loslassen

IMPULSE ZUR HERBST-TAG-UND-NACHT-GLEICHE

Aktivierungsimpuls für das Gehirn

Ein wesentlicher Grund, warum wir in anspruchsvollen Situationen oft nicht angemessen handeln oder vorhandene Fähigkeiten abrufen können, ist die so genannte, stressbedingte Dissoziation unseres Gehirnes. Dabei arbeiten neben anderen Faktoren vor allem unsere linke und rechte Gehirnhälfte nicht mehr zusammen. Dies kann dann wichtige, menschliche Funktionen stören und im Extremfall zu totaler Handlungsunfähigkeit führen. Aber auch alltägliche Stressbelastungen können zu einer oft unbemerkten Verminderung dieser wichtigen Koppelung von Linksgehirn und Rechtsgehirn führen. Der hier vorgestellte Aktivierungsimpuls für das Gehirn stellt diese Verbindung in kurzer Zeit wieder her und ist eine der wichtigsten Maßnahmen der Gesundheitspflege. In diesem Sinne ist dieser Impuls mit allen hier vorgestellten Impulsen und auch anderen Methoden der Lebenspflege ideal kombinierbar und auch zu empfehlen. Diesen Impuls einmal täglich, im Bedarfsfall auch mehrmals pro Tag oder situationsbezogen einzusetzen, ist leicht möglich und kann auch so genutzt werden.

Vorbereitung

Eine Vorbereitung ist für diesen Impuls nicht nötig. Sollte es Dir unangenehm sein, während der Durchführung beobachtet zu werden, suche Dir für einen kurzen Moment einen Ort, wo Du unbeobachtet bist.

Ausführung

Lege Deine rechte Hand möglichst entspannt mit den Fingern nach hinten auf Dein rechtes Schläfenbein. Gleichzeitig lege Deine linke Hand ebenso auf das linke Schläfenbein. Deine Handwurzeln liegen direkt auf der Schläfe, die Finger berühren schon ein Stück vom Hinterhaupt. Fühle so intensiv, wie Du kannst, Deine Handflächen. Atme 3-mal tief ein und aus. Stell Dir währenddessen vor, dass sich Deine beiden Handflächen und damit alle dazwischenliegenden Strukturen immer mehr verbinden.

Abschluss

Es ist bei diesem Impuls kein spezieller Abschluss nötig. Du kannst sofort wieder in die anstehenden Tätigkeiten einsteigen.

Impuls für Hüften und Knie

Hüfte und Knie sind Gelenke, die ein Leben lang unter hoher Belastung stehen. Nicht selten kommt es daher, vor allem im Alter, zu Schädigungen durch Über- und Fehlbelastung. Neue Erkenntnisse aus der Bindegewebsforschung legen allerdings nahe, dass dies keinesfalls so sein muss. Nach dem Prinzip der Biotensegrität reagiert ein gesundes, gut ausgerichtetes Gelenk selbst auf hohe Belastung mit automatischem Gegendruck und Ausdehnung. Erst wenn eine Störung dieser sich selbst stabilisierenden Struktur auftritt, kann es zu Druck- oder Reibungsschäden in einem Gelenk kommen. Dieses Wissen machen wir uns bei dem Hüft- und Knieimpuls zunutze.

Vorbereitung

Dieser Impuls wird im Gehen, etwa bei einem Spaziergang, entweder barfuß oder mit bequemen Schuhen gesetzt.

Ausführung

Gehe zuerst einige Minuten ganz normal Deines Weges. Dann stell Dir vor, Du hast während des Gehens leichten Gegenwind, sodass Du Deinen Körper etwas nach vorne lehnen musst. Gleichzeitig setzt Du die Schritte so, als würdest Du auf einem Seil gehen. Behalte dies während des gesamten Impulses bei. Nun richte Deine Aufmerksamkeit, je nachdem in welchem Gelenk Du den Impuls setzen möchtest, entweder auf die Hüften oder die beiden Knie. Stell Dir vor, diese bestehen jeweils aus einer dicken Druckfeder, die sich ausdehnt, während Du sie belastest. Jedes Mal, wenn Du den Schritt auf das jeweilige Bein setzt und es belastest, dehnt sich die betroffene Feder wenige Millimeter in die Länge. Gehe so langsam, dass Du dieses Gefühl der Gelenksausdehnung während der Belastungsphase gut verinnerlichen kannst. Führe diesen Impuls für einige Minuten aus.

Abschluss

Beende die Vorstellungen während des Gehens der Reihe nach, zuerst die Federn, dann das Seil und den Gegenwind. Setze Deinen Spaziergang in dem Bewusstsein, dass dieser Impuls weiterwirkt, in gewohnter Weise fort.

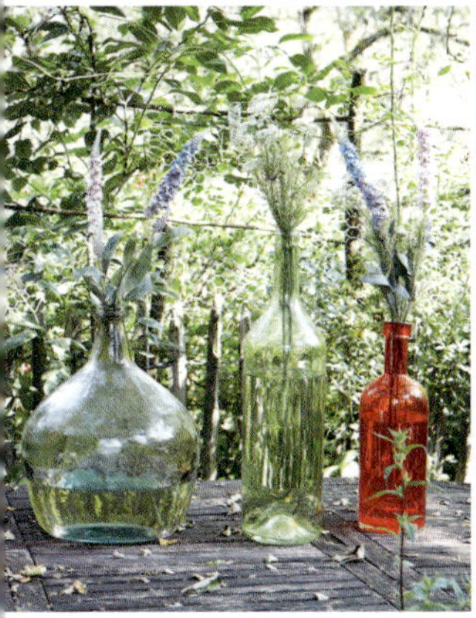

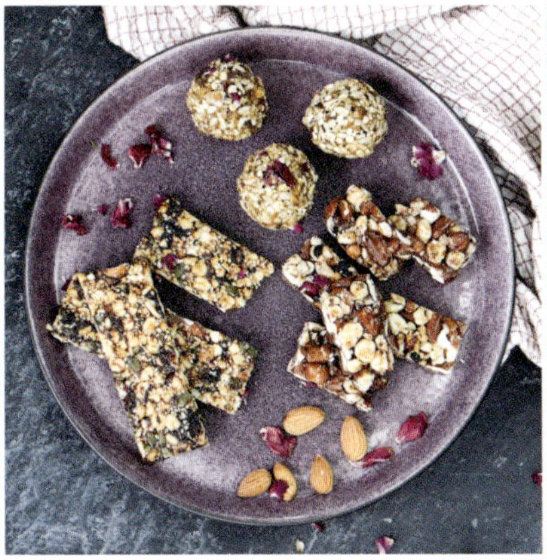

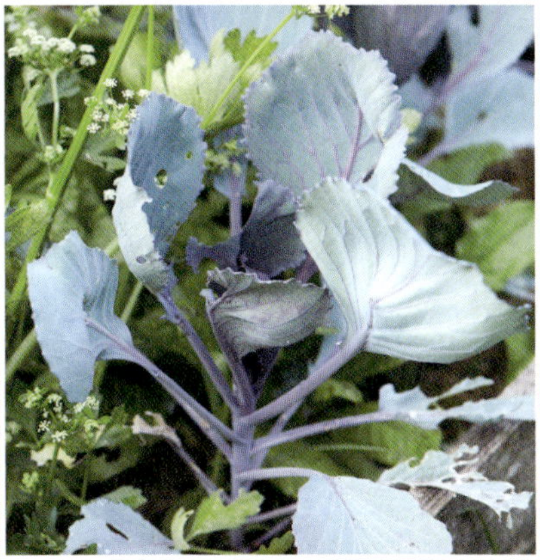

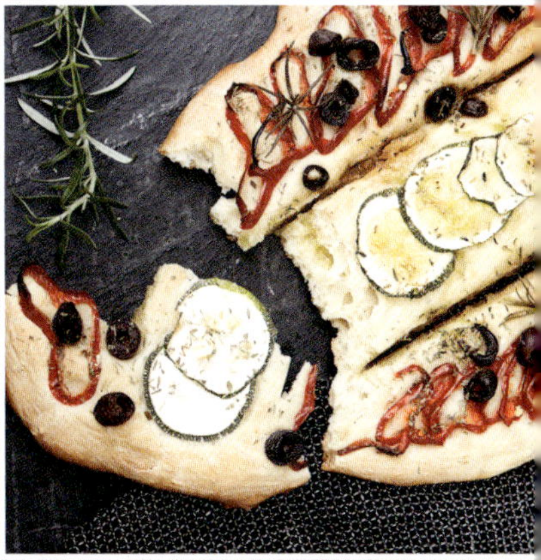

Allerheiligen und Allerseelen/Samhain – 2. November

DER AHNE

DAS SCHWERT ZIERT SEIN GRAB

BESCHREIBUNG DER ERSCHEINUNG, DER QUALITÄT UND DES CHARAKTERS DIESER ZEIT

Die Zeit der inneren Einkehr beginnt. Die Schleier zwischen Diesseits- und Anderswelt werden dünn. Das Leben ist vollständig in den Bauch der Erde zurückgekehrt. Dort werden über den Winter die Samen und Keime des neuen Lebens behütet. Im Brauchtum begegnen uns die Seelenlichter der Ahninnen und Ahnen in vielerlei Gestalt.

Es ist Zeit zu gehen. Der Greis zieht sich zunehmend zurück, bis zur Vollendung durch den Tod. Er weiß, dass er gehen muss, und bereitet sich darauf vor. Er weiß, dass sein Leben in den nachfolgenden Generationen weiterwirkt.

Ein materialistisches, egozentrisches Leben ohne gelungene Beziehungen und Handlungen ist unerfüllt. Ungelöste Konflikte binden an dieses Leben. All dies kann zu einem krampfhaften Festhalten an diesem Dasein führen. Ein guter Übergang ins Reich der Ahnen wird dadurch erschwert.

FARBE DIESER ZEIT

Violett-Braun – das dunkle Braun der offenen Äcker in den Nebeln des Novembers. Das Violett des Nachthimmels, das braun gefärbte Herbstlaub, das die Erde schützt.
Jahreszeit: SPÄTHERBST/WINTERBEGINN

GESUNDHEITSTHEMEN: UROLOGIE, GEHIRN, MUSKULATUR, BINDEGEWEBE

Maßnahmen bei urologischen Themen

Urologie ist jenes Fachgebiet in der Medizin, welches sich mit den harnbildenden und harnableitenden Organen sowie den männlichen Geschlechtsorganen beschäftigt. Alle relevanten Maßnahmen findest Du in folgenden Kapiteln:

- Kapitel Maifest – einfache Maßnahmen für die Nieren, S. 84
- Kapitel Sommersonnenwende – Maßnahmen bei Erektionsstörungen, S. 109
- Kapitel Herbst-Tag-und-Nacht-Gleiche – Einfache Maßnahmen bei Prostataproblemen, S. 156 f.

Zusammenfassend lässt sich sagen, dass der gesamte urologische Komplex im Zusammenhang mit unserer Grundenergie und damit unserer Vitalität steht. Alle in diesem Buch präsentierten Impulse, die uns „auftanken“, sind hier anzuwenden:

- Atemimpuls im Kapitel 21. Dezember, S. 46 f.
- Stehen wie ein Baum im Kapitel Maifest, S. 103 f.
- Impuls für den Beckenboden im Kapitel Sommersonnenwende, S. 129
- Sonnenimpuls „Licht tanken“ im Kapitel Sommersonnenwende, S. 130

- „Energietanken" im Kapitel Schnitterin, S. 153 f.
- Entspannungsimpuls im Kapitel Schnitterin, S. 154
- Aktivierungsimpuls für das Gehirn im Kapitel Herbst-Tag-und-Nacht-Gleiche, S. 170

Maßnahmen für das Gehirn

Unser Gehirn ist, wenn man so will, der Zentralcomputer in unserem Körper. Von hier aus werden alle Aktivitäten gesteuert, überwacht und modifiziert. Dies aber in einem gigantischen Wechselspiel gegenseitiger Beeinflussung, sowohl mit unserer Umgebung als auch dem Körperinneren. Man kann ohne Weiteres behaupten, dass der Mensch in seiner Gesamtheit über den leistungsfähigsten Computer verfügt, den es gibt. Alle Prozesse passieren in Echtzeit und gleichzeitig. Nur ein minimaler Bruchteil davon gelangt in unser Bewusstsein.

Und trotzdem sind wir noch unendlich viel mehr als ein Hochleitungs-Bio-Computer. Wir sind spirituelle Wesen und verfügen über Eingebung und Intuition – Phänomene, die durch die reine Betrachtung unseres Gehirnes als Zentralcomputer nicht zu erklären sind.

Nichtsdestotrotz ist ohne ein gut funktionierendes Gehirn Gesundheit nicht möglich. Gehirnpflege ist in Sachen Gesundheitspflege das Um und Auf. Im Kapitel Herbst-Tag-und-Nacht-Gleiche findest Du unter der Überschrift „Demenz – das große Vergessen" die wesentlichsten Maßnahmen, um gut für Dein Gehirn zu sorgen (S. 157).

Der Aktivierungsimpuls für das Gehirn im genannten Kapitel (S. 70) ist dabei besonders hervorzuheben.

Einfache Maßnahmen für die Muskulatur

Die Muskulatur ist der aktive Teil unseres Bewegungsapparates. Sie besitzt die Fähigkeit, sich zusammenzuziehen und auszudehnen. Auf diese Art können mit der Skelettmuskulatur Körperteile gegeneinander bewegt werden. Andere Muskeln sind für unbewusste Aktivitäten, wie Darmmotorik oder Blutkreislauf, zuständig.

Bei der Skelettmuskulatur unterscheiden wir je nach Aufbau, ob es sich um eher ausdauerfähige oder kraftorientierte Muskelfasern handelt. Grundsätzlich gilt für alle Muskeln, dass ein so genannter Eutonus, also ein richtiges Maß an Grundspannung, für eine optimale Funktion notwendig ist. Sowohl Überspannung als auch zu wenig Spannung ist kontraproduktiv. Es ist also im Zuge von Muskeltraining immer darauf zu achten, dass diese Balance erreicht wird.

Muskeln wollen benützt werden. Wer sich schon einmal das Bein gebrochen hat und nach der Gipsabnahme dieses betrachtet hat, weiß, wovon hier die Rede ist. Man fragt sich, ob dieses dünne Bein wirklich zum eigenen Körper gehört. Was ist passiert? Die Beinmuskulatur wurde über einen größeren Zeitraum nicht benützt und der Körper hat als Energiesparmeister rasch damit begonnen, diese unnötigen Energiefresser namens Muskeln abzubauen. Das heißt im Klartext, verwende Deine Muskulatur. Bewege Dich, scheue Dich nicht vor körperlicher Arbeit und trage auch schwere Sachen, natürlich ohne Dich dabei zu überlasten.

Krafttraining tut gut und hält jung. Mache, wenn Du körperlich dazu in der Lage bist und nachdem Du eine Minute am Stand locker gelaufen bist, täglich ein paar Liegestütze, Strecksprünge und Kniebeugen. Ganz locker, jeden Morgen ein bisschen was. Dies ist insbesondere wichtig, wenn Du keine körperliche Arbeit verrichtest. Hand aufs Herz, der Zeitaufwand ist minimal und die Wirkung ist groß.

Der Pferdestand im Kapitel Maifest kräftigt Beine und Becken (siehe S. 104 f.).

Wenn Du Kraft aufbauen willst, brauchst Du hochwertiges Eiweiß und Fett. Iss immer wieder ein paar Bio-Eier, am besten von Hühnern, die ihre Nahrung noch aus der Wiese picken. Verwende hochwertige Fette anstatt der billigen Saatöle. Iss Nüsse und Samen und mach Dir ab und zu ein leckeres Linsengericht.

Sanftes Ausdauertraining (siehe dazu den Impuls im Kapitel Schnitterin, S. 152 f.) fördert Durchblutung und Stoffwechsel in der Muskulatur. Das brauchst Du, damit das Krafttraining optimal wirkt.

Entspannung und Regeneration sorgen für den Ausgleich nach einer Belastung. Lockeres Bewegen, eine gemütliche Badewanne oder Infrarotkabine sind wunderbar angenehme

Regenerationsmaßnahmen. Nutze auch den Entspannungsimpuls im Kapitel Schnitterin, S. 54.

Maßnahmen für das Bindegewebe

Unter Bindegewebe verstehen wir alle Körperstrukturen, die zusammenhalten, binden, stabilisieren, führen, umhüllen und damit dem Körper und seinen Anteilen Form geben. Es beginnt bei der Haut und führt bis in die Zellen hinein.

Bis vor wenigen Jahren war neben dieser Formgebung kaum etwas über die zahlreichen weiteren Funktionen des Bindegewebes bekannt. Mittlerweile ist klar, dass das Bindegewebe eine nach dem Prinzip der Tensegrität angeordnete Struktur bildet. Das bedeutet beispielsweise, dass es maßgeblichen Anteil an der Aufrichtung gegen die Schwerkraft hat, dabei flexibel ist und ein perfektes Dämpfungssystem bei Stoßbelastungen bildet. Man kann sich das wie bei einem Grashalm vorstellen, der sich, solange er lebendig ist, völlig ohne Muskulatur gegen die Schwerkraft aufrichtet und sich im Wind mitbewegen kann.

Des Weiteren bildet das Bindegewebe ein Kommunikationssystem, welches alle Körperstrukturen gleichzeitig erreicht. Ein gesundes Bindegewebe ist wesentlich für eine solide, ganzheitliche Gesundheit.

Wie so oft ist es auch hier in erster Linie die Lebensführung und allem voran die Ernährung, die den wesentlichsten Einfluss auf den Zustand des Bindegewebes haben. Wenn die Leber nicht in der Lage ist, Toxine auszuleiten, werden diese im Bindegewebe abgelagert. Dies mag über einen gewissen Zeitraum keine Probleme machen, aber irgendwann ist es dann zu viel. Organe, Muskeln oder Gelenke beginnen zu reagieren und erzeugen oft Krankheitsbilder, die schwer zuordenbar sind. Wichtig ist zu beachten, dass, wann immer das Bindegewebe manipuliert wird, Toxine freigesetzt werden können. Wenn die Leber zu einem solchen Zeitpunkt damit überfordert wird, werden die Schwierigkeiten noch größer. Achte also im Zuge von Maßnahmen, die das Bindegewebe beeinflussen, gut auf Deine Leber (siehe dazu die Empfehlungen im Kapitel Maifest, S. 84).

Es gilt also auch hier: Eine gesunde, ausgewogene Ernährung (siehe dazu die Maßnahmen für die Verdauung im Kapitel 21. Dezember, S. 24) und ausreichend sauberes Trinkwasser sind der Schlüssel zu einem funktionalen Bindegewebe.

- Mobilisiere Deine Gelenke. Strecke und dehne Dich nach dem Aufstehen. Gähne absichtlich dazu. Bewege alle Gelenke von den Fingern bis zu den Zehen spielerisch in die verschiedenen Richtungen.
- Führe den Mobilisierungsimpuls aus dem Kapitel Maifest aus (S. 105).
- Rubble die Haut mit einer Bürste oder einem Rubbelschwamm (die Haut ist auch Teil des Bindegewebes).
- Das Bindegewebe mag Kollagen und Eiweiß. Iss ab und zu eine gute, echte Rinderknochensuppe, das ist eine großartige Kollagenquelle! Eier und Nüsse liefern dem Bindegewebe ebenfalls wertvolle Nährstoffe.

DAZUGEHÖRIGE PFLANZEN UND DEREN BEDEUTUNG UND VERWENDBARKEIT

Hanf

Cannabis sativa

Hanf ist eine der ältesten Nutzpflanzen der Welt und ein wahrer Tausendsassa. Man geht heute von bis zu 50.000 Produkten aus, die aus dieser robusten Pflanze hergestellt werden können. Die Palette reicht von Arzneimitteln über Seile und Kleidung bis hin zu biologisch abbaubaren Autokarosserien. Die medizinisch relevanten Wirkstoffe im Hanf sind THC (Tetrahydrocannabinol) sowie CBD (Cannabinol). An der medizinischen Wirkungsweise beider Substanzen wird derzeit weltweit intensiv geforscht. Beide Substanzen werden aus der weiblichen Pflanze bestimmter Hanfsorten gewonnen, wobei sie sich in der Wirkungsweise stark unterscheiden.

THC ist jenes Cannabinoid, welches die bekannte Rauschwirkung erzeugt und einen Suchtmechanismus auslösen kann. Diese Substanz unterliegt in vielen Ländern dem Sucht- bzw. Arzneimittelgesetz und den entsprechenden Strafregelungen. THC kann in der Regel nur bei entsprechender Indikation als Arznei verschrieben werden. Anwendungsgebiete sind Beispielsweise chronische Schmerzzustände oder Krämpfe bei Multipler Sklerose. Da THC auch appetitfördernd wirkt, kann es bei Menschen, die an HIV oder Krebs erkrankt sind und unter massivem Gewichtsverlust leiden, zum Einsatz kommen. Wenn keine medizinische Begründung für die regelmäßige Einnahme von THC vorliegt, sollten Männer dringend davon Abstand nehmen. Nicht nur wegen der bekannten, schädlichen Wirkung regelmäßigen Drogenkonsums und dem daraus resultierenden Strafbestand, sondern auch weil der Testosteronspiegel, ähnlich wie bei dauerhaftem Alkoholmissbrauch, gesenkt wird.

CBD ist wesentlich weniger bedenklich und wirkt unter anderem schmerzlindernd und stimmungsaufhellend.

CBD dagegen wirkt nicht berauschend und suchtbildend. Produktion, Besitz und Verkauf sind daher legal und das bisher bekannte Wirkspektrum dieser Substanz kann sich durchaus sehen lassen. Beispiele für Effekte bei der Einnahme von CBD, von denen derzeit ausgegangen werden kann, sind: angstlösend, stimmungsaufhellend, schmerzlindernd und krampflösend.

Zur Einnahme sind CBD-Produkte als Öl, Blüten oder Tee erhältlich. Auch Kosmetikprodukte mit CBD füllen immer mehr die Regale.

Hanfsamen wiederum können als Superfood bezeichnet werden. Das daraus gewonnene Öl zählt zu den hochwertigsten Pflanzenölen. Die Samen selbst können geschält oder ungeschält den verschiedensten Speisen beigefügt werden. Sie enthalten unter anderem eine hohe Menge an hochwertigem Fett und Eiweiß und sind daher ganz besonders in Sachen Sport und Muskelaufbau wichtig. In roher Form sind die Samen allerdings nur geschält genießbar, da die Schale recht hart ist.

Früchtejoghurt mit Hanfsamen

1 EL Hanfsamen
evtl. 1 kleiner TL geröstete Hanfsamen
saisonale Früchte/Beeren
150 g Joghurt
1 TL Honig

Die Früchte kleinschneiden. Ein Fruchtstück oder eine Beere auf die Seite geben. Den Honig unterrühren. Hanfsamen, Früchte/Beeren in einer Schüssel ins Joghurt rühren. Mit gerösteten Hanfsamen und einem Stück Frucht oder Beere garnieren.

Tipp!

Dieses Rezept ist perfekt vor einem Training.

Salbei

Salvia sp.

„Wer Salbei hat, braucht selten einen Arzt." Seit der Antike wird die Heilwirkung des Salbeis beschrieben und genutzt: Er wirkt gegen Bakterien, Pilze und manche Viren, ist gerbstoffreich und entzündungshemmend, gut für die Nerven, hilft gegen Schwitzen, regt Appetit und Verdauung an und lindert Verdauungsbeschwerden. Vor allem der Kultursalbei *(Salvia officinalis)* wird verwendet, er enthält jede Menge ätherische Öle, Gerbstoffe, Harze und organische Säuren, welche antiseptisch, astringierend und entzündungshemmend wirken. Heimisch bei uns ist der weniger aromatische, jedoch wunderschön blühende Wiesensalbei *(S. pratense)*.

In der Volksmedizin findet Salbei Verwendung bei Halsentzündungen und zur Zahnpflege, bei Verdauungsbeschwerden und zur Schweißhemmung. Hierfür lässt sich Salbeitinktur gut tropfenweise anwenden.

Salbeitinktur

Salbeitinktur ist ein sehr wirkungsvolles Hausmittel. 1 Handvoll frische Salbeiblätter in ein Marmeladenglas füllen, mit Korn oder Obstbrand aufgießen, gut verschließen und in die Sonne stellen, 8 Wochen ziehen lassen. Dann die Tinktur abgießen, die Blätter dabei gut auspressen und in kleine Fläschchen mit Tropfer füllen. Die Tinktur wird tropfenweise verwendet, zum Beispiel als Gurgelwasser bei Halsweh, als Mundspülung oder als Anti-Schwitz-Getränk, für ein erfrischendes Fußbad eignet sich Salbeitinktur ebenfalls.

Die wertvollen, ätherischen Öle von den Kräutern sind schnell verdampft, wenn zum Teeaufguss kochend heißes Wasser verwendet wird, daher nur heißes Wasser verwenden. Aromatischer Salbeitee zieht 3 Minuten, starker, gerbstoffreicher Salbeitee zum Gurgeln zieht 15 Minuten und länger. Salbei wirkt sehr stark, es reicht 1 TL Kraut für ½ Liter Wasser! Grundsätzlich gilt: Je länger der Tee zieht, umso mehr Gerbstoffe enthält er.

Hagebutte

Fructus Rosa sp.

Schon in der Steinzeit hatte die Hagebutte einen zentralen Stellenwert als Nahrungsquelle und Heilmittel, die Früchte wurden getrocknet und als Vorrat gehortet. Tatsächlich ist sie voller Vitamin C (ihr Gehalt an Vitamin C ist bis zu 20-Mal höher als der Vitamingehalt von Zitronen), Vitamin A und B, E, B_1, B_2, K, P, H und Betacarotin, Pektin, Fruchtsäure, Fruchtzucker, Gerbstoffe sowie Mineralstoffe, wie Kalium, Magnesium, Phosphor, Natrium, Calcium und Eisen, und Spurenelemente, wie Zink und Kupfer, und Vitalstoffe. Die heutige Naturheilkunde empfiehlt die Hagebutte zur Vorbeugung von Erkältungs- und Infektionskrankheiten, zur Festigung der Gefäße bei Venenleiden, bei Zahnfleischbluten und Parodontose. Sie verbessert die Sauerstoffversorgung der Körperzellen und schützt somit vor freien Radikalen. Die Hagebutte ist magenwirksam und wirkt aufgrund der Pektine und Fruchtsäuren mild abführend und harntreibend. In der Volksheilkunde wird die Hagebutte deshalb bei Entzündungen der Harnwege, bei Blasen- und Nierensteinen sowie zur Stärkung des Magens und der Galle eingesetzt.

Das Vitamin C der Hagebutte ist, im Vergleich zu anderen Vitamin-C-haltigen Pflanzen, sehr hitzestabil und bleibt auch nach kurzem Kochen oder im Tee nach dem Überbrühen noch weitgehend erhalten. So kann man sicher sein, dass in Hagebuttenmark oder -marmelade auch Vitamin C enthalten ist. Das macht die Hagebutte zum wirksamen Nahrungs- und Heilmittel für die dunkle und kalte Jahreszeit: als Vorbeugung gegen Infektionskrankheiten und Erkältungen oder in der Rekonvaleszenz. Vitamin C wirkt außerdem antioxidativ und schützt, Folsäure sowie Vitamin E tun ihr Übriges.

Einer der vitaminreichsten Tees ist der Hagebuttentee aus der ganzen Frucht. Er begleitet uns durch das ganze Jahr: Im Frühjahr zur Überwindung der Frühjahrsmüdigkeit, im Sommer herrlich erfrischend und im Herbst und Winter eine großartige Unterstützung für unsere Abwehrkräfte. Wäre es nicht mal etwas Besonderes, diesen Tee von der Ernte über die Verarbeitung bis zum Trinkgenuss selbst zuzubereiten? Die Zubereitung ist einfach. Übergieße etwa 2 Teelöffel im Ganzen (also samt Kernen und Härchen) zermahlene Hagebutten in einer Tasse mit kochendem Wasser, fülle die Mischung in einen Topf und lass sie etwa 10 Minuten leicht köcheln und dann ca. 15 Minuten ziehen. Übrigens ist die natürliche Farbe des Hagebuttentees gelblich-rosa oder orange.

Beim gekauften Tee wird die rote Farbe durch Zusatz von Hibiskus erzeugt. Er ist sehr sauer und kein Vergleich zum natürlichen Tee.

Walnuss

Juglans regia

Die Walnuss wird aufgrund ihres hohen Gehalts an lebensnotwendigen, mehrfach ungesättigten Fettsäuren in der Naturheilkunde geschätzt und besitzt unter allen Nüssen den höchsten Gehalt an Omega-3-Fettsäure, zudem ist das Verhältnis der herzgesunden Omega-3-Fettsäure und der Omega-6-Fettsäure zueinander (1 : 4) ideal. Omega-3-Fettsäuren senken Blutdruck und Cholesterinspiegel, hemmen Entzündungen in den Arterien, verbessern die Durchblutung in den Gefäßen und senken die Gefahr von Arteriosklerose und Herz-Kreislauf-Krankheiten, ähnlich wie durch den Genuss von Leinsamen und Leinöl. Schon 1 Handvoll Walnüsse (rund 30 Gramm) am Tag reicht dazu aus.

Halbreif geerntet, dienen die Früchte samt grüner Schale zur Herstellung von Likören oder Schnäpsen. Durch den hohen Fettgehalt sind Nüsse generell sehr kalorienreich. Walnüsse sind eine gute Quelle für das Schlafhormon Melatonin, das aufgrund seiner antioxidativen Wirkung Herz-Kreislauf-Erkrankungen vorbeugen kann.

Darüber hinaus enthalten sie auch noch größere Mengen an Vitamin B_6, das unsere Konzentration verbessert und uns vor Müdigkeit und Nervosität schützen kann. Da Walnüsse zudem einen hohen Zinkanteil haben, stärken sie auch unser Immunsystem.

Archäologische Funde lassen vermuten, dass die Walnuss bereits vor 9.000 Jahren als Nahrungsmittel genutzt wurde. Herkunft und Lagerung sind bei Walnüssen besonders wichtig, denn wenn sie schimmeln, entsteht das äußerst gesundheitsschädliche Aflatoxin. Daher ist es wichtig, Walnüsse luftig zu lagern und zügig zu verbrauchen. Die meisten bei uns im Handel erhältlichen Walnüsse stammen aus Kalifornien, wo das weltweit größte Anbaugebiet ist. Ziehe hier heimische Nüsse vor, am besten aus dem eigenen Garten, auch wenn sie kleiner und mühsamer auszulösen sind!

Haselnuss

Coryllus avellana

Der Haselnussstrauch ist in unserer Kultur eine mysterienreiche Pflanze, denken wir ans Märchen vom Aschenputtel und die Schätze, die sich in den Nüssen verbergen, an die Paracelsus-Legende, wonach ein Stück vom Haselwurm, der unter dem Haselstrauch lebt, das er verzehrt hat, ihm seine große Weisheit beschert hat. Ähnlich wie in einer irischen Sage, die vom weisen Lachs, der sich von zauberkräftigen Haselnüssen ernährt hat, und dem Helden McCumhill handelt, der von diesem Lachs, den er für seinen Herrn braten soll, einen Spritzer heißes Fett abbekommt und diese 3 Tropfen, die die Essenz der Weisheit darstellen, ableckt und damit alle Weisheit der Welt anstatt seines Herrn erlangt. Auch zum Räuchern für die Lebenslust wurden Haselnussblätter verwendet, zum Schutz vor Unwettern wurden Haselkätzchen ins Ofenfeuer geworfen. Auch den Reisenden beschützt der Wanderstab aus Haselnuss und sichert die wohlbehaltene Heimkehr. Auch werden Wünschelruten gerne aus Haselnussästen geschnitten. In der Heilkunde werden Blatt, Rinde und die Kätzchen verwendet.

Haselnusskätzchen-Tee

Dieser Tee steigert den Blutdruck und hilft so bei Kreislaufproblemen, ist fiebersenkend und schweißtreibend.

Haselnussblatt-Creme

Diese Creme hilft bei Hautkrankheiten, Krampfadern und Venenentzündungen. Erhitze 2 Handvoll Haselnussblätter für etwa 1 Stunde in 30 ml gutem Olivenöl, aber Vorsicht, das Öl darf dabei nicht kochen. Dann stell die Mischung beiseite, um lauwarm abzukühlen, gieße das Öl ab und drücke dabei die Blätter gut aus. Das Öl wird nun mit 4 g Bienenwachs und 8 g Lanolin vermischt und so lange erhitzt, bis sich eine homogene Flüssigkeit gebildet hat. Die noch flüssige Salbe in Cremetiegel füllen.

Ingwer

Zingiber officinale

Ingwer ist bekannt für seine wertvollen Inhaltsstoffe und kommt ursprünglich aus Indien. Er gehört zu den ältesten Gewürzen der Welt und ist mit seinem scharf-zitronigen Geschmack einzigartig. Dass Ingwer gesund für Körper und Geist ist, haben Heiler und Ärzte in China und Indien schon vor rund 5.000 Jahren gewusst (Traditionelle Chinesische Medizin, TCM). Er ist reich an Vitaminen und Nährstoffen. Frischer Ingwer hat einen besonders hohen Kalium- und Magnesiumgehalt, Vitamin C und alle B-Vitamine, außer Vitamin B_{12}. Ingwer ist eine wichtige Quelle für Spurenelemente (Kupfer, Mangan, Zink und Eisen) und reich enthaltene ätherische Öle (Borneol, Cineol, Phellandren und Farnesen), Scharfstoffe (Gingerole) und Flavonoide (Curcumin), denen antioxidative, entzündungshemmende und krebsunterbindende Wirkungen nachgesagt wird, sie machen Ingwer zu einer wahren Superknolle.

Ingwer hilft bei Erkältung, Schmerzen, Übelkeit und stärkt das Immunsystem. Neuste Studien belegen, dass Curcumin die körpereigene Reparatur von Nervenzellen unterstützt und diese vor oxidativem Stress schützt und zur Entgiftung beiträgt. Curcumin ist gelblich und färbt Ingwer und auch die Kurkumawurzel. Gingerol wirkt entzündungshemmend zur Behandlung von Arthrose und Rheuma und schmerzlindernd (bei Kopf- oder Regelschmerzen). Nachgewiesen ist, dass Ingwer eine abtötende Wirkung gegen Rhinoviren (Erkältungsviren) hat und bei Erkältung hilft. Durch die Produktion von Magensaft, Speichel und Gallensaft unterstützt Ingwer die Verdauung, er wirkt aber auch gegen Übelkeit und Erbrechen. Vor diesem Hintergrund werden Ingwerpräparate auch in der Chemotherapie eingesetzt, um die Auswirkungen zu lindern.

In der traditionellen chinesischen Medizin werden zwei Anwendungsformen klassifiziert: Roher Ingwer und getrockneter Ingwer. Rohem Ingwer wird eine positive Wirkung bei der Erkältungsabwehr, Hustenlinderung und Darmbeschwerden zugeschrieben, getrockneter Ingwer gilt als schleimlösend, gut für die Verdauung und positiv für die Unterstützung der Hirnfunktionen.

Typische Zubereitungsformen für rohen Ingwer sind Ingwerwasser oder Ingwertee. Dafür wird die rohe Wurzel in dünne Scheiben geschnitten oder geraspelt. Bio-Ingwer verwenden, dann kann die äußere Haut dranbleiben.

Ingwertee

Zur Teezubereitung den Ingwer in einer Kanne oder einem Becher mit kochendem Wasser aufgießen und 15 Minuten ziehen lassen. Durch das heiße Wasser werden die Scharfstoffe aus der Knolle gezogen und im Wasser gelöst. Die Zugabe von Minze, Thymian, Honig oder Zitrone sorgt für wirkungsvolle Geschmacksvarianten.

Ingwerwasser

Es wird ähnlich zubereitet, dazu die Ingwerscheiben oder -raspeln mit zimmerwarmem Wasser übergießen, einige Stunden ziehen lassen und trinken. Auch Ingwerwasser bringt den Kreislauf, die Durchblutung und die Verdauung in Schwung. Im Sommer ist es sehr erfrischend – vor allem zusammen mit etwas Zitronensaft und Minze!

Wendest Du Ingwer innerlich an, solltest Du wissen, dass Ingwer die Bildung von Magensäure anregt, das kann im Übermaß zu Sodbrennen, Aufstoßen oder Magenschmerzen führen. Wenn Du an Gallensteinen leidest, solltest Du bedenken, dass Ingwer den Fluss von Gallensaft anregt.

Ingwer regt die Durchblutung und das Herz-Kreislauf-System an. Deshalb kann es nach Einnahme kurzfristig zu einem leichten Anstieg des Blutdrucks kommen, der im Normalfall aber nicht lange anhält.

Da Ingwer als blutverdünnend und gerinnungshemmend gilt, wird von der Einnahme vor Operationen abgeraten und Ingwer darf nicht zusammen mit Blutgerinnungshemmern eingenommen werden.

Ingwerwickel bei Erschöpfungszuständen

Der Klassiker unter den Ingweranwendungen ist der Ingwerwickel. Geraspelten Ingwer mit heißem, nicht kochendem Wasser übergießen und zu einem Brei verrühren. Nach zehn Minuten wird der Brei nochmal mit heißem Wasser übergossen und die Masse in ein Baumwolltuch gefüllt, ausgedrückt und auf die gewünschte Stelle aufgelegt. Die Wärme und die Wirkstoffe des Wickels helfen bei Muskel- und Gelenksschmerzen, entspannen als Leber-/Nierenwickel und helfen bei Erschöpfungszuständen.

Die Ingwerpaste nicht zu hoch konzentrieren, weil sie direkt auf die Haut aufgelegt wird und nicht länger als 10 Minuten auf der Haut lassen, die enthaltenen Scharfstoffe können zu Reizungen führen.

Ingwer-Chutney

750 g Birnen
1 daumenlanges Stück Bio-Ingwer
1 Chili
1 Schalotte
150 ml Weißweinessig
Saft von ½ Zitrone
3 EL brauner Zucker
1 Prise Salz

Die Birnen waschen, vierteln, das Kerngehäuse ausschneiden und in kleine Würfel schneiden, die Schalotte schälen und fein hacken, ebenso Chili und Ingwer. Alle Zutaten in einen Topf geben und auf kleiner Flamme

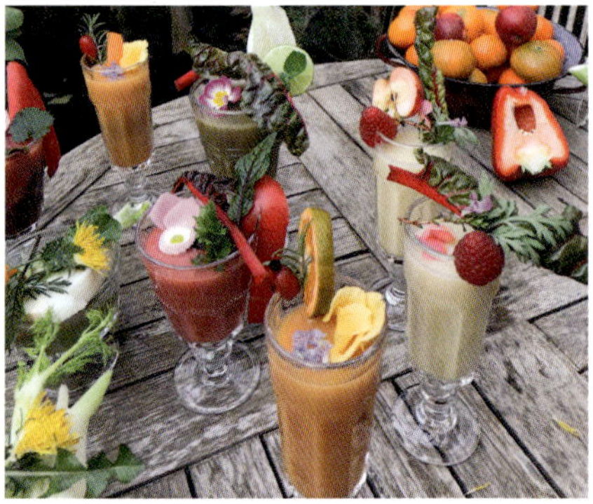

© Elisabeth Maria Mayer

30 Minuten miteinander verkochen. Wenn das Chutney eine marmeladenartige Konsistenz hat, ist es fertig und kann in kleine Marmeladengläser mit Schraubverschluss gefüllt werden. Kühl gelagert, hält es viele Monate und erfreut mit seiner feinen Schärfe.

Mohn

Papaver somniferum

Die Mohnkapsel, Symbol des Morpheus, Gott des Traumes, Nyx, der Göttin der Nacht, und Thanatos, Gott des Todes, beschreibt die außerordentliche Bedeutung, die diese Kulturpflanze für den Menschen des Altertums hatte. Erstmals mit der Entdeckung von Opium und Meconium (aus der ausgepressten Mohnpflanze gewonnen und wirkungsschwächer als Opium) als Schmerzmittel standen der Heilkunst Mittel zur Verfügung, die medizinische Eingriffe für Patienten erträglich oder gar erst möglich machten. Morphin und etliche andere Opiate (wie Codein) werden aus Schlafmohn hergestellt. Sie machen müde, schmerzfrei, euphorisch. Im frühen Christentum war die Anwendung von Opium verboten, Mohnsaft galt als Satanswerk, Krankheit als Gottes Strafe. Mit der medizinischen Heilkunde aus dem Morgenland kehrte auch Opium nach Europa zurück.

Die heutige kulinarische Verwendung von Mohnsamen mutet im Vergleich harmlos an, es handelt sich jedoch um dieselbe Pflanze, nämlich den Schlafmohn *Papaver somniferum*, der als Blaumohn mit türkischem Ursprung, Weißmohn mit indischem Ursprung oder Graumohn angeboten wird. Graumohn ist ein ausschließlich österreichisches Produkt, das besonders im Waldviertel angebaut wird. In Österreich ist der Schlafmohnanbau im Unterschied zu Deutschland erlaubt und blickt auf eine lange Tradition bis in die Hallstadtzeit zurück. Der Name Schlafmohn verweist auf seine Verwendung als Schlafmittel in der Antike. Die Mohnsamen werden als Nahrungsmittel und zur Ölgewinnung verwendet. Opium selbst heißt der getrocknete Milchsaft, der aus den angeritzten, noch grünen Samenkapseln gewonnen wird.

Mohnsamen weisen eine besonders günstige Zusammensetzung an Fettsäuren auf, punkten durch einen hohen Gehalt an Eisen, Calcium, Kalium und Magnesium sowie Vitamin B_1 – alles Stoffe, die zur Gesundheit beitragen und Herz, Gehirn sowie Muskeln stärken können. Studien bestätigen die antioxidative, antimutagene und antikarzinogene, antimikrobielle und antiparasitäre, entzündungshemmende Wirkung.

Mohnsamen werden wegen ihres typischen Geschmacks gerne in Brot, Brötchen und Kuchen verarbeitet. Die Samen stammen vom Schlafmohn, aus dem auch psychoaktive Substanzen, wie Morphin und Codein, gewonnen werden. In der Regel enthält der Speisemohn jedoch nur Spuren dieser Substanzen, kann jedoch vereinzelt gefährlich hohe Alkaloidgehalte aufweisen. Daher sollen Schwangere und Stillende von dem Verzehr größerer Mengen Speisemohn absehen. Roher Blaumohn sollte stets gewaschen werden, ehe er verzehrt oder zum Backen verwendet wird. So lässt sich der Gehalt an Morphin deutlich senken.

Mohn wirkt verdauungsfördernd und reguliert den Blutzuckerspiegel und ist somit ein langanhaltender Sattmacher.

TIPP VON DER *Kräuterfee*

Übrigens bringt Mohn den Darm auf Vordermann, in 100 g Mohnsamen stecken mehr als 20 g Ballaststoffe!

Springkrautsamen – Indisches Springkraut

Impatiens grandulifera

Das drüsige Springkraut, auch Indisches oder Himalaya-Springkraut genannt, ist eine einjährige, nicht winterharte Pflanze und stammt ursprünglich aus dem Himalaya. Sie wurde 1839 durch den in Indien geborenen Arzt und Pflanzensammler John Forbes Royel als Gartenzierpflanze von Kaschmir nach England importiert. Von dort verbreitete sie sich schnell über ganz Europa und wird seither landläufig „Bauernorchidee" genannt. In den letzten Jahren wird das drüsige Springkraut gerade im Sommer durch die Medien immer bekannter, meist als invasiver Neophyt, also als „Pflanzlicher Eindringling" verschrien, der heimische Arten verdrängt und daher am besten ausgerottet werden soll.

Wer diese Pflanze etwas genauer betrachtet, wird schnell das Potenzial zur vielfältigen Nutzung durch Mensch und Tier erkennen. Die stark süßlich duftenden, rosa-mauvefarbenen Blüten werden von Insekten gerne besucht und spenden bis zum ersten Frost reichlich Nektar. Sie können in kleinen Mengen auch von uns als essbare Dekoration roh verzehrt werden. Zu den Hauptwirkstoffen zählen: Glykoside wie Scopoletin, Bitterstoffe, Gerbstoffe in Form von Tanninen und einige organische Säuren. Beeindruckend ist, dass die Pflanze ein Vielfaches an Nektar gegenüber einem vergleichbaren heimischen Gewächs produzieren kann. Zudem hat die Blüte einen sehr hochwertigen zuckerhaltigen Blütenstaub zu bieten, somit ist diese Pflanze ein wahrer Segen für Insekten. Zu seiner Verbreitung trugen auch Imker bei, welche die Pflanze als Bienen-Futterpflanze ausgesät haben. Auch bei anderen Insekten, Schmetterlingen, Wespen, Schwebfliegen und Hummeln ist der reichlich produzierte, sehr zuckerhaltige Nektar begehrt und durch die sehr lange Blütezeit bis in den Herbst hinein ist das Springkraut eine dauerhafte Nektarquelle. Das Leckerste sind jedoch die Samen. Sie schmecken ähnlich wie Walnüsse und können überall dort verwendet werden, wo man Nüsse verwenden würde. Die jungen Blätter werden gerne als Futterpflanze von Schmetterlingsraupen angenommen, z. B. von den Raupen des mittleren Weinschwärmers. In der nordindischen Volksheilkunde wurde das blühende Kraut in geringer Dosierung als abführender, harntreibender, Erbrechen auslösender Tee angewendet, diese körperliche Reinigung wird im seelischen Bereich übertragen.

Aufgrund der Inhaltsstoffe (zum Beispiel Gerbstoffe) ist die äußerliche Anwendung bei entzündeten und juckenden Hautstellen möglich. Etwa das Zerreiben frisch gepflückter Blüten auf Hautstellen, die von einer Pilzinfektion betroffen sind, oder auf Insektenstichen. In der europäischen Medizin am populärsten ist sicher die Anwendung des Springkrauts als das Mittel „Impatiens" in der Bachblütentherapie. Seine Blütenbotschaft ist „Ich nehme mir Zeit. Ich habe Geduld. Ich entspanne mich." In der Phytotherapie hat das Indische Springkraut bei uns keine Bedeutung, was daran liegt, dass sich diese Pflanze erst seit dem 19. Jahrhundert bei uns verbreitet hat, daher gibt es weder homöopathische, spagyrische, noch anthroposophische oder phytotherapeutische Arzneimittel.

Ab August kann man die Samen ernten, verwendet werden sowohl die unreifen, gelblich weißen als auch die ausgereiften braunschwarzen Nüsschen. Sie haben ein appetitliches Walnussaroma und eignen sich für alle Gerichte, bei denen man Nüsse verwendet, z. B. für Pestos anstatt Pinolis (Pinienkerne), in Bratlingen, über den Salat gestreut. Die Samen können auch kurz in einer Pfanne angeröstet werden und bekommen so ein kräftigeres, herbes Aroma. Immer wieder liest man über den hohen Gehalt von etwa 50 % Parinarsäure in den Samen, diese zählt zu den Omega-3-Fettsäuren und könnte somit einen wertvollen Beitrag in unserer Ernährung darstellen. Am einfachsten kann man die Samen sammeln, indem man ein Papiersackerl über den Blütenstand stülpt und dieses etwas andrückt, damit die Samen herausspringen, wie der Name der Pflanze schon verspricht. In einem Glas mit Schraubdeckel können die gut getrockneten, reifen, braunen Samen bis zur nächsten Saison aufbewahrt werden.

Ginkgo

Ginkgo biloba

Der Ginkgo, auch Fächerblattbaum genannt, zählt zu den ältesten Baumarten der Erde. Wegen seiner robusten Natur hat er in China Jahrmillionen überdauert, heute ist er als Zierbaum rund um den Globus beliebt.

Verwendet werden die getrockneten Blätter in Tees und Tinkturen bei schwachem Kreislauf, zur Entzündungshemmung, bei geringer Durchblutungsleistung des Gehirns und Konzentrationsschwäche. Klinische Studien haben belegt, dass er sich zur Vorbeugung und Behandlung von altersbedingter Demenz und der Alzheimer Krankheit eignet. Wer ein Ginkgobäumchen im Garten hat, kann einfach die Blätter für Tee oder Tonikum verwenden. Getrocknete Ginkgoblätter werden als Tee oder Tinktur zur Vorbeugung bei altersbedingter Demenz und Konzentrationsschwäche verabreicht.

Artheriosklerose-Tee zur Vorbeugung und Minderung

4 Heilpflanzen, die eine starke Affinität zum Herzen und den Blutgefäßen aufweisen, sind hier vereint und dienen zur Vorbeugung und Minderung.

2 Teile Weißdornfrüchte und -blüten zur Nährung und Kräftigung von Herz, Kreislauf und Gefäßen, 1 Teil Lindenblüten ebenso zur Kräftigung von Herz, Kreislauf und Gefäßen, aber auch zur Gefäßerweiterung und -entspannung sowie zur Erweiterung der Blutgefäße, 1 Teil Ginkgoblätter, der ein spezifisches Heilmittel für die Behandlung von Artheriosklerose ist, da er die Gefäße in der Körperperipherie erweitert, was zur Erhöhung der Wirkung der anderen Pflanzen führt, und 1 Teil Schafgarbenblüten mit sanfter Bitterkraft, die wohltuend kräftigend, zusammenziehend und harntreibend wirken.

Weißdorn

Crataegus monogyna und laevigata

Weißdorn wirkt auf das Herz. Seine Wirkung ist dabei sehr umfassend: Er schützt das Herz, indem er dafür sorgt, dass die Herzkranzgefäße besser durchblutet werden und sie den angebotenen Sauerstoff besser ausnutzen können, dadurch kann auch der Herzmuskel wieder besser, beständiger und gleichmäßiger arbeiten.

Weißdorntee bringt Energie und macht widerstandfähiger gegen Stress und Angst, dadurch steigt die Lebensqualität. Er wirkt messbar frei von Nebenwirkungen. Zur Teezubereitung können Blüten, Früchte und Blätter verwendet werden. Die Blätter kräftigen das Herz am stärksten, die Blüten wirken etwas schwächer. Am schönsten finde ich eine Teekombination aus allen 3 Pflanzenteilen. Für junge Menschen ist Weißdorntee der Herzheiler-Tee! Wenn das Herz also bis zum Hals schlägt, dann braucht es eine Tee-Kur mit Weißdorn. Weißdorn hilft bei nervöser Anspannung, Ängsten, Enttäuschung und altem Schmerz, er tröstet bei dem Verlust eines geliebten Menschen.

Weißdornfrüchte-Tee ist ein hervorragendes, mildes Herzmittel, er harmonisiert die Herztätigkeit, stärkt das Altersherz, reguliert Blutdruck, wirkt beruhigend bei Übererregbarkeit und hilft bei durch Stress hervorgerufenen Herzfunktionsstörungen.

Zur Stärkung des schwachen Altersherzens ist Weißdorn das Mittel erster Wahl, besonders als Morgengetränk für ältere Menschen ist Weißdornfruchttee sehr zu empfehlen! Auch das Mus aus den Früchten regt die Herztätigkeit an und hilft bei Magen-Darm-Grippe.

Um die Früchte für Tee zu trocknen, sollten sie zuerst etwa eine Woche bei Raumtemperatur auf einem Backblech ausgelegt werden und dann bei 50 °C im Backofen (bei leicht geöffneter Türe) nachgetrocknet werden. Um den Tee aus den getrockneten Früchten zuzubereiten, werden diese vermahlen, das Fruchtpulver in kaltem Wasser angesetzt (am besten über Nacht), der Ansatz einmal kurz aufgekocht und ohne Ziehzeit abgeseiht. Weißdorntee kann über Monate getrunken werden, ohne Nebenwirkungen zu entwickeln oder seine Wirkung zu verlieren. Auch in Mischung mit Hagebutte und Himbeerblatt ergibt der Weißdorn einen sehr schmackhaften und gesundheitsstärkenden Haustee.

Der Weißdorn ist in den nördlichen Regionen Europas heimisch, mittlerweile aber auf der ganzen Welt verbreitet und eine Pflanze voller Mythen.

Weißdorn bringt verbrauchte Energie sofort zurück, er ist eine der besten Heilpflanzen für alle, die sich müde fühlen, denen es an Spannkraft fehlt, die schlecht schlafen, schwer atmen, zu Schwindelanfällen, Herzklopfen, Angstgefühlen, Nervosität, Ohrensausen neigen, kurz: für alle Stressgeplagten. Und erholsamer Schlaf stellt sich wie von alleine ein.

TIPP VON DER Kräuterfee

Mit dem fein vermahlenen Weißdornpulver kann auch Getreidemehl gestreckt und somit veredelt werden.

Herzheiler-Tee

2 Teelöffel getrocknete Blüten und Blätter sowie 1 TL frische Früchte mit 1 Tasse heißem Wasser (250 ml) brühen, lass den Tee 20 Minuten ziehen.

Genieße morgens und abends je 1 Tasse, gerne mit Honig gesüßt.

Weißdornfrüchte-Tee

Zerstoße 3–4 TL Früchte, lass diese in ½ l Wasser über Nacht ziehen, anschließend kurz aufkochen und ziehen. Abgießen und die Menge über den Tag verteilt trinken.

Weißdorn-Hagebutten-Tee

je 1 Handvoll getrockneter Weißdornfrüchte und Hagebutten
2 Handvoll getrocknete Himbeerblätter
1 Handvoll getrocknete Blätter von der Schwarzen Johannisbeere
einige zerstoßene Gewürznelken

Die getrockneten Früchte werden in der Küchenmaschine zu Pulver vermahlen, die getrockneten Blätter zerrieben und mit den gestoßenen Nelken und dem Fruchtpulver vermischt und luftdicht in Gläser gefüllt. Nimm 2 EL der Teemischung auf 1 l Wasser und lass die Mischung 15 Minuten ziehen.

REZEPTE UND HAUSMITTEL BESONDERS FÜR MÄNNER

BROT UND RIEGEL IN VIELEN VARIANTEN – SELBST GESAMMELT, SELBST GEBACKEN! KRÄUTER, SAMEN UND FRÜCHTE NÄHREN KÖRPER, GEIST UND SEELE AUF IHRE ALTE WEISE! (ELISABETH MARIA MAYER)

Riegel aus Nüssen, Früchten, Getreide – kraftvolle Snacks, schnell auf Vorrat gemacht

Nussriegel

je 145 g Mandeln, Walnüsse, leicht gesalzen
je 70 g Haselnüsse und Pistazien
je 15 g Brennnesselsamen und Kürbiskerne
30 g Sonnenblumenkerne
je 35 g Hanfsamen und Sesam
30 g Rosinen
Sirup
125 g Waldhonig
60 ml Blütenhonig
1 Prise Salz
1 TL Vanilleextrakt
Meersalz, grob, zum Bestreuen

Den Backofen auf 175 °C vorheizen und die Nüsse auf einem Backblech, das mit Backpapier belegt ist, verteilen und etwa 7 Minuten rösten, dann herausnehmen, in eine große Schüssel füllen, etwas abkühlen lassen und alle anderen Samen (außer Brennnesseln) und Rosinen untermischen. Honig zum Kochen bringen, Vanille und Brennnesselsamen einrühren, über die Nussmischung gießen und schnell durchmischen. Nun auf das Blech mit Backpapier verteilen und festdrücken. Dabei rasch arbeiten, weil die Mischung schnell fest wird. Mit Meersalz bestreuen, etwas abkühlen lassen und in die gewünschte Riegelform schneiden.

Hagebutten-Karamell-Riegel

Für den Boden
115 g weiche Butter
90 g brauner Zucker
1 Eidotter/Eigelb
160 g Vollkornmehl
4 EL Hagebuttenpulver
je 4 EL Hanfsamen (alternativ Springkrautsamen) und Brennnesselsamen
1 Prise Salz
Karamell
200 g Zucker
80 g Wasser
60 g Butter
100 g Schlagobers/Schlagsahen
etwas Salz
Zum Bestreichen
Hagebuttenmarmelade oder Hagebuttenfruchtmark
Glasur
200 g Kochschokolade
1 EL Kokosfett.

Für den Boden alle Zutaten (nicht die Hanfsamen) zu einem geschmeidigen Teig verkneten und auf einem Backblech/einer Backform (etwa 20 x 20 cm), das mit Backpapier belegt ist, verteilen und andrücken. Im vorgeheizten Backofen bei 180 °C etwa

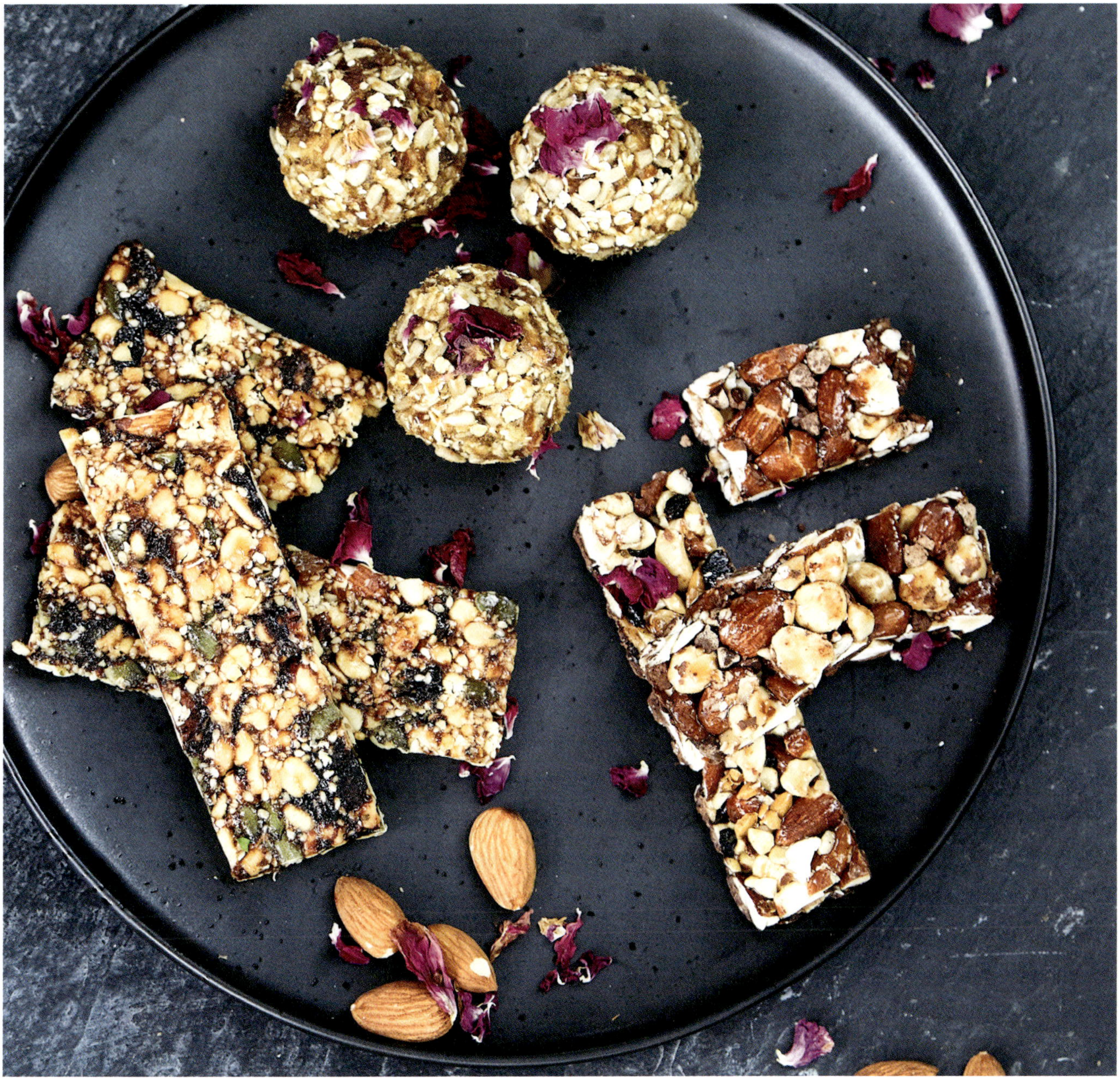

Wildfrucht-Energiekugeln (oben) und Nussriegel in zwei Varianten

20 Minuten backen. Noch heiß mit der Marmelade bzw. dem Fruchtmark bestreichen. Dann zum Abkühlen beiseitestellen.

Für das Karamell Zucker und Wasser erhitzen und so lange auf kleiner Stufe köcheln lassen, bis die Mischung goldbraun ist (ohne umrühren!). Nun bei kleiner Hitze Butter, Schlagobers und Salz beifügen und einrühren.

Für die Glasur das Kokosfett schmelzen und darin die Schokoladenstückchen schmelzen. Auf den marmeladenbestrichenen Boden 2 EL Hanfsamen verteilen und mit dem warmen Karamell übergießen, gleichmäßig verteilen und zum Abkühlen mindestens 2 Stunden kühl stellen. Schließlich in Riegelform schneiden und die Riegel Stück für Stück mit der Schokoglasur überstreichen und die restlichen Hanfsamen drüberstreuen. Auskühlen lassen und kühl und trocken lagern.

Schoko-Kräuter-Riegel

1,5 EL Leinsamen, gemahlen
3 EL Wasser
3 EL Dattelpaste oder Honig
200 g Kichererbsen, fertiggekocht
1 Handvoll Brennnesselblätter, getrocknet und verrieben
1 EL getrocknete Minzeblätter
30 g Haferflocken, fein
270 ml Milch oder Hafermilch
8 EL brauner Zucker
3 EL Mandelmus
60 g gemahlene Haselnüsse
1 TL Backpulver
1 TL Apfelessig
1 TL Vanilleextrakt
4 EL Kakaopulver
90 g Kochschokolade, grob gehackt
Glasur
200 g Kochschokolade
1 EL Kokosfett
Nüsse zum Bestreuen nach Wahl, etwa Pistazien

Alle Zutaten außer der Schokolade nach und nach in eine Schüssel geben und zu einem glatten Rührteig vermixen. Nun die Schokoladenstückchen unterrühren. Den Teig in eine mit Backpapier ausgelegte Backform (30 x 20 cm) oder auf ein Backblech füllen und im vorgeheizten Backofen bei 180 °C etwa 20 Minuten backen. Auskühlen lassen und in Riegelform schneiden. Die Schokolade für die Glasur im Kokosfett schmelzen und die Riegel einzeln damit begießen und mit den Nüssen bestreuen. Auskühlen lassen und kühl lagern.

Wildfruchtschnitten

180 g Datteln, natur, getrocknet, ohne Kern
135 g Walnüsse, gerieben
ca. 2 Handvoll Vollkorn-Oblaten
3 EL Fruchtpulver aus vermahlenem Weißdorn
50 g getrocknete Marillen/Aprikosen
30 g getrocknete Himbeeren
30 g getrocknete Waldheidelbeeren

Die Datteln grob hacken, mit heißem Wasser übergießen, sodass sie knapp bedeckt sind, und einige Minuten quellen lassen. Ebenso die Marillen. Waldhimbeeren und Waldheidelbeeren sortenrein vermahlen oder im Mörser zerstampfen. Das überschüssige Wasser bei Datteln und Marillen abgießen. Datteln, Weißdornfruchtpulver und Haselnüsse verkneten, sodass eine marzipanartige Masse entsteht, diese in drei Teile teilen. Je ein Teil der Masse mit den Marillen, Himbeeren und Heidelbeeren verkneten. Nach Bedarf Wasser oder Apfelsaft tröpfchenweise einarbeiten. Je zwei Oblaten mit der Fruchtmischung füllen und gleichmäßig zusammendrücken, überstehende Füllung abschneiden.

Wildfrucht-Energiekugeln

180 g Datteln, natur, getrocknet, ohne Kern
50 g Sonnenblumenkerne, fein gehackt
85 g Mandeln, gerieben
3 EL Blütenhonig
50 g getrocknete Apfelringe, fein geschnitten (am besten geht das mit einer Schere oder einem Wiegemesser)
30 g Dirndlfruchtmus
30 g Asperlmus (Mispelmus)

Die Datteln grob hacken, mit heißem Wasser übergießen, sodass sie knapp bedeckt sind, und einige Minuten quellen lassen. Ebenso die Apfelstückchen. Das überschüssige Wasser bei Datteln und Äpfeln abgießen. Datteln, Sonnenblumenkerne und Mandeln verkneten, sodass eine teigartige Masse entsteht, diese in drei Teile teilen. Je ein Teil der Masse mit den Apfelstückchen, dem Dirndlfruchtmus und dem Asperlmus verkneten. Nach Bedarf noch etwas geriebene Mandeln oder auch Haferflocken einarbeiten, damit eine formbare Masse entsteht. Aus den fertigen Fruchtmischungen Kugeln formen und in Nüssen, Kokosette oder Fruchtpulver wälzen, nach Geschmack noch mit etwas Schokoladenkuvertüre beträufeln.

Männer-Energiekugeln

je 2 EL Pulver Sibirischer Ginseng und Ginseng
1 EL Ingwerpulver
1 EL verriebene Brennnesselsamen
4 EL Bienenpollen
6 EL gemahlene Kürbiskerne
1 EL gemahlene Sesamkörner
2 EL Spirulina
200 g Mandelmus
200 g Lindenblütenhonig
Kakao oder Kokosflocken nach Wunsch

Alle Zutaten (bis auf Mandelmus und Honig) werden in einer Schüssel vorsichtig miteinander vermischt. In einer zweiten Schüssel werden das Mandelmus und der Lindenblütenhonig miteinander verrührt. Nun werden die beiden Mischungen miteinander verknetet und dabei so viel geriebene Walnüsse beigefügt, dass eine marzipanähnliche Konsistenz entsteht. Daraus kleine Kugeln (ca. 2 cm Durchmesser) formen und nach Belieben in Kakao oder Kokosflocken rollen.

Info!

Die Zusammenstellung dieser wertvollen Zutaten versorgen einen Mann mit einem dauerhaften Energievorrat. Die darin enthaltenen Nährstoffe fördern die männliche Yang-Energie und nähren und kräftigen mit der Zeit auch die männlichen Geschlechtsorgane. 2 Kugeln täglich genügen!

Brot aus dem Ofen

Brotteig

Dies ist der einfachste Teig für Brot aus dem Ofen. Er ist sehr feucht und klebrig, dafür ist das Brot dann schön saftig. Wichtig ist, den Teigling bei 240 °C in den gut vorgeheizten Ofen zu schieben und die Hitze nach 10 Minuten auf 200 °C zu reduzieren.

Für alle folgenden Teigarten sind dies geeignete Mehltypen: Dinkelmehl 1050, 812 oder 630, Weizenmehl 1050, 550 oder 405 oder Vollkornmehl.

Kräuterbrot

500 g Mehl
1 gestrichener EL Salz
15 g Hefe
320 ml Wasser
2 Handvoll klein geschnittene Wildkräuter, wie Brennnesseln, Bärlauch, Dost, Knoblauchrauke, Schafgarbe, Beifuß

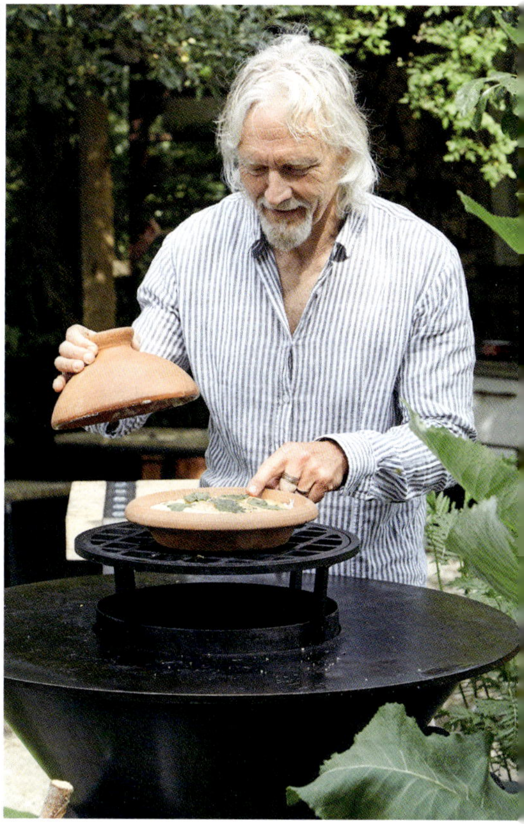

Mehl und Salz vermengen, die frische Hefe einbröseln, Wasser und Öl dazugeben und alles etwa 10 Minuten lang zu einem geschmeidigen Teig kneten. Die Ränder des flach gedrückten Teiglings immer wieder von außen nach innen einschlagen, dann zu einer Kugel formen, in eine bemehlte Schüssel legen, mit einem Tuch abdecken und 1 Stunde bei 30 °C gehen lassen. Am besten stellt man den Teig samt Schüssel und Tuch in den lauwarmen Backofen. Den aufgegangenen Teig (meist wird er doppelt so groß) aus der Schüssel nehmen, nochmals falten und drücken und dann als Rolle, Brot oder zur endgültigen Form, wie Fladen, formen.

2 Handvoll klein geschnittene Wildkräuter, wie Brennnesseln, Bärlauch, Dost, Knoblauchrauke, Schafgarbe, Beifuß, in den Teig kneten und den Teig ein zweites Mal bei 30 °C wieder ruhen lassen: flache Teigstücke 20–30 Minuten, große Stücke 1 Stunde. Dann kann der Teig gebacken werden. Dazu immer den Ofen vorheizen. In den ersten 15 Minuten der Backzeit auf Unterhitze stellen, so wird der Teig schön flaumig. Dazu ein feuerfestes Schälchen mit Wasser in den Ofen stellen, das macht eine knusprige Kruste.

Eiweißbrot

ergibt 1 kleines Kastenbrot
250 g Magertopfen/Magerquark
2 Eier
150 g Süßlupinenmehl
50 g geschrotete Leinsamen
200 ml lauwarmes Wasser
150 g Dinkelvollkornmehl
1 TL Weinsteinbackpulver
2 TL Salz
50 g Hanfsamen
80 g Walnusskerne, grob gehackt
3 EL Brennnesselsamen (alternativ 2 Handvoll Brennnesselblätter, frisch oder getrocknet)
3 EL Kürbiskerne zum Bestreuen

Magertopfen und Eier verrühren, Süßlupinenmehl mit Leinsamen und Brennnesseln in einer Rührschüssel (von der Küchenmaschine) mischen und mit dem Wasser übergießen. Dinkelmehl mit Backpulver versieben und zusammen mit der Topfen-Eier-Mischung und dem Salz zum Süßlupinenmehl in die Schüssel geben.
Die Mischung mit einem Rührhaken 10 Minuten zum Teig kneten, Hanfsamen, Kürbiskerne und Nüsse beigeben und den Teig in eine Kastenform (20 x 10 cm) geben, die mit Backpapier ausgelegt ist. Die Oberseite kann auch noch mit Körnern bestreut werden. 1 Stunde an einem warmen, zugfreien Platz gehen lassen. Den Backofen auf 200 °C vorheizen und eine feuerfeste Schüssel mit etwas Wasser auf den Boden des Backofens stellen. Den Brotteig auf mittlerer Schiene 10 Minuten backen, dann die Temperatur auf 150 °C senken und etwa 30 Minuten fertig backen. Im warmen Ofen auskühlen lassen.

Samen-Nuss-Brot

500 g Mehl
1 gestrichener EL Salz
15 g Hefe
320 ml Wasser
je 2 Handvoll klein geschnittene Walnüsse, Hanfsamen, Kürbiskerne, Brennnesselsamen und Sonnenblumenkerne, Beifuß

Mehl und Salz vermengen, die frische Hefe einbröseln, Wasser und Öl dazugeben und alles etwa 10 Minuten lang zu einem geschmeidigen Teig verkneten. Die Ränder des flach gedrückten Teiglings immer wieder von außen nach innen einschlagen, dann zu einer Kugel formen, in eine bemehlte Schüssel legen, mit einem Tuch abdecken und 1 Stunde bei 30 °C gehen lassen. Am besten stellt man den Teig samt Schüssel und Tuch in den lauwarmen Backofen. Den aufgegangenen Teig (meist wird er doppelt so groß) aus der Schüssel nehmen, nochmals falten und drücken und dann als Rolle, Brot oder zur endgültigen Form, wie Fladen, formen.

Je 2 Handvoll klein geschnittene Walnüsse, Hanfsamen, Kürbiskerne, Brennnesselsamen und Sonnenblumenkerne, Beifuß in den Teig kneten und ein zweites Mal wieder bei 30 °C ruhen lassen: flache Teigstücke 20–30 Minuten, große Stücke 1 Stunde. Dann kann der Teig gebacken werden. Dazu immer den Ofen vorheizen. In den ersten 15 Minuten der Backzeit auf Unterhitze stellen, so wird der Teig schön flaumig und dazu ein feuerfestes Schälchen mit Wasser in den Ofen stellen, das macht eine knusprige Kruste.

Den Brotteig auf mittlerer Schiene 10 Minuten backen, dann die Temperatur auf 150 °C senken und etwa 30 Minuten fertig backen. Im warmen Ofen auskühlen lassen.

TIPP VON DER Kräuterfee

Starker Tee für starke Männer!

Tee für ein starkes Urogenitalsystem

je 2 Teile Echinacea und Sägepalme
je 1 Teil Schafgarbe, Brennnesselkraut und Damiana

Dieser Tee dient zur Behandlung von Infektionen des männlichen Urogenitalsystems (auch der Prostata), der gleichzeitig die Organsysteme nährt und stärkt und ihre Wirkung unterstützt.

Für 1 Tasse Tee wird 1 TL der Mischung verwendet, die immer frisch zubereitet wird. 3 Tassen pro Tag reichen aus.

Statt eines Tees lässt sich aus diesen Zutaten eine Tinktur zubereiten, indem sie mit Schnaps aufgegossen und 6 Wochen ziehen gelassen werden. Davon werden dann 3-mal täglich 30–50 Tropfen eingenommen.

Tee für ein langes Leben bei guter Lebensqualität

je 4 Teile Ginkgo und Weißdorn (Blüte und Blatt)
3 Teile Sibirischer Ginseng
je 2 Teile Vielblütiger Knöterich (Wurzel) und Indischer Wassernabel (Cenerella asiatica)
je 1 Teil Rosmarin und Hafer

Alle Zutaten miteinander vermischen. Für 1 Tasse Tee wird 1 TL der Mischung verwendet, die immer frisch zubereitet wird. 3 Tassen pro Tag reichen aus.

Haustee für den Erdenmann

je 1 Handvoll Ginkgoblätter, Weißdornblüten, Lindenblüten, Brennnesseln und Weißdornblätter

Alle Zutaten miteinander vermischen. Für 1 Tasse Tee wird 1 TL der Mischung verwendet, die immer frisch zubereitet wird. 3 Tassen pro Tag.

Regelmäßig getrunken, wirkt dieser Tee außergewöhnlich positiv auf Herz und Gehirn, Haut, Haar und den Bewegungsapparat.

Zaubertrank für Männer

Gruppe 1

je 8 g Erdbeer- und Himbeerblätter
je 10 g Brennnessel- und Beinwellblätter
1 Tasse Waldhonig
½ Tasse Brandy

Gruppe 2

1 Ginsengwurzel
15 g Sägepalmenbeeren
30 g Wurzel vom Krausen Ampfer
30 g Damianablätter
15 g Wurzel der Wilden Yams

Die Pflanzenteile der Gruppe 2 werden in einem Emailtopf mit 1 l Wasser bei niedriger Hitze 45 Minuten bei geschlossenem Deckel geköchelt.

Nun wird der Topf vom Herd genommen und die Erdbeer-, Himbeer-, Brennnessel- und Beinwellblätter werden in die heiße Mischung gelegt, einmal umgerührt und mit dem Deckel zugedeckt über Nacht beiseitegestellt. Am nächsten Tag wird die Mischung abgegossen und die so entstandene Flüssigkeit auf die Menge eines halben Liters schonend eingekocht.

Dann werden Honig und Brandy eingerührt und der Zaubertrank in eine saubere Flasche gefüllt. 3 Monate lang wird täglich 1 EL davon genommen. Er steigert die sexuelle Potenz und Vitalität.

Spirit-Teemischung für den Erdenmann

je 2 Teile Wurzelrinde von Sassafraßbaum, Ingwerknolle, Eibischwurzel, Zimtrinde und Brennnesselwurzel
je 1 Teil Süßholzwurzel, Orangenschalen (Bio und unbehandelt), Rosenwurzwurzel, Rosenblüten und Ginsengwurzel

Alle Zutaten werden miteinander vermischt, getrocknet und in ein Teeglas mit Schraubverschluss gefüllt. 1 TL der Mischung reicht für 1 Tasse Wasser, die kalt angesetzt und einige Stunden, am besten über Nacht, eingeweicht wird.

Anschließend wird der Ansatz aufgekocht und etwa 20 Minuten leicht geköchelt. Lauwarm getrunken ist das ein kräftigender, beflügelnder Hochgenuss mit männlicher Yang-Energie!

Das Schwert ziert sein Grab – Schnee auf einem Schwert

Trotz der zunehmenden Gebrechen liebte Alexander das ruhige Leben, das er nun mit Isabella führen konnte. Sie hatten die alte Schmiede und das Haus herrichten lassen und verbrachten einen großen Teil der Tage nicht mehr im Schloss. Wann immer er die Kraft dazu hatte, machte sich Alexander in der Schmiede zu schaffen. Als Isabella ihn danach fragte, gab er ihr zu verstehen, dass er nicht darüber sprechen wolle. Sie lächelte geduldig und fragte nicht mehr weiter. Jeden Morgen begab Alexander sich zu der alten Kapelle und verweilte dort im Gebet. Erst wenn er zurückgekommen war, nahmen die beiden das Morgenbrot zu sich. Isabella pflegte ihren Kräutergarten oder sammelte welche in den Wiesen und Wäldern der Umgebung.

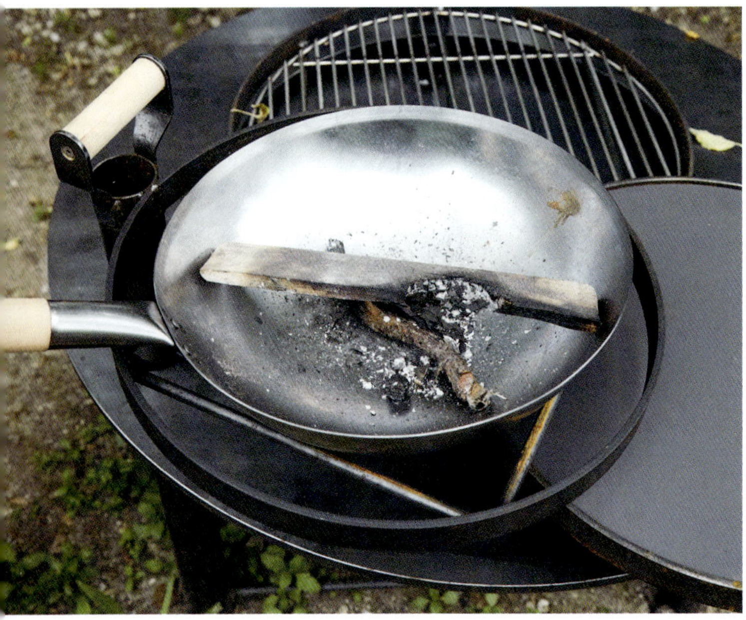

© Heidi Fröhlich

Der Alltag der beiden war einfach und beschaulich. Fernab vom geschäftigen Treiben zu Hofe konnten sie in Ruhe und zufrieden leben.

Isabellas Haar war schneeweiß geworden und tiefe Furchen durchzogen ihr Gesicht. Ihr Leib blieb aber weiterhin gelenkig und so konnte sie sich ohne Schwierigkeiten auch den Bodenpflanzen widmen.

Alexanders Kraft jedoch ließ zunehmend nach. Das Hämmern in der Schmiede war für ihn schon recht beschwerlich. Er litt immer öfter unter Schmerzen in den Schultern. An solchen Tagen genoss es Alexander sehr, wenn Isabella ihm die Schultern sanft und lange mit einer lindernden, wohlduftenden Salbe einrieb oder ihm einen Wickel bereitete.

Nur noch selten begaben sich die beiden auf die mühevolle Reise zum Schloss. Ihr Sohn Hellwig zog Alexander jedoch hin und wieder in heiklen Angelegenheiten zu Rate. Dies waren dann die Gelegenheiten, Familie und Freunde zu sehen, und so verbrachten die beiden dann meist einige Tage oder Wochen zu Hofe. Sobald sie dann wieder in ihr Haus zurückgekehrt waren, waren beide froh, dass der Trubel vorbei war. Sie waren die Stille gewohnt und wollten nicht mehr darauf verzichten. Hin und wieder kam ihr Enkelsohn Eike für einige Tage zu Besuch. Er war der Sohn von Hellwig und Aleidis. Ein kräftiger, großgewachsener junger Mann, der, seinen Vorfahren folgend, in der Schmiedekunst und dem Schwertkampfe ausgebildet war. Eike liebte das beschauliche Leben seiner Großeltern. Am Tage ging er seinem Großvater in der Schmiede zur Hand. Des Abends lauschte er dessen Erzählungen über die Taten seines Urgroßvaters oder Hellwigs, des Schmiedes. „Großvater!", fragte Eike eines Tages. „Was wohl wäre passiert, *wenn deine Mutter dem Schmied nicht begegnet wäre?" Alexander dachte eine Weile nach. „Der Himmel hat es so gewollt. Wir alle begegnen auf unseren Wegen immer wieder dem Unerwarteten. Doch es liegt an uns, in diesen Momenten das Richtige zu tun. Hellwig, der Schmied, hat deiner Urgroßmutter und mir ein Dach gewährt. So hat er uns so womöglich das Leben gerettet. Was der Schmied aber nicht wissen konnte, ist, dass er auf diese Weise noch einmal der Liebe begegnen würde. Was er auch nicht wissen konnte, war, dass ein zorniger junger Bursche dringend einen Vater brauchen würde und er dieser Vater sein würde." Tränen traten in die Augen des alten Mannes „Hellwig, der Schmied, war der beste Vater, den sich ein junger Mann nur wünschen kann. Er hat nie an mir gezweifelt und mir in den dunkelsten Stunden den Weg gewiesen."*

Für einen Augenblick war Stille im Raum. Dann fuhr Alexander fort „Was passiert wäre, wenn meine Mutter dem Schmied nicht begegnet wäre? Angenommen, wir hätten die Nacht meiner Geburt überlebt, es wäre wohl ein ziemlich übler Geselle aus mir geworden."

Isabella hatte schon seit einiger Zeit bemerkt, dass Alexanders Gebrechlichkeit immer deutlicher zunahm. Es hatte damit angefangen, dass er nicht mehr jeden Tag zur Kapelle gehen konnte. Mit der Zeit wurden seine morgendlichen Besuche dort immer seltener, bis er eines Tages gar nicht mehr in der Lage war, die Strecke zu bewältigen. Auch in der Schmiede war er immer seltener anzutreffen. Alexander selbst trug diese Entwicklung mit Fassung. „Ich bin wie ein altes, rostiges Schwert! Ein solches ist nicht mehr schön anzusehen und auch nicht mehr zu gebrauchen. Es ist einfach da, ist aber immer noch ein Schwert und voll der Geschichten einer längst vergangenen Zeit."

Alexander zog sich mehr und mehr zurück. Er verbrachte viele Stunden im Gebet oder saß vor dem Haus, um den Blick zu den Hügeln zu genießen. Ab und an ging er Isabella im Kräutergarten zur Hand.

An einem kalten Novembertag nach dem Morgenbrot sagte Alexander, dass er noch einmal in die Schmiede gehen wolle. Er hätte dort noch etwas fertigzustellen und dies wäre das Letzte, was er in der Schmiede tun wolle. „Es ist nur noch eine Kleinigkeit zu vollenden", er blickte traurig auf seine Hände, „danach werden diese Hände kein Schmiedewerk mehr tun." Isabella legte ihre Hände auf die seinen. „Das Werk unserer Hände wird in unseren Kindern und Kindeskindern fortgeführt!" Alexander nickte und ein Lächeln huschte über sein Gesicht.

Isabella hatte den Hilferuf aus der Schmiede fast nicht gehört. Es war mehr eine innere Stimme, der sie folgte, als sie dorthin eilte. Alexander lag stöhnend auf dem Boden, hatte ein Schwert in der einen Hand und hielt sich mit der anderen die Brust. Er atmete schwer.

„Was ist passiert?", fragte sie mit sorgenvollem Blick auf das bleiche Antlitz ihres Mannes. „Ich weiß nicht", stöhnte dieser. „Ich hatte dieses Schwert hier gerade fertiggestellt, da fühlte ich einen Stich in der Brust und bin hingefallen." Der alte Mann versuchte vergeblich, sich aufzusetzen. „Bleib liegen, ich hole Wasser und ein paar Kräuter."

Isabella lief, so schnell sie konnte, in das Haus, griff nach dem Inhalt einiger Gefäße und befüllte einen Krug mit Wasser. Rasch begab sie sich wieder zurück in die Schmiede. Alexanders Gesicht war nun noch fahler als zuvor. Schweiß stand auf seiner Stirn und er zitterte. Er konnte kaum einen Schluck trinken. Mit zitternden Händen versuchte Isabella, ihm ein paar Tropfen einzuflößen. Alexander blickte sie so liebevoll an, wie er es konnte. „Lass es gut sein, meine geliebte Isabella. Ich kann es fühlen! Es geht zu Ende. Leg dich zu mir und halte mich."

Da konnte Isabella ihn sehen. Sie war dem Tod schon so oft begegnet. Jetzt erkannte sie ihn in den Augen ihres Mannes. „Nein, nein Alexander, nicht so, nicht hier!", rief sie verzweifelt. Alexander lächelte schwach. „Gibt es einen besseren Ort, um in die ewige Stille heimzukehren, als jenen, an dem ich geboren wurde?" Isabella sah ihren Mann an und verstand. Sie legte sich zu ihm auf den harten Boden, schmiegte sich an ihn und weinte leise. Sie konnte fühlen, wie sein Atem schwerer und langsamer wurde.

„Durch dich bin ich zum besten Manne geworden, der ich sein konnte." sagte er mit zunehmend schwacher Stimme. „Dafür danke ich dir. Ich danke dir für all deine Liebe und für das gute Leben, das wir hatten." Alexanders Atemzüge wurden flacher und langsamer. „Ich habe es dir schon einmal gesagt, Alexander, du bist das größte Geschenk, welches das Leben für mich bereitgehalten hat." flüsterte Isabella.

Beide waren nun ein Weilchen ganz still. Plötzlich deutete Alexander auf das Schwert, das er immer noch in Händen hielt. „Dieses Schwert habe ich geschmiedet, um mein Grab zu zieren." „Ich werde dafür Sorge tragen", antwortete Isabella mit zitternder

Stimme. „Es ist ein schwerer Weg. Dieser Weg bedeutet, dass ich von dir fortgehen muss." Alexander konnte nur noch flüstern und seine Augen waren geschlossen. „Ich weiß." sagte sie. Isabella fühlte, dass sein Atem immer schwächer wurde. „Wo auch immer du hingehst – wenn es an der Zeit ist, werde ich dir folgen." Da öffnete Alexander noch einmal seine Augen. „Und ich werde da sein!" Mit einem Lächeln schloss er seine Augen und sein Herz hörte für immer auf zu schlagen.

An einem kalten Dezembertag fällt Schnee auf zwei Grabsteine neben einer alten, verfallenen Schmiede. Der eine Grabstein trägt die Inschrift „Hier ruht Hellwig, der Kühne, vormals Hellwig, der Schmied". Den anderen ziert ein wunderschönes, geschmiedetes Schwert. Auf diesem Stein steht zu lesen „Hier ruht Fürst Alexander, vormals Alexander, der Schmied." Tiefer Frieden herrscht über der in weiß gekleideten Hügellandschaft.

THEMEN

Finsternis, inneres Licht, hinterlassene Spuren, Erinnerung

IMPULSE ZU ALLERHEILIGEN UND ALLERSEELEN

Innenschauimpuls

Der Innenschauimpuls ermöglicht es uns, eine veränderte Sicht auf aktuelle und in weiterer Folge auch vergangene Ereignisse zu gewinnen. Durch gezielte Selbstbefragung in Bezug auf ein Ereignis können wir den üblicherweise stark gefilterten Blick etwas aufweichen und uns einer objektiven Wahrheit nähern. Dies ist vor allem bei Konflikten hilfreich, um mit dem Konfliktpartner im Gespräch zu bleiben und eventuell zu einer Lösung kommen zu können.

Vorbereitung

Nimm Dir Zeit und Ruhe, um ungestört mit der Ereigniserinnerung arbeiten zu können. Bereite Papier und Stift vor.

Ausführung Innenschauimpuls zum Tag

Nimm Dir am Abend Zeit und gehe mit Deiner Erinnerung, beginnend vom Aufwachen, der Reihe nach durch den Tag und versuche, Dich an möglichst viele Begebenheiten des Tages zu erinnern. Erinnere Dich, was Du getan hast, wer Dir wann und wie begegnet ist und was passiert ist. Erinnere Dich auch an Kleinigkeiten und Details. Kommst Du zu einer schönen Erinnerung, wie etwa eine Kleinigkeit, die jemand für Dich getan hat, oder eine angenehme Begebenheit, halte diese Erinnerung kurz fest, spüre einige Sekunden lang nach, wie sich dieses Ereignis für Dich angefühlt hat. Sag nun ein lautes oder innerliches, deutliches „Danke" zu dieser Erfahrung. Solltest Du Dich an eine unangenehme Erfahrung oder an einen Konflikt erinnern, notiere diese Erinnerung mit einem Stichwort, um dieses Ereignis anschließend zu bearbeiten. Gehe so in Gedanken den ganzen Tag durch. Solltest Du an diesem Tag auf keinerlei unangenehme Ereignisse oder Konflikte stoßen, kannst Du den Impuls gleich, wie weiter unten beschrieben, abschließen.

Bearbeiten eines Konfliktes oder einer unangenehmen Situation

Wenn Du mehrere Ereignisse notiert hast, wähle eines aus, welches Du bearbeiten möchtest. Gehe diese Begebenheit noch einmal Schritt für Schritt möglichst detailliert in Deiner Erinnerung durch. Frage Dich, welches Gefühl Du in der Situation hattest. Es ist auch möglich, dass es mehrere Gefühle waren. Benenne dieses Gefühl und schreib es als Stichwort (Wut, Angst, Scham, Ohnmacht …) auf.

Nun stellst Du Dir folgende 3 Fragen, beantwortest diese Fragen möglichst ehrlich und schreibst die Antworten in Stichworten zu Deinen Notizen:

Im Falle eines Konfliktes:

1) Was habe ich beigetragen, um den Konflikt zu erzeugen?

2) Was habe ich beigetragen, um den Konflikt zu verbessern oder zu lösen?
3) Was hat die andere Person/haben die anderen Personen beigetragen, um den Konflikt zu verbessern oder zu lösen?

Im Falle einer unangenehmen Situation:

1) Welche Umstände haben beigetragen, um die Situation zu erzeugen?
2) Was habe ich beigetragen, um die Situation zu erzeugen?
3) Was habe ich beigetragen, um die Situation zu verbessern oder zu lösen?

Abschluss

Lies die Notizen noch einmal in Ruhe durch und stell Dir abschließend noch folgende Frage: Habe ich in der Situation, die ich soeben betrachtet habe, praktisch und verantwortungsbewusst mir selbst und allen beteiligten Personen gegenüber gehandelt?

Beantworte diese Frage mit einem klaren Ja oder Nein. Dann beende die Innenschau, indem Du folgenden Satz laut und deutlich zu Dir selbst sprichst: „Ich übernehme die volle Verantwortung für mein Verhalten."

Innenschau zu älteren Ereignissen

Wenn Du mit dem Innenschauimpuls zum Tag schon etwas Übung hast, kannst Du auf dieselbe Weise belastende Begebenheiten aus der Vergangenheit beleuchten und so einen verantwortungsvollen und damit erleichternden Blick auf diese gewinnen.

Verbindung mit den Ahnen

Der Mensch gleicht einem Brunnen, er kann nur sprudeln, wenn er eine Quelle hat. Die Rückverbindung mit unserem Ahnenbaum ist ein entscheidender Faktor, um in unserer Kraft zu sein und unseren Talenten entsprechend handeln zu können. Selbstverständlich war nicht alles gut, was unsere Vorfahren in der Vergangenheit getan haben oder was ihnen widerfahren ist. Wer wahrlich frei sein will, wird aus diesem Grund wohl auch nicht daran vorbeikommen, mit der entsprechenden Hilfe solche oft bis heute wirksamen Begebenheiten aufzuschlüsseln und zu lösen. Nichtsdestotrotz geht es auch bei diesen Verfahren darum, den gesunden, natürlichen Kontakt in die Ahnenreihe wiederherzustellen. Wir sind aus ihr entsprungen und es ist wichtig, das zu berücksichtigen. Allzu gerne wird der Fokus auf die Bürde gerichtet, die uns unsere Ahnen auferlegt haben. Weniger oft bedenken wir, dass wir unsere Talente, Neigungen und alles, was uns leicht von der Hand geht, ebenso aus unserem Stammbaum beziehen. Fertigkeiten, die sich so mancher Vorfahre mühevoll erarbeitet hat, machen sich bei uns oft als das Geschenk des Talentes bemerkbar.

Vorbereitung

Schaff Dir ein ruhiges Ambiente und zünde eine Kerze zu Ehren Deiner Ahnen an. Wenn Du magst, kannst Du auch ein paar Fotos von bereits verstorbenen Menschen aus Deinem Stammbaum dazustellen.

Ausführung

Setze Dich aufrecht hin, schließ die Augen und atme einige Male tief durch. Stell Dir vor, Deine Eltern stehen hinter Dir. Dein Vater steht rechts hinter Dir, Deine Mutter links. Beide legen eine Hand auf Deine Schulter. Nun stehen Deine Großeltern auf die gleiche Weise hinter den Eltern. Selbst wenn Du welche von den genannten Menschen nie gekannt hast, stell Dir diese einfach vor. Die Urgroßeltern stehen hinter den Großeltern. Nimm auf beiden Seiten hinter Dir die unendliche Reihe von Menschen wahr, die Deinen Stammbaum bilden. Nimm wahr, dass dies Dein Stammbaum ist, dass Du aus diesem entsprungen bist. Ohne diesen Stammbaum würdest Du nicht leben. Spüre in Deiner Vorstellung die Hände Deiner Eltern auf Deinen Schultern und lehne Dich voller Vertrauen etwas zurück. Fühle, wie Du getragen wirst. Erinnere Dich nun an eine Deiner Stärken. Benenne diese Stärke innerlich oder, wenn Du magst, auch laut. Mach Dir bewusst, dass es keine Selbstverständlichkeit ist, dass Du diese Stärke hast. Schicke nun ein lautes oder innerliches „Danke" über die Hände Deiner Eltern nach hinten in die Ahnenreihe.

Abschluss

Genieße noch eine Zeit lang dieses Gefühl des Getragenseins. Löse Dich dann langsam von der Vorstellung der vielen Menschen hinter Dir in dem Wissen, dass diese Verbindung immer da und allgegenwärtig ist. Atme 3-mal tief durch und öffne wieder die Augen.

Vollendung

„Ein Jahr hat sich vollendet …

© Heidi Fröhlich

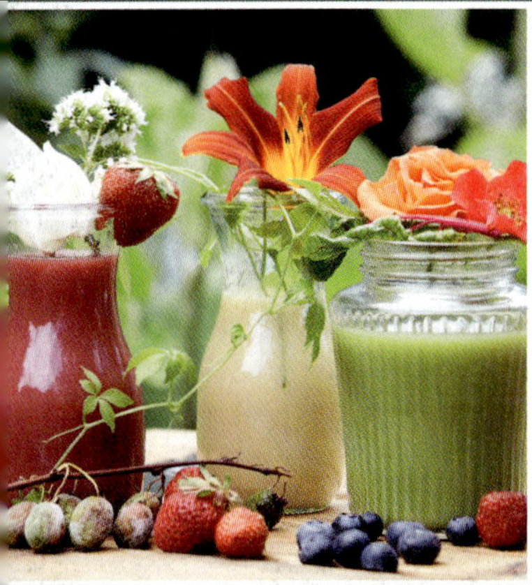

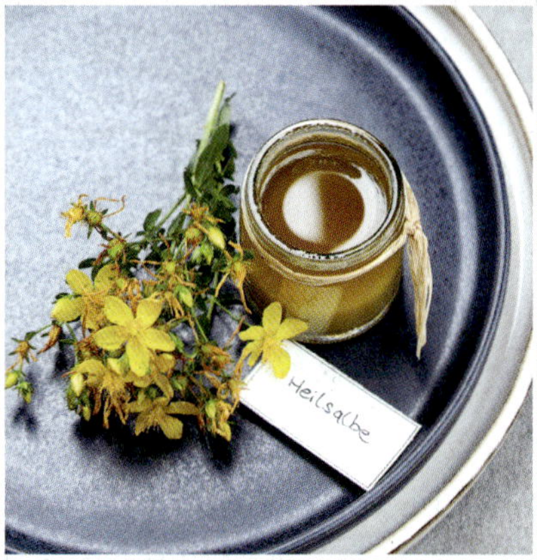

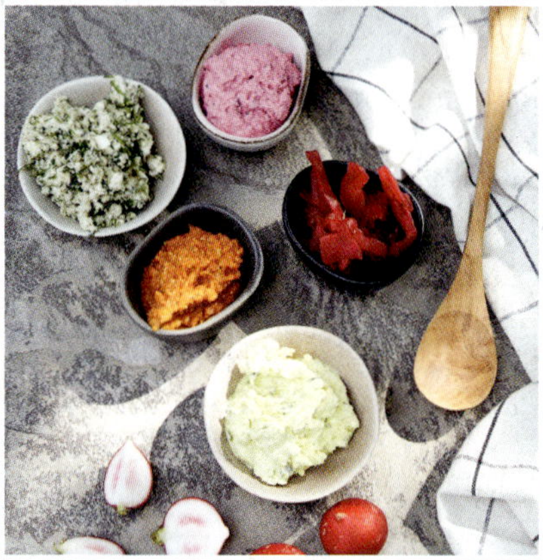

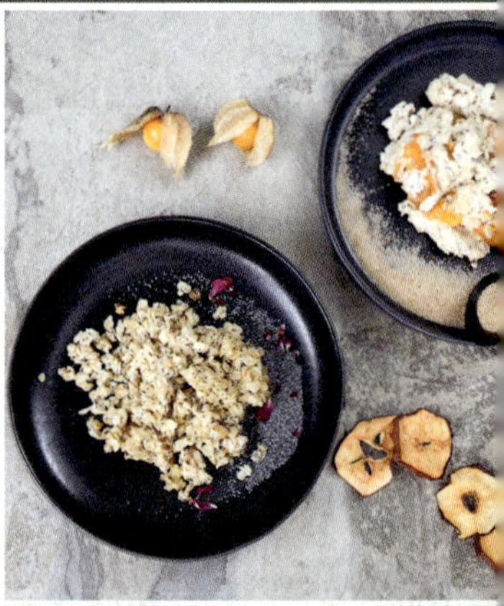

© Heidi Fröhlich

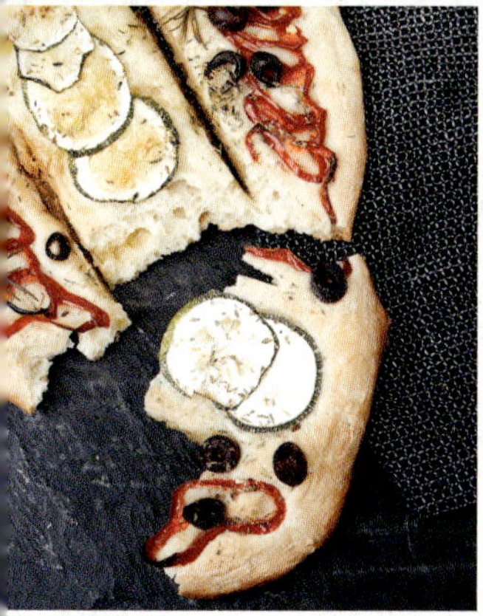

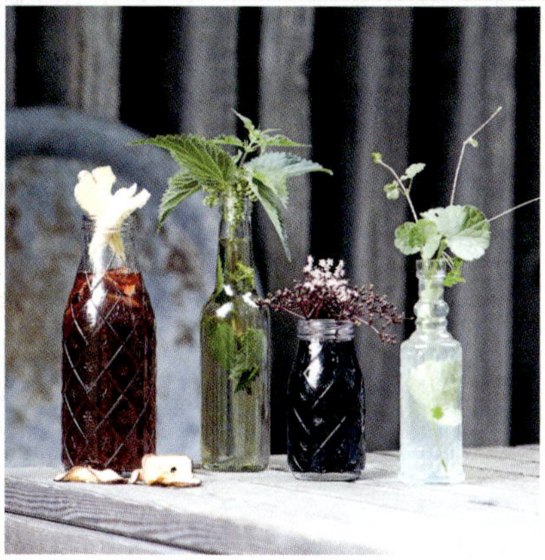

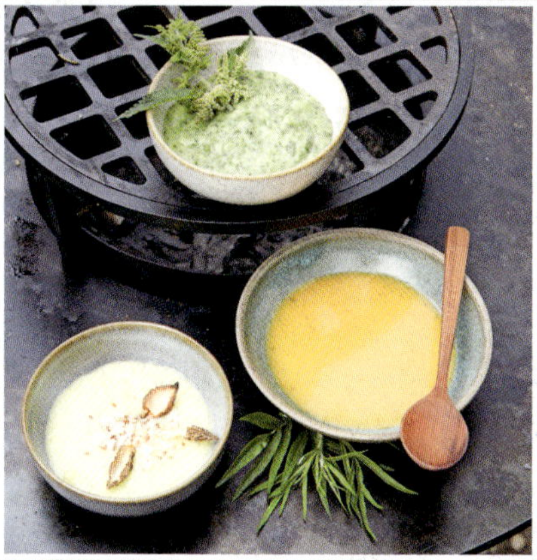

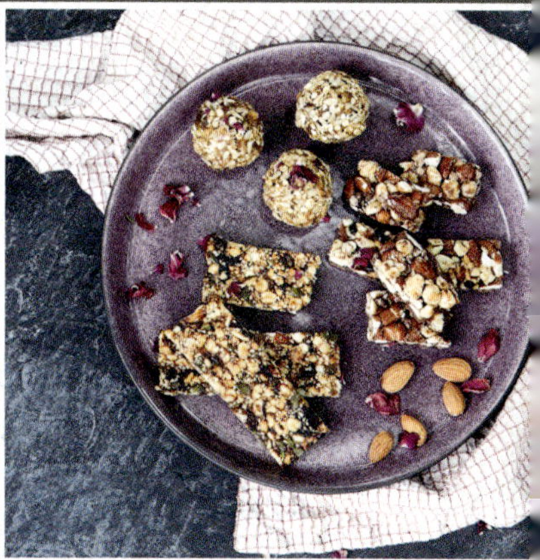

„... und ein Neues beginnt ...“

Beginn

Rezeptregister

REZEPTREGISTER

The making of ...

Für das vorliegende Buch wurde in unserer neuen Sommerküche beim Tinyhaus fotografiert, ich bedanke mich sehr herzlich bei Alexander Brändle für seine tollen handgeschmiedeten Grills!

Lieber Martin, bei Dir bedanke ich mich für unsere unkomplizierte und doch konstruktive Zusammenarbeit! Liebe Heike, danke für deine unermüdliche, konstruktive Mithilfe im Garten! Lieber Rainer, es freut mich besonders, Dich in diesem Buchprojekt als Model zu verewigen!

Dank an meine Töchter, die mich immer unterstützen, meine Eltern, die mir so viel beigebracht haben, und meine Schwiegersöhne für ihre Arbeitseinsätze im Garten!

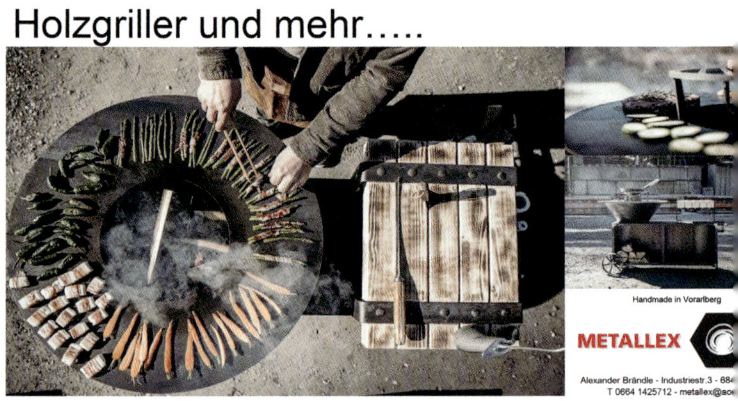

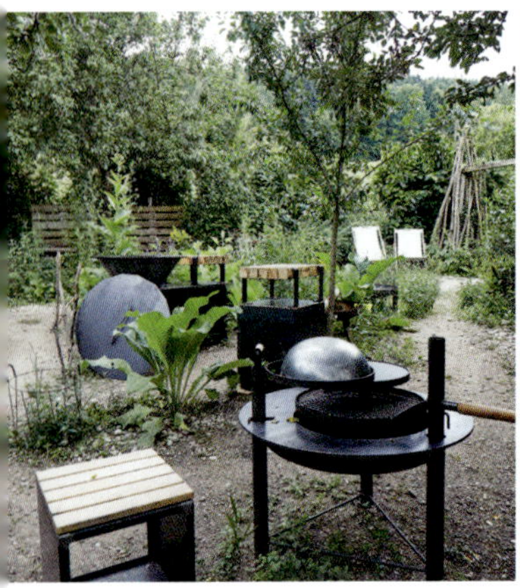

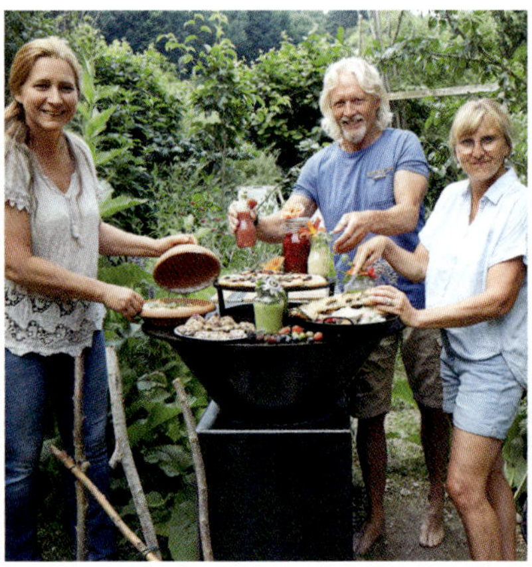

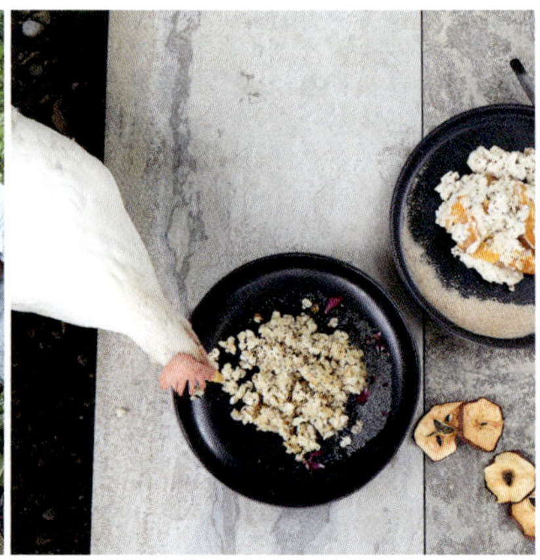

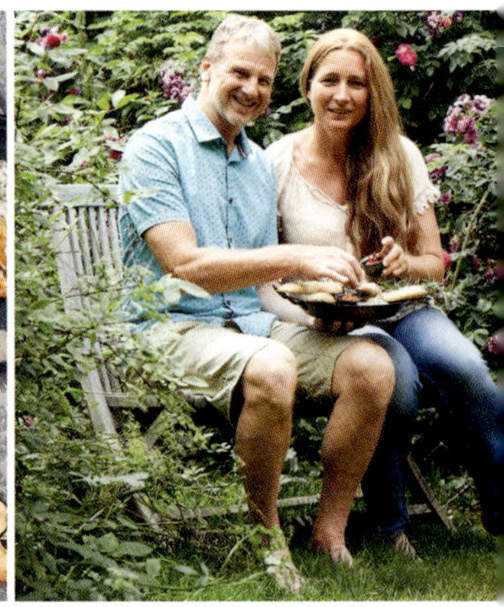